これからの地域医療

十六総合研究所
提言書

JN056426

目　次

はじめに

　少子高齢化の進展や疾病構造の変化、医療技術の進歩などにより、わが国の医療を取り巻く情勢は大きく変化しており、増え続ける国民医療費、地方における医師不足（地域・診療科による偏在）といった問題が従前より懸念されている。医師の働き方改革の新制度施行（2024 年 4 月）、診療報酬と介護報酬の同時改定（同 6 月）、団塊の世代が後期高齢者になることで医療需要が急増する 2025 年問題など、医療制度や医療問題に関する話題がマスコミを賑わせているが、これらをあまり「自分事」として捉えていない人もいる。私たちの生命や健康に関わる医療は、地域における安全安心な暮らしに欠かせない重要なサービスであるが、社会インフラとしての医療という面においては、私たち住民の知識や認識は、必ずしも十分であるとは言えないように思われる。

　戦後、日本の医療は質的な向上と量的な拡大を続けてきたが、総人口が減少に転じ、従来のような右肩上がりの成長を描くことが難しい現在、質の高い医療を提供し続けるためには、限られた医療資源を有効に活用するという視点が重要になる。医療の需要は、高齢者の増減など人口動態の影響を大きく受けるため、効率的な医療を行うためには、地域ごとの実情に合わせて、医療提供体制を機動的に組み変えていく必要がある。

　また、私たち住民の目に見える部分でも見えない部分でも、すでに地域医療構想、医師の働き方改革、タスクシフト、医療 DX、医療機関の連携・再編など、今後を見据えた変革が着実に進んでいる。それらの多くは、医療の効率化を推し進めるものであり、効率化こそが、これからの地域医療を持続可能なより質の高いものにしていく鍵であると言える。

　本書では、地域医療を取り巻く情勢や、現在の医療体制が抱える諸問題を調査・把握し、行政や医療機関が目指す医療の姿と、その実現のために進められているさまざまな改革や取組みを、地域の医療機関へのインタビューや事例も交えて紹介する。また、「看取り」をテーマに web アンケートを実施し、人生の最終段階における過ごし方についての住民の意識を明らかにするとともに、患者の生活の質を高め医療への負荷を軽減するために、人生会議（ACP）と在宅医療について考察する。

　本書の構成は、以下の通りである。

第1章： 地域医療の現状

　地域医療を取り巻く情勢（少子高齢化、国民医療費の増加、医師の偏在、地域による医療需要の差異）、日本の医療体制の特徴と課題、へき地医療、救急医療、かかりつけ医や地域包括ケアシステムなどを概観する。

第2章： 三位一体改革

　2040 年を見通した医療提供体制の改革を構成する、地域医療構想、医師の働き方改革、医師偏在対策の内容と現状を概観する。

第3章：　アンケート　看取りと人生会議

　人々の看取りと人生会議（ACP）に関する意識を把握するために、岐阜県（都市部）、岐阜県（都市部を除く）、東京都（23区）、全国の4地域に居住する2,002人に対して実施したwebアンケートの結果を総括する。

第4章：　地域医療問題への対応

　地域医療体制を維持していくための、医療機関同士の連携・集約化、在宅医療の推進、タスクシフト・タスクシェア、医療DX、人材育成など、地域の医療機関や行政による取組みを、実例を交えながら紹介する。

第5章：　提言

　今回の調査結果を踏まえ、第一に医療サービスを受ける立場にある「地域住民」、第二に医療サービスを提供する「医療機関」、第三に医療サービス全体を統括、管轄する「国・都道府県・自治体」に対して、提言を行う。

　住民にとって、その地域でどのような医療が提供されるかは非常に重要な問題である。十分な医療が受けられることは、暮らしの安心感、満足感に直結し、その地域における出産の抑制や人口流出を防ぐことに繋がる。特に、人口密度が低く、過疎化と高齢化が進む地方においては、医療提供体制の維持は、地域の存続そのものにもかかわる。医療提供者や行政だけが力を尽くすのではなく、地域社会に属する私たち一人ひとりも、「当事者」として地域医療に関わっていくという意識を持ち、医療機関や国・都道府県・自治体、地域包括ケアシステムを構成する人たちと共に、可能な限りの行動を起こしていく必要があると考える。

　医療に関する書籍は、医師や医療行政など医療に携わる方によって書き下ろされたものが多いが、十六総合研究所に医療の専門資格を持つ者はいない。このため、本書は、ゼロからの情報収集とともに、地域の医療関係者、行政関係者への取材やインタビューをもとに構成されている。今まさに、地域医療の最前線で活躍されている方々のご協力、お力添えに深く御礼申し上げたい。

2024年4月

株式会社十六総合研究所

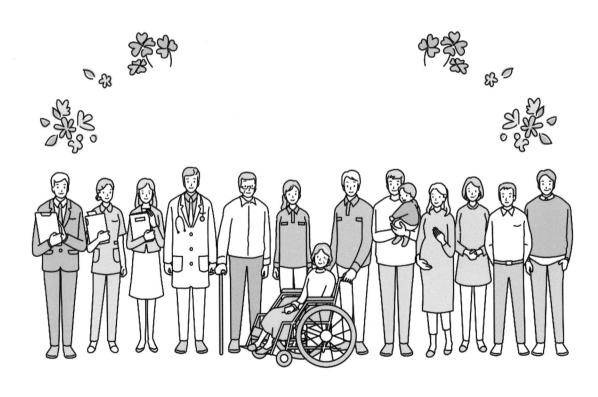

第1章

地域医療の現状

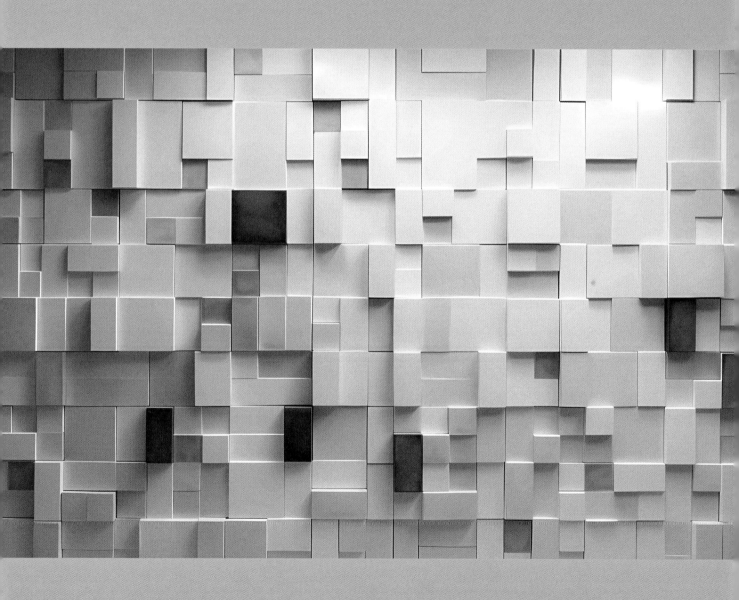

戦後、焼け野原となった日本は奇跡的な復興を遂げ、高度経済成長、バブル期を経て長期の低迷に続く激動の時代を経験した。人口動態を含むこうした社会環境の変化に、日本の医療体制は必ずしもうまく対応できたわけではなく、地域単位で見てもさまざまな問題が表面化している。本章では、日本の医療を取り巻く環境の変化と地域医療の現状を概観する。

1.1. 地域医療とは

地域医療という言葉は、それを使う人（発言者）によりそのニュアンスや意味するところが異なり、概ね以下の4つに分類できる。

① 地方で行われる医療	「都市部」の対義語としての「地方」における、医療過疎地や、へき地で行われる医療といったニュアンスで使われる。
② 特定の地域で行われる医療	二次医療圏（1.2.6.参照）や自治体、小中学校区など、地理的に限定されたエリアで行われる医療というニュアンスで使われる。
③ 住民にとって身近な医療	大学病院や高次医療機関で行われる高度な医療とは異なる、生活に根付いた医療というニュアンスで使われる。
④ 地域社会・コミュニティーを支える医療	医療の機能的な役割に注目し、地域住民の生活を、医療の側面から支えていく活動全般を指す意味で使われる。

これらのうち、どれが正解ということはなく、発言者の意図は地域医療を語る文脈の中で判断されるべきであろう。本書でも地域医療という言葉を、例えば、地方における医師不足(偏在)は①②、地域医療構想は②、在宅医療は③④、かかりつけ医も③④、医療機関の連携や再編は①②④といったように、それぞれのトピックに応じた意味で使用している。

近年、医療は病院で完結するものから地域で完結するものへと変化し、その果たすべき（期待される）役割もより幅広いものとなってきている。医学部の卒前教育では2007年に地域医療実習がコアカリキュラムに採用されて以来、教育プログラムの充実が図られており、④の意味での「機能的な役割」を果たすべく、地域に貢献できる医師を育てることがいっそう重視されるようになった。そのため医療現場では「地域医療」という言葉が、以下のようなニュアンスを含む④の意味で用いられる場合が多い。

> 地域医療とは、病院や診療所を訪れる患者を治療することだけではなく、患者やその背後のコミュニティーや地域の文化までを理解し、保健・介護・福祉など他職種との連携の中で地域に貢献していく、健康のための予防医学を含む医療活動全般を指す。このため医師は患者の病気だけを診るのではなく、包括ケアシステムの中で、患者の生活や人生、家族や地域コミュニティー全般を見守り支えていく存在であることが期待される。

参考文献

1 岡山雅信. "地域医療の定義と歴史的変異". 地域医療学入門, 診断と治療舎 (2019), p.8-11.
2 四方哲. 地域医療学のブレイクスルー, 中外医学社 (2021), p.1-5.
3 宮田靖志. 地域医療学序論Ⅰ（概念）. 日本内科学会雑誌第103巻 第2号 (2014), p.466-474.
https://www.jstage.jst.go.jp/article/naika/103/2/103_466/_pdf
4 井口清太郎. 新しい内科専門医制度における地域医療. 日本内科学会雑誌104巻 12号 (2015), p.2551-2555.
https://www.jstage.jst.go.jp/article/naika/104/12/104_2551/_pdf

1.2. 地域医療を取り巻く情勢

　日本の医療提供体制に関しては、さまざまな問題が指摘されている。2025年をピークにいわゆる「団塊の世代」と呼ばれる人々が75歳以上の後期高齢者に移行することにより、日本全体で見ると医療需要が急増し、それに伴う医療費の増加により、国の財政負担や社会保険料負担がさらに重くなることが懸念されている。また、医師や看護師は地域による偏在が大きく、それらが不足する地域では、医療サービスの提供が困難となりつつある。国民の誰もがいつでもどこでも、安心して医療を受けられる体制を今後も維持していくためには、根本的な変革が必要である。

　日本の大半の地域で、今後も高齢化が進むことが予想されるが、主に都市部では引き続き高齢者の絶対数が増加するのに対し、地方では既に減少に転じた地域もある。このような人口動態の違いにより医療需要の傾向は全く異なるものとなるため、先を見据えつつ医療提供体制を機動的に変えていく必要がある。しかし、その調整が進まず医療資源が常に不足している地域や、非効率な部分が残っている地域など、問題を抱えた地域は少なくない。

1.2.1. 少子高齢化の進展

図表 1-1　日本の人口の推移

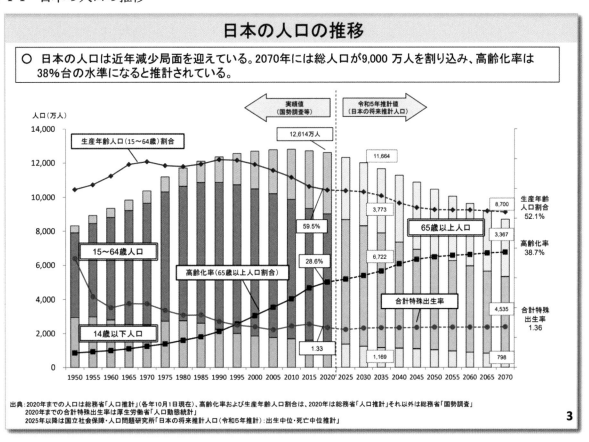

出所：厚生労働省　中央社会保険医療協議会　総会（第548回）資料　2023.7.5

　高度経済成長期以降、日本の人口構造は大きく変化した。65歳以上の高齢者人口が総人口に占める割合を高齢化率と言うが、1980年代までは世界でも下位に位置していた日本の高齢化率は、1990年以降の高齢者人口の急増により2005年頃には世界で最も高い水準に達した。その背景にあるのは、年齢調整死亡率（年齢構成の異なる地域間で死亡状況の比較ができるように年齢構成を調整した死亡率）の低下による

高齢者の増加と、少子化による若年人口の減少である。また、生産年齢人口の割合は 1990 年頃をピークに減少に転じており、2020 年時点では 59.5%、同時期の高齢化率は 28.6%となっている。

図表 1-2　日本の人口構造の変化

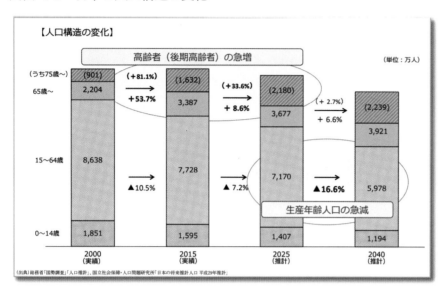

出所：　第7回第8次医療計画等に関する検討会資料　2022.3.4

図表 1-2 は、日本の人口構造の変化を表したものである。2025 年以降は、「高齢者の急増」から「現役世代の急減」に局面が変化する。2025 年から 2040 年までの 15 年間に、高齢者は 6.6%増加する一方で、生産年齢人口は 16.6%も減少することが予想されており、高齢者を支える現役世代の負担はますます重くなる。また、75 歳以上の後期高齢者の数は、2015 年の 1,632 万人が 2025 年には 2,180 万人となり、2040 年には 2,239 万人と引き続き増加することが予想される。国民の 5 人に 1 人が後期高齢者、3 人に 1 人が高齢者となる時代が迫っている。

1.2.2. 高齢化による医療にかかる負荷の増加

高齢者、特に後期高齢者の増加により、医療需要は大幅に増加する。図表 1-3 は年齢階級別に見た退院患者の平均在院日数であるが、65 歳以上の高齢者は、15～34 歳の若者に比べて、入院している期間が 2 倍以上長い。また、高齢者は病院にかかる回数や服用する薬の数量も、若者と比べて多くなることから、医療にかかる負荷は大きくなる。

図表 1-3　年齢階級別に見た退院患者の平均在院日数の年次推移

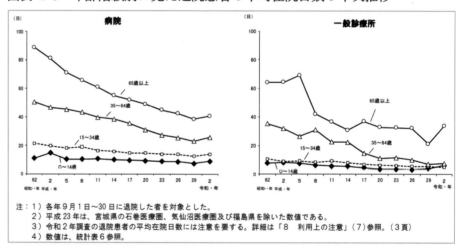

注：1）各年9月1日～30日に退院した者を対象とした。
　　2）平成23年は、宮城県の石巻医療圏、気仙沼医療圏及び福島県を除いた数値である。
　　3）令和2年調査の退院患者の平均在院日数には注意を要する。詳細は「8　利用上の注意」（7）参照。（3頁）
　　4）数値は、統計表6参照。

出所：　厚生労働省　患者調査（2020 年）

図表 1-4 は、入院患者に関する統計である。入院受療率（人口 10 万人当たりの推計入院患者数）は高齢になるほど高くなるため、高齢者が増加すると、その増え方に輪をかけて入院患者数も増加することになる。また、入院患者数推計を見ると、2020 年における入院患者の 8 割弱が高齢者で、6 割弱が 75 歳以上となっており、その比率は今後も上昇していくことが予想されている。

若い世代の人々と高齢者とでは、医療の主な目的が異なる。若い世代は、そもそも病気にかかる人の割合が相対的に低く、病気になっても完治が期待される人が多い。スポーツや業務上のけがで入院しても治癒が早い。従って、若い世代の人々には、病気やけがを「治すこと」を目的とした医療が中心となる。一方で、高齢になるとがんなど完治が難しい病気にかかる人が増え、治療期間・入院期間も長期化しやすい。このため、「病気と共生すること」、「癒やすこと」、「支え看取ること」が医療の主な目的となる。

日本の人口ピラミッドは「釣り鐘型」から人口減少へ向かう「ツボ型」へ変化してきている（図表1-5）。高齢化の進行は、日本における医療の主要な役割が「病気を治すことで社会復帰を促進すること」から、「病気と共存する患者を支え、最期を看取る」ことへ移行していくことを意味し、医療のあり方に対しても変化を迫っている。

図表 1-4　医療需要の変化

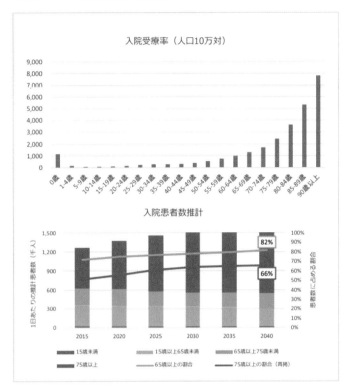

出所：　第7回第8次医療計画等に関する検討会資料　2022.3.4

図表 1-5　日本の人口ピラミッド変化

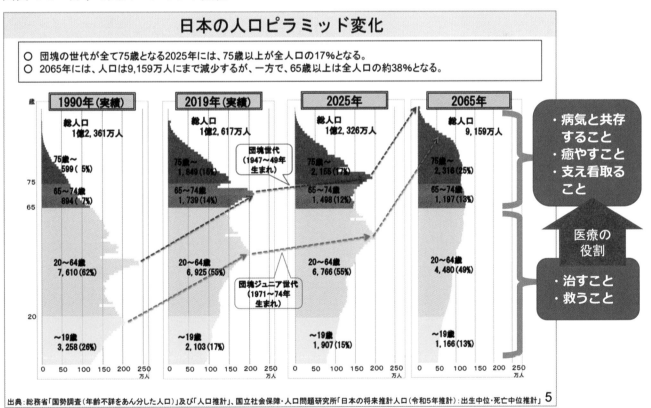

出所：　中央社会保険医療協議会（第547回）資料　2023.6.21　筆者加筆

第
1
章

地域医療の現状

11

1.2.3. 国民医療費の増加

　「国民医療費」は、当該年度内の医療機関等における保険診療の対象となり得る傷病の治療に要した費用を推計したものであり、医科診療や歯科診療にかかる診療費、薬局調剤医療費、入院時食事・生活医療費、訪問看護医療費等が含まれる。コロナ禍での受診控え等による患者数の減少で、国民医療費は一時的に減少したが、再び増加に転じており、令和3年度（2021年度）の国民医療費は45兆359億円（前年比2兆694億円、4.8%の増加）、人口1人当たりでは35万8,800円となっている。

　高齢化や医療技術の発達を受けて、国民医療費は右肩上がりの増加を続けている（図表1-6）。国民医療費がGDP（国内総生産）に占める割合は平成5年（1993年）に5%を超え、現在は8%を超える水準（8.18%）まで上昇している。

図表 1-6　国民医療費，対国内総生産比率の年次推移

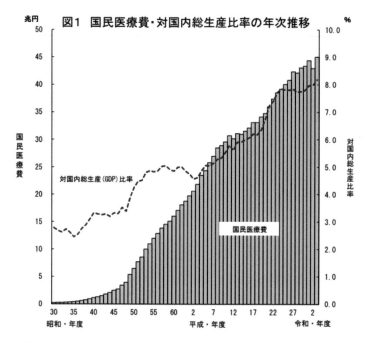

出所：　令和3（2021）年度 国民医療費の概況　2023.10.24

　図表1-7は、年齢階級別の人口1人当たりの国民医療費（入院に関するもの）である。令和元年度（2019年度）は、最少の5～9歳が約2万円であるのに対し、90歳以上では約69万円と大きな開きがある。高齢になるほど、入院期間が長期に及ぶ傾向があること、がんなど治療費が高額になりがちな傷病が増えることなどが、その理由と考えられる。また、平成21年度（2009年度）以降の10年間で、1人当たりの入院医療費は全ての年齢層で増加しているが、特に0歳～4歳と、80歳～84歳の伸びが大きい。

図表 1-7　年齢階級別の人口1人当たりの入院医療費（国民医療費）

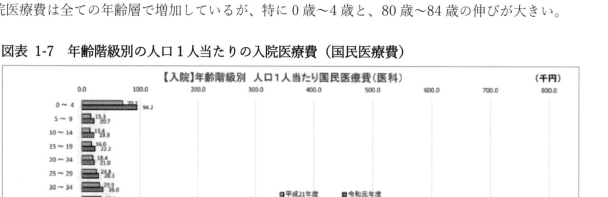

出所：　厚生労働省　中央社会保険医療協議会 総会（第548回）資料　2023.7.5

図表 1-8 は、国民医療費の構造を表しており、以下のような特徴が見られる。

・国民医療費の患者等負担分は 1 割程度にすぎず、大部分は後期高齢者医療給付と医療保険等給付分で賄われている。

・財源別では、公費が約 4 割（うち国庫が 25.3%）、保険料（国民と企業などの事業主の負担）が約 5 割となっている。

・診療種類別では、入院が約 4 割、入院外（外来等）が約 3 割、薬局調剤が 2 割弱、歯科診療が 1 割弱となっている。

・年齢別では、全体の 6 割以上が高齢者（65 歳以上）、4 割近くが後期高齢者（75 歳以上）であり、高齢者の増加が国民医療費の増加に大きく影響していることが推察される。

図表 1-8　令和 3 年度 国民医療費の構造

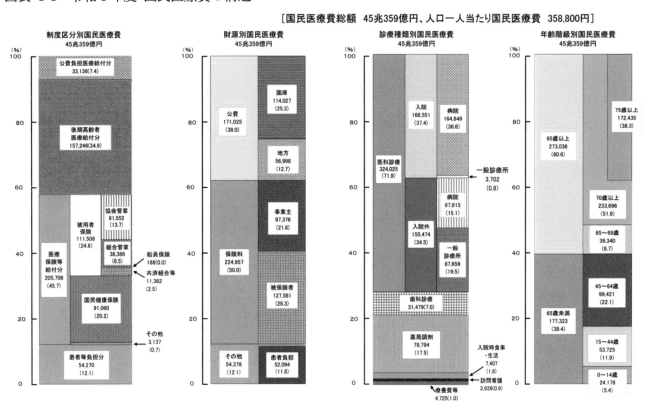

[国民医療費総額 45兆359億円、人口一人当たり国民医療費 358,800円]

注：1）括弧なし数値は推計額（単位：億円）、括弧内の数値は構成割合（単位：%）である。
　　2）制度区分別国民医療費は令和 3 年度内の診療についての支払確定額を積み上げたものである（ただし、患者等負担分は推計値である）。

出所：令和 3（2021）年度 国民医療費の概況　2023.10.24

　国民医療費が増加している別の理由として、医療技術の高度化が挙げられる。一般的な工業製品やサービスは、技術の発達や高度化により単位当たりのコストが低下するものが多いが、医療の場合は、高額な医療機器や新薬が次々に開発され、全体のコストを押し上げる要因となっている。医師は最善の医療を提供できるよう、こうした高価な最新の機器・薬剤を積極的に使おうとする傾向がある。一般的な工業製品やサービスは、ほとんどの場合、消費者はその価格と効用を天秤にかけ購入・利用を決断するが、医療においては情報の非対称性もあり、サービス利用者たる患者が、治療にかかる費用が高いことを理由に医師の勧めを断ることはそれほど多くないと思われる。

図表 1-9　1人当たり国民医療費の全国平均との差　（2021年）

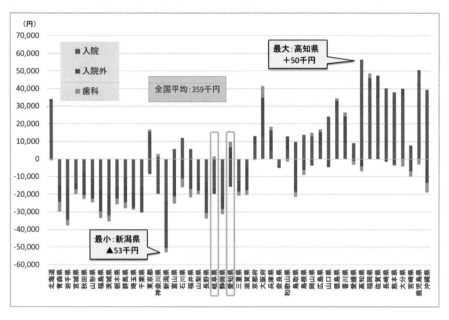

出所：　厚生労働省　令和3年度医療費の地域差分析　より十六総合研究所作成

図表1-9は、都道府県別の1人当たり国民医療費の全国平均との差を表したものであるが、国民医療費は西日本で多く東日本で少ない西高東低となっている。また、全国平均の35万9千円に対し、新潟県は5万3千円少ない一方、高知県では5万円多く、その差は約10万円にもなる。ここまで差がつくほど、高知県の人が新潟県の人に比べて病気やけがをしやすいとは考えにくい。さらに全国平均との差の内訳を見ると、入院医療費の多寡が、地域に差が生じる大きな要因となっていることが読み取れる。

そこで、病床数と1人当たり入院医療費との関係を見ると、人口当たりの病床数が多い都道府県ほど、1人当たりの入院医療費も多くなる傾向が読み取れる（図表1-10）。従って、国民医療費は入院ベッド数など地域の医療提供体制に強い影響を受けると考えられる。地域特有の事情を考慮した上でも、これらが過大となっている地域においては、適正化も含めた医療提供体制の見直しが必要と考えられる。

図表 1-10　1人当たり入院医療費と病床数の関係　（2021年）

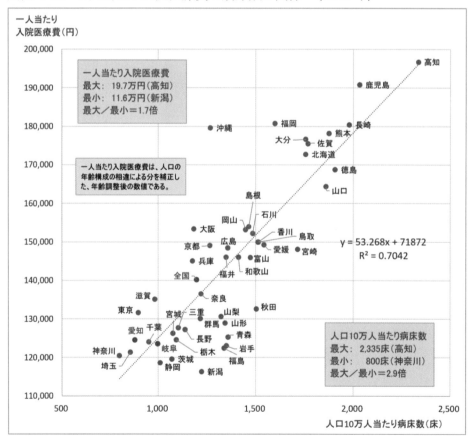

出所：　厚生労働省　令和3年度医療費の地域差分析　および　令和3年医療施設（動態）調査　より十六総合研究所作成

1.2.4. 医師の偏在

医師の数が足りていないという声が聞かれる。しかし、2008年度から、特定の地域や診療科での勤務を条件とした地域枠等を中心に段階的に医学部定員を増員したこともあり、全国の医師数は毎年コンスタントに増加しており、現在、日本の人口当たりの医師数は、世界の主要国と比べてもさほど遜色ない水準に至っている。それではなぜ医師が足りていないという声が聞かれるのか。それは、地域による、また診療科による医師の偏在が大きいからである。

図表 1-11　医師数の年次推移

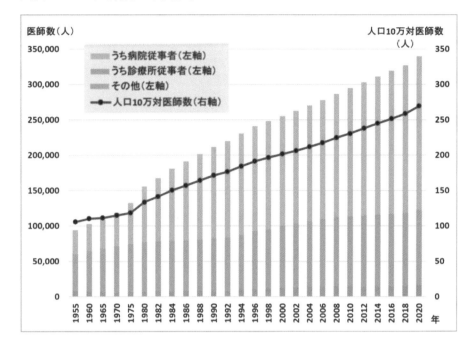

出所：厚生労働省　令和2年医師・歯科医師・薬剤師統計 より十六総合研究所作成

図表 1-12　都道府県別 人口10万対医師数　（医療施設の従事者）

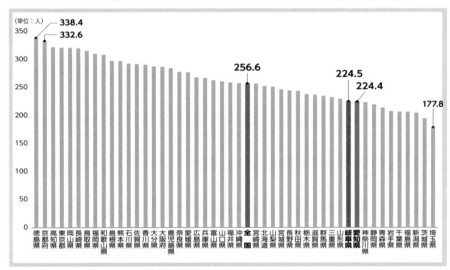

出所：十六総合研究所 経済月報 2023年8月号
　　　厚生労働省「令和2年医師・歯科医師・薬剤師統計」より十六総合研究所作成

まずは地域による偏在の状況を見る。2020年の医師・歯科医師・薬剤師統計によれば、都道府県別の人口10万対医師数（医療施設の従事者）の最多は徳島県の338.4人、最少は埼玉県の177.8人で、約2倍の開きがある。日本の医師の地理的な分布は、住民の地理的分布と一致しておらず、全ての地域に、その人口に見合った医師が配置されているわけではないのである。ちなみに岐阜県（224.5人：37位）、愛知県（224.4人：38位）は全国平均（256.6人）を下回り、相対的に人口当たりの医師数が少ない県であると言える（図表 1-12）。なお、医師の偏在状況をよりよく反映した「医師偏在指標」については、2.3.1.で詳述する。

次に診療科による偏在の状況であるが、平成6年（1994年）以降の診療科別医師数の推移を見ると、長時間労働の傾向が指摘されている「産科・産婦人科」および「外科」がほぼ横ばいである一方で、「麻酔科」、「形成外科」、「放射線科」、「精神科」、「皮膚科」などの増加幅が大きい（図表 1-13）。また、ここ10年ほどの間に東京23区内では、美容外科、皮膚科、精神科といった比較的労働時間が短い診療科の診療所が

図表 1-13 診療科別医師数の推移（1994年を1.0とした場合）

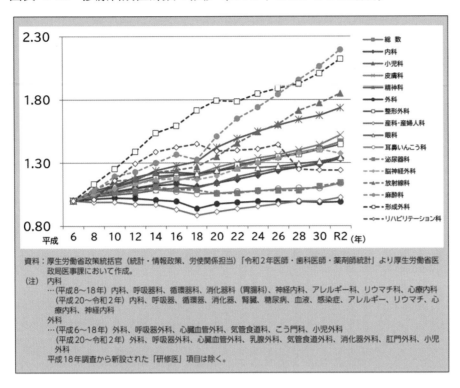

資料：厚生労働省政策統括官（統計・情報政策、労使関係担当）「令和2年医師・歯科医師・薬剤師統計」より厚生労働省医政局医事課において作成。
（注）内科
　　　…（平成8〜18年）内科、呼吸器科、循環器科、消化器科（胃腸科）、神経内科、アレルギー科、リウマチ科、心療内科
　　　　（平成20〜令和2年）内科、呼吸器、循環器、消化器、腎臓、糖尿病、血液、感染症、アレルギー、リウマチ、心療内科、神経内科
　　　外科
　　　…（平成6〜18年）外科、呼吸器外科、心臓血管外科、気管食道科、こう門科、小児外科
　　　　（平成20〜令和2年）外科、呼吸器外科、心臓血管外科、乳腺外科、気管食道外科、消化器外科、肛門外科、小児外科
　　　平成18年調査から新設された「研修医」項目は除く。

出所： 厚生労働省　令和4年版厚生労働白書

　急増している。美容外科などでは、価格を自由に設定できる自由診療を手掛ければ、利益を大きくしやすい。一方で、人口減少が進む地域では、産婦人科や外科、救急を担当する医師が不足気味であるとの声が聞かれる。夜勤や不規則勤務、時間外対応などの身体的な負担が大きく、一部の診療科では訴訟リスクも高いことなどが、これらの診療科を志望する医師が少ない理由と考えられる。

　このように診療科による医師の偏在の傾向は、年々強まっている。

　日本全体で見た場合は、むしろ医師が余剰となる時代が来ることが予想されている。2025年から2040年にかけて、75歳以上の後期高齢者人口の増加は緩やかになるものの、都道府県別に見ると、30都道県で増加する一方で、17府県では減少することが見込まれている。高齢者人口が減少に転じた地域においては、医療・介護ニーズは縮小していくことが予想される。

　2020年度の医師需給推計によれば、医師の労働時間を一般労働者に適用される週60時間を上限とする等の仮定を置いた場合でも、日本全体の医師数は2030年あたりで需給が均衡し、その後は余剰となることが見込まれている（図表1-14）。

図表 1-14 令和2年度（2020年度）　医師の需給推計

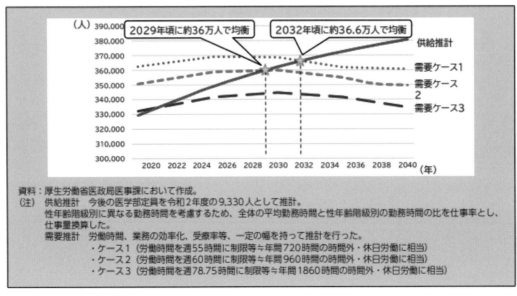

資料：厚生労働省医政局医事課において作成。
（注）供給推計　今後の医学部定員を令和2年度の9,330人として推計。
　　　性年齢階級別に異なる勤務時間を考慮するため、全体の平均勤務時間と性年齢階級別の勤務時間の比を仕事率とし、仕事量換算した。
　　　需要推計　労働時間、業務の効率化、受療率等、一定の幅を持って推計を行った。
　　　　・ケース1（労働時間を週55時間に制限等≒年間720時間の時間外・休日労働に相当）
　　　　・ケース2（労働時間を週60時間に制限等≒年間960時間の時間外・休日労働に相当）
　　　　・ケース3（労働時間を週78.75時間に制限等≒年間1860時間の時間外・休日労働に相当）

出所： 厚生労働省　令和4年版厚生労働白書

1.2.5. 看護師不足

地方においては、看護師や薬剤師、放射線技師、理学療法士、医療事務員など、医師以外の医療従事者の不足も問題となっている。医師に関しては、遠隔医療の利用で遠隔地から診療を行うことも可能になってきているが、実際に患者に接して医療処置を行う看護師は患者のそばにいる必要があり、その地域または周辺に居住していることが多いため、地方では人口減少がそのまま看護師不足に直結する。また、少子化や若者が都会に出てしまうことにより看護師のなり手が不足し、看護師の高齢化が進んでいる地域も見受けられる。

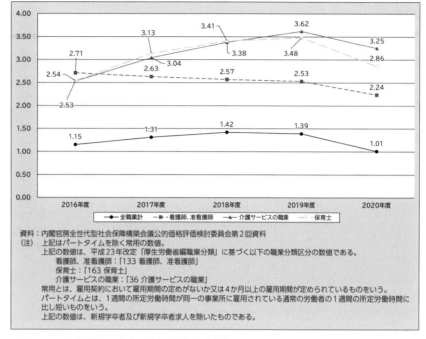

図表 1-15　職業別有効求人倍率（パートタイムを除く常用労働者）

資料：内閣官房全世代型社会保障構築会議公的価格評価検討委員会第2回資料
（注）　上記はパートタイムを除く常用の数値。
　　　上記の数値は、平成23年改定「厚生労働省編職業分類」に基づく以下の職業分類区分の数値である。
　　　看護師、准看護師：「133 看護師、准看護師」
　　　保育士：「163 保育士」
　　　介護サービスの職業：「36 介護サービスの職業」
　　　常用とは、雇用契約において雇用期間の定めがないか又は4か月以上の雇用期間が定められているものをいう。
　　　パートタイムとは、1週間の所定労働時間が同一の事業所に雇用されている通常の労働者の1週間の所定労働時間に比し短いものをいう。
　　　上記の数値は、新規学卒者及び新規学卒者求人を除いたものである。

出所：厚生労働省　令和4年版厚生労働白書

　図表 1-15 は、職業別の有効求人倍率の推移であるが、看護師の有効求人倍率は全職業計を上回って推移しており、2020 年度は 2.24 倍となっている。就業場所別では、訪問看護事業所の求人倍率は 3.26 倍と病院（20～199 床：1.93 倍、200～499 床：1.58 倍、500 床以上：1.06 倍）に比べて高く、人材確保のニーズが高い割にはなり手が不足している状況がうかがえる。

　2018 年末の看護職員（看護師＋准看護師）免許取得者数が 2,407 千人であるのに対し、就業者数は 1,613 千人であり、免許はあるが就業していない潜在看護職員数は 794 千人（32.98％）と推計されている※。女性が多くを占める看護職員の離職要因としては、結婚や子育てなどライフイベントに関連するものが多数を占めており、子育てをしながらでも働きやすい環境の整備や再就職の促進など、免許取得者数の 3 分の 1 を占める潜在看護職員の再活躍を促していく取組みは、看護師不足問題への有効な対処法である。

※ 令和2年度　新たな看護職員の働き方等に対応した看護職員需給推計への影響要因とエビデンスの検証についての研究

　比較的働き手に恵まれている都市部でも、今後、労働者人口の減少に伴い、医療提供体制の維持が困難になる可能性がある。また、明らかな看護師不足が生じている地域では、個別の医療機関の努力だけではもはや対応が不可能な状況にあり、医療圏全体での対応が必要となる。

准看護師

　看護師には、（正）看護師と准看護師があり、准看護師についてはそのあり方や意義について長年議論がなされてきた。看護師が国家資格であるのに対し、准看護師は都道府県知事から免許を受ける地方資格であり、養成所（2年間）の減少に伴い准看護師数は減少傾向にある。日本看護協会は、医療の高度化や多様化へ対応していくことが難しいとして、准看護師の新規養成の停止と看護師への一本化を主張している。一方、日本医師会は、准看護師は地方やへき地など看護師確保が困難な地域における重要な存在であるとして、准看護師制度の廃止に反対している。

1.2.6. 地域による医療需要の差異

図表 1-16　都市規模別に見た 65 歳以上人口指数

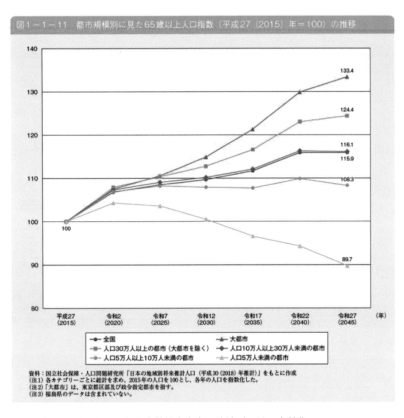

出所：総務省　令和 4 年版高齢社会白書　地域別に見た高齢化

少子化のため、日本の大半の地域において、既に 2015 年以前に地域人口が減少に転じているが、高齢者の人口に関しては、地域によって傾向が異なる。2015 年を基準年として、都市規模別に 65 歳以上人口の推移予想を見ると、都市規模が大きいほど 65 歳以上人口は増加する一方、「人口 5 万人未満の都市」では、2020 年をピークに減少する見込みである（図表 1-16）。このように都市の規模により、高齢者数の増減傾向は大きく異なるため、医療需要の動向は、その地域の人口規模にも左右されることがうかがえる。

図表 1-17 は、二次医療圏※別に見た、65 歳以上人口、入院患者数・外来患者数・訪問診療を受ける患者数がそれぞれ最大となる年を表したものであるが、かなりの地域差が認められる。

※ 健康増進・疾病予防から入院治療まで、一般的な保健医療が完結するように設定された区域で、1 または複数の市町村により構成される（1.5.2.参照）。

医療需要のピーク

項　目	全国の特徴	岐阜県の二次医療圏の特徴	愛知県の二次医療圏の特徴
65 歳以上の人口	・都市部や東海道ベルト沿いのエリアなどでは 2040 年以降に最大となる一方、日本海側の地域や北海道、四国などではほとんどが既にピークを迎えている。	・飛騨、西濃で 2020 年、東濃で 2025 年、岐阜、中濃で 2040 年以降にピークを迎える。	・東三河北部で 2020 年、それ以外の医療圏では 2040 年以降にピークを迎える。
入院患者数	・比較的人口が多い地域では 2035 年〜 2040 年に最大となるが、東北、北海道、山陰などでは、既にピークを迎えた地域もある。	・飛騨で 2025 年、それ以外の医療圏で 2035 年にピークを迎える。	・大半の医療圏で 2035 年以降にピークを迎える。
外来患者数	・多くの地域で既にピークを迎えている。 ・ピークが 2040 年以降となるのは、首都圏の一部、愛知県の名古屋、西三河など少数の地域にとどまる。	・飛騨と東濃で 2015 年以前、西濃で 2020 年、岐阜、中濃で 2025 年にピークを迎える。	・東三河北部で 2015 年以前、名古屋と西三河では 2040 年以降にピークを迎えるなど、地域差が大きい。
訪問診療を受ける患者数	・今後も増え続けることが予想され、ほとんどの二次医療圏において 2035 年以降にピークを迎える。	・全ての医療圏で、2035 年以降にピークを迎える。	・全ての医療圏で、2035 年以降にピークを迎える。

図表 1-17　二次医療圏ごとの人口/患者数が最大となる年

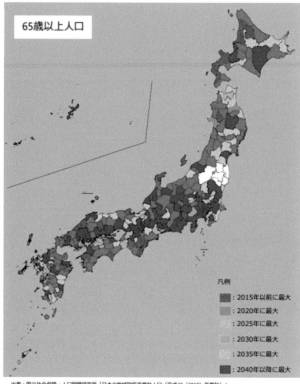

65歳以上人口

凡例
■ : 2015年以前に最大
■ : 2020年に最大
□ : 2025年に最大
□ : 2030年に最大
■ : 2035年に最大
■ : 2040年以降に最大

出典：国立社会保障・人口問題研究所「日本の地域別将来推計人口（平成30（2018）年推計）」
※ 2015年は国勢調査の実績値。
※ 二次医療圏は市区町村ごとの人口推計が行われていないため、福島県の二次医療圏を除く329の二次医療圏について集計。

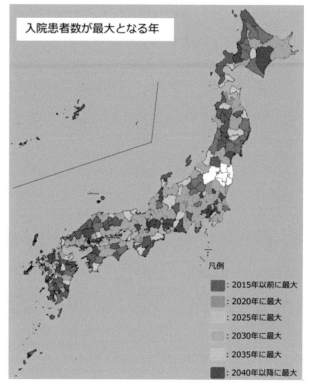

入院患者数が最大となる年

凡例
■ : 2015年以前に最大
■ : 2020年に最大
□ : 2025年に最大
□ : 2030年に最大
■ : 2035年に最大
■ : 2040年以降に最大

出典：患者調査（平成29年）「受療率（人口10万対）、入院―外来×性・年齢階級×都道府県別」
　　　国立社会保障・人口問題研究所「日本の地域別将来推計人口（平成30（2018）年推計）」
※ 二次医療圏の患者数は、当該二次医療圏が属する都道府県の受療率が各医療圏に当てはまるものとして、将来の人口推計を用いて算出。
※ 福島県は市区町村ごとの人口推計が行われていないため、福島県の二次医療圏を除く329の二次医療圏について集計。

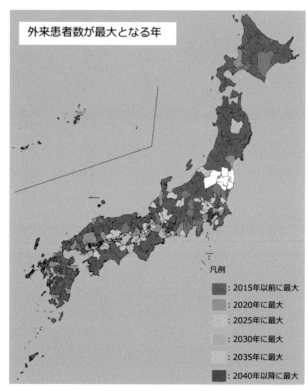

外来患者数が最大となる年

凡例
■ : 2015年以前に最大
■ : 2020年に最大
□ : 2025年に最大
□ : 2030年に最大
■ : 2035年に最大
■ : 2040年以降に最大

出典：患者調査（平成29年）「受療率（人口10万対）、入院―外来×性・年齢階級×都道府県別」
　　　国立社会保障・人口問題研究所「日本の地域別将来推計人口（平成30（2018）年推計）」
※「外来」には「通院」「往診」「訪問診療」「医師以外の訪問」が含まれる。
※ 二次医療圏の患者数は、当該二次医療圏が属する都道府県の受療率が各医療圏に当てはまるものとして、将来の人口推計を用いて算出。
※ 福島県は市区町村ごとの人口推計が行われていないため、福島県の二次医療圏を除く329の二次医療圏について集計。

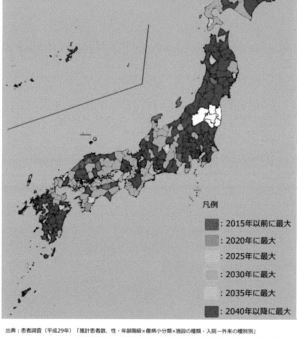

訪問診療を受ける患者数が
最大となる年

凡例
■ : 2015年以前に最大
■ : 2020年に最大
□ : 2025年に最大
□ : 2030年に最大
■ : 2035年に最大
■ : 2040年以降に最大

出典：患者調査（平成29年）「推計患者数、性・年齢階級×傷病小分類×施設の種類・入院―外来の種別」
　　　「推計外来患者数（患者所在地）、施設の種類・外来の種別×性・年齢階級×都道府県別」
　　　国立社会保障・人口問題研究所「日本の地域別将来推計人口（平成30（2010）年推計）」
※ 病院、一般診療所を対象に集計。
※ 二次医療圏の患者数は、当該二次医療圏が属する都道府県の受療率が各医療圏に当てはまるものとして、将来の人口推計を用いて算出。
※ 福島県は市区町村ごとの人口推計が行われていないため、福島県の二次医療圏を除く329の二次医療圏について集計。

出所：　厚生労働省　第7回第8次医療計画等に関する検討会資料　2022.3.4　を改変

地域における医療提供体制の当面の課題は、人口の多寡により異なる。人口が多い都市部などでは、慢性疾患を抱えるなど医療負荷の高い高齢者が今後も増え続け、入院患者数は当面増加、一部では外来患者数も増加することが予想されるため、今後の医療需要のピークを見据え、在宅医療を含めた対応力の強化が課題となるであろう。一方、地方やへき地など相対的に人口が少ない地域では、今後患者数（医療需要）と医療関係者数（働き手）がともに減少していくことが見込まれるため、医療提供体制の最適化・再構築が課題となるであろう。

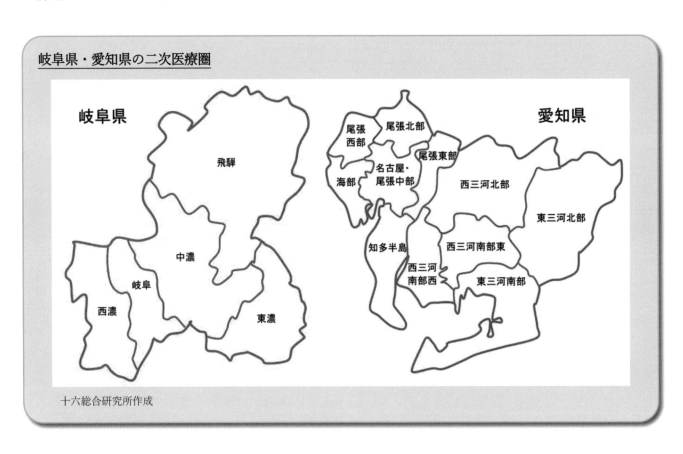

岐阜県・愛知県の二次医療圏

岐阜県　飛騨　中濃　岐阜　西濃　東濃

愛知県　尾張西部　尾張北部　尾張東部　名古屋・尾張中部　海部　西三河北部　東三河北部　知多半島　西三河南部東　西三河南部西　東三河南部

十六総合研究所作成

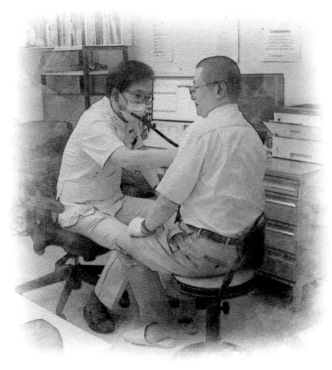

1.2.7. 日本の医療体制の特徴と課題

（ア）日本の医療保険制度

　日本の医療保険制度の特徴として、「国民皆保険」、「フリーアクセス」、「現物（医療サービス）給付」が挙げられる。日本は世界的に見ても有数の長寿国であり、健康の到達度と均一性、人権の尊重と利用者への配慮の到達度、費用負担の公正性などから医療保険制度に対する評価は高く、2000 年には WHO（世界保健機関）から世界最高の総合評価を受けている。

国民皆保険	全ての国民※が、公的医療保険に加入し保険料を支払うことで、お互いの負担を軽減する制度であり、持病のため通院が多い人や、入院や手術により医療費が高額になる人も、一定の負担割合で充実した医療を受けることができる。先進国の中でも民間保険中心の制度を取っている国や、無保険の国民を多く抱える国もある中で、社会保険方式を基本としつつも公費を投入することで、全国民が安価な医療費で高度な医療を受けられることは、日本の医療の特筆すべき点である。　※ 生活保護受給者などを除く 図表 1-18　医療保険制度の仕組み 出所：　健康保険組合連合会 HP
フリーアクセス	何の制限も受けずに、どの医療機関でも、どの医師からでも自由に医療サービス（診察や治療）を受けられる仕組みであり、患者側から見た場合の日本の公的医療保険制度のメリットと言える。イギリスのように、GP（かかりつけ医）が登録制となっており、高次の医療機関にかかる場合は GP からの紹介が必要になる（救急を除く）など、医療へのアクセスが統制されている国も存在する。
現物（医療サービス）給付	窓口で医療費の自己負担分を支払うことにより、診察や投薬、注射、手術などの医療行為を受けられる。一部、傷病手当金や出産手当金などは、申請により給付を行う現金給付も存在する。

　また、医師には自由開業医制のもと、一定の条件を満たせばどこでも自由に開業することが認められていることや、医療機関の売上に相当する診療報酬は、国による全国一律の公定価格となっている点も特徴として挙げられる。

自由開業医制	医師免許取得後、初期臨床研修を修了した医師は、医療法に規定されている施設基準を満たせば、都道府県知事への届出により原則どこでも自由に開業することができる。ただし、医療計画で定められた必要病床数を上回る場合、病院の新規開設は原則認められない。また、麻酔科を除き標榜する診療科も自由に決められる（自由標榜制）。

診療報酬制度	診療報酬制度とは、病気やけがなどに対して保険医療機関等が行った診療行為やサービスの対価として、公的医療保険から報酬が支払われる仕組みである。診療報酬は、医療行為ごとに設定された点数（1点＝10円）をもとに計算されるため、医療機関の収入の単価を国が決めていることになる。通常は2年に一度、診療報酬改定と呼ばれる診療報酬点数の見直しが行われており、2024年度は、医療従事者の人件費などに充てられる診療報酬本体を0.88％引き上げる一方、医薬品の公定価格である「薬価」は引き下げ、全体で0.12％のマイナス改定となる。 　診療報酬の点数は全国一律で、公平性、透明性が確保される反面、提供する医療サービスを増やせば報酬も増えることから、過剰診療を招きやすいという指摘もある。

　国民皆保険、フリーアクセス、自由開業医制などを特徴とする日本の医療保険制度は、患者にとっては自分の望む医療を自由に低負担で受けられ、医師にとっては開業地や診療内容の自由が保障されるという点で優れたものと言える。一方で、コンビニ受診※など患者の受療モラルの低下や、医療機関における過剰診療や在院日数の長期化、高価な医療機器への投資競争、医師の地域・診療科による偏在、病院勤務医の不足といった問題の一因になっているとの指摘もある。

※ 医療機関が外来診療を行っていない休日や夜間に、緊急性のない軽症患者が救急外来を受診する行為

（イ）病院数・病床数の推移と医療機関の経営母体

　太平洋戦争により国内の医療施設は荒廃し、病床数は開戦前の2割以下に落ち込んだ。衛生環境の悪化や感染症のまん延に対処するためにも、国は医療機関の整備を急ぎ、公的医療機関に対する国庫補助や、医療法人制度の整備などにより、病院数、病床数は一貫して増加していった。1970年代には、老人医療費無料化に伴う病床の急激な増加もあり、病床の量的確保は1985年頃までにはほぼ達成された。

　1985年の第一次医療法改正で導入された医療計画により、新規の病院開設や増床を制限する政策が始まり、制度施行前の「駆け込み増床」を最後に、病院数、病床数は共に減少に転じた。一方で、こうした規制を受けない診療所は、増加を続けている。

図表 1-19　病院数・一般診療所数・病床数の推移

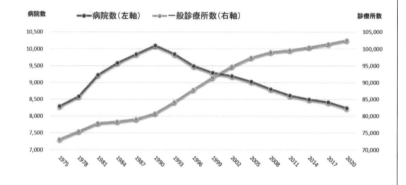

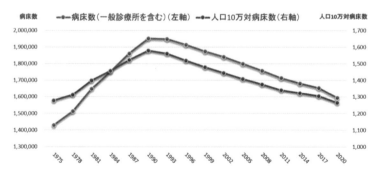

出所： 厚生労働省　医療施設（動態）調査　より十六総合研究所作成

日本全体では、公的な医療機関より、民間の医療機関の存在が大きい。全病院数に占める民間（医療法人＋個人）の割合は約７割、全病床数に占める民間の割合は約６割となっている。

一方、民間の医療機関は都市部に多く、比較的採算性が低い地方においては、公的な医療機関が地域医療を支える上で大きな役割を果たしている。

図表 1-20　病院数・病床数の開設者別割合

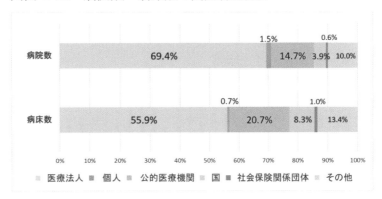

出所：　厚生労働省　令和 4（2022）年医療施設（動態）調査・病院報告の概況より十六総合研究所作成

（ウ）国際比較

日本は諸外国と比較し、人口当たりの病床数が多い。一方で、人口当たりの医師は比較的少ないため、病床１床当たりの医師数が非常に少なく、医療の密度が低い状態にあることが指摘される。これは、医師１人が担当する病床数が多いことを意味し、医師の過重労働の一因でもある。

図表 1-21　病床数、医師数、病床当たり医師数の比較（2020 年）

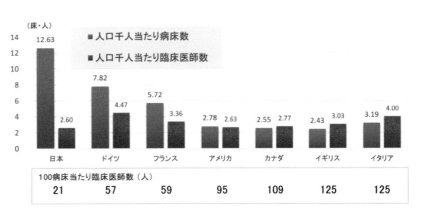

出所：　OECD Data より十六総合研究所作成

図表 1-22　国民１人当たりの年間外来受診回数

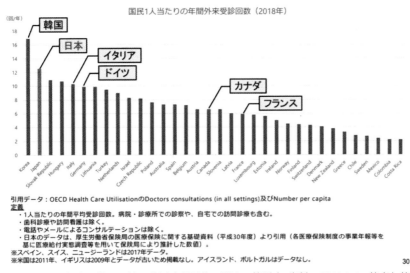

引用データ：OECD Health Care UtilisationのDoctors consultations (in all settings)及びNumber per capita
注釈
・1人当たりの年間平均受診回数。病院・診療所での診察や、自宅での訪問診療も含む。
・歯科診療や訪問看護は除く。
・電話やメールによるコンサルテーションは除く。
・日本のデータは、厚生労働省保険局の医療保険に関する基礎資料（平成30年度）より引用（各医療保険制度の事業年報等を基に医療給付実態調査等を用いて保険局により推計した数値）。
※スペイン、スイス、ニュージーランドは2017年データ。
※米国は2011年、イギリスは2009年とデータが古いため掲載なし。アイスランド、ポルトガルはデータなし。

30

出所：　厚生労働省　第 7 回第 8 次医療計画等に関する検討会　資料　2022.3.4　筆者加筆

図表 1-22 は、国民１人当たりの年間外来受診回数であるが、日本は約 12 回と世界的に見ても非常に多い。日本では国民皆保険により、個人の医療費窓口負担が抑えられ、安心して医療を受けることができる半面、軽微な症状でも病院や診療所に頼るという傾向が見られ、医療の負荷が大きくなる一因となっていることが考えられる。

図表 1-23　医師1人当たりの年間外来診療件数

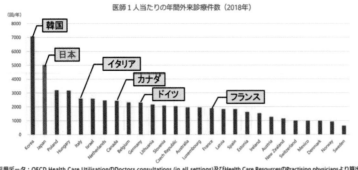

医師1人当たりの年間外来診療件数（2018年）

引用データ：OECD Health Care UtilisationのDoctors consultations (in all settings)及びHealth Care ResourcesのPractising physiciansより算出。
定義
・外来総受診回数を、医師数で除したもの。外来受診には、病院・診療所での診察や、自宅での訪問診療も含む。
・歯科診療や訪問看護は除く。
・電話やメールによるコンサルテーションは除く。
・日本の外来件数のデータは、厚生労働省保険局の医療保険に関する基礎資料（平成30年度）より引用（各医療保険制度の事業年報等を基に医療給付実態調査等を用いて推計した数値）。
※スペイン、スイス、ニュージーランドは2017年。
※米国は2011年、イギリスは2009年とデータが古いため掲載なし。チリ、コロンビア、コスタリカ、フィンランド、ギリシア、アイスランド、ポルトガル、スロバキア、トルコはデータなし。　(31)
出所：　厚生労働省　第7回第8次医療計画等に関する検討会 資料　2022.3.4
　　　　筆者加筆

　図表1-23は、医師1人当たりの年間外来診療件数であるが、日本は約5千回と韓国に次いで多く、諸外国の2倍以上の水準となっている。これは日本では比較的少数の医師が、多くの患者を診察していることを意味しており、日本の医師が多忙な理由のひとつと考えられる。

図表 1-24　全病床の平均在院日数の推移（G7加盟国）

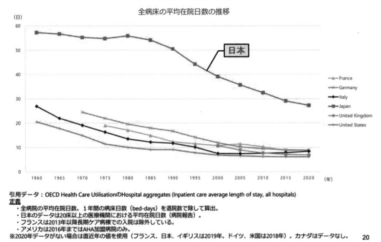

全病床の平均在院日数の推移

引用データ：OECD Health Care UtilisationのHospital aggregates (Inpatient care average length of stay, all hospitals)
定義
・全病院の平均在院日数。1年間の病床日数（bed-days）を退院数で除して算出。
・日本のデータは20床以上の医療機関における平均在院日数（病院報告）。
・フランスは2013年以降長期ケア病床での入院は除外している。
・アメリカは2016年まではAHA加盟病院のみ。
※2020年データがない場合は直近年の値を使用（フランス、日本、イギリスは2019年。ドイツ、米国は2018年）。カナダはデータなし。　20
出所：　厚生労働省　第7回第8次医療計画等に関する検討会　資料　2022.3.4

　日本の全病床の平均在院日数は減少傾向にあるものの、欧米諸国と比較すると突出して長くなっている。入院患者も高齢化率が高く入院が長期化しやすいこと、医療機関には収益確保のため入院期間を延ばすインセンティブが働きやすいこと、高額療養費制度のため入院が長期化しても患者の金銭負担が増えにくいこと、入院が長期に及ぶ精神科病床が多いこと、社会的入院

（患者やその家族の生活上の都合による介護の代替策としての入院）を余儀なくされる患者が存在することなどが、その要因と考えられる。

図表 1-25　CTスキャナー、MRI、PETスキャナー数

2019年（または直近年）

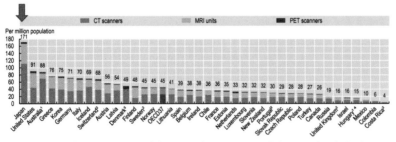

1．公的に支払われる機器だけを含む。2．病院外の機器は除く（スイスはMRIに限る）3．MRIのデータはない。4．病院外のデータしか含まない。
出典：OECD Health Statistics 2021.

出所：　OECD雇用局医療課　図表でみる医療 2021：日本　2021.11.9

　日本では患者獲得競争のために、過剰な設備投資が行われているとの指摘もある。図表1-25は、人口100万人当たりの高度な医療機器（CT、MRI、PET）の導入台数の国際比較であるが、日本の充実度は飛びぬけている。患者から見れば悪い話ではないのだが、医療機関が多い地域では、「隣のクリニックがCTを導

入したので、当院も導入しないと患者を取られてしまう」といったような競争が生じ、地域人口に対し過剰とも言える数の高度な医療機器が設置されていると考えられる。

日本は病院や診療所の運営が民間中心であるため、医療という公的な役割を担いつつも、それぞれは独立して経営を続けていく必要があり、医療機関同士の横の連携がしにくいという問題がある。地域の医療提供体制を最適化するため医療機関が役割分担を進める上で、互いの利害関係が対立する場合など調整が難しいケースも生じ、効率的な医療の推進の障害となる場合もある。欧州（イギリス、フランス、ドイツなど）では、病院の大半は公的、あるいは非営利の民間が担っており、日本とは状況が異なる。（ただし、プライマリ・ケア※は、主に民間の医療機関が担っている）

※ 家族や地域の枠組みの中で、普段から何でも診てくれ相談にも乗ってくれる身近な医師による総合的な医療

（エ）日本の医療体制の課題

これまで述べてきた日本の医療体制の特徴のうち、問題を抱えている項目について、その因果関係を整理したものが図表 1-26 である。国民に大きな恩恵をもたらす国民皆保険やフリーアクセス、自由開業医制や診療報酬制度に支えられた日本の充実した医療体制ではあるが、制度施行から半世紀以上が経過し、人口動態など社会情勢や人々のニーズが大きく変化する中、当初は想定できなかったさまざまな問題も生じており、「国民医療費の増加」や「医師の過重労働」は、こうした諸問題の帰結であるとも考えられる。

図表 1-26　日本の医療体制の特徴

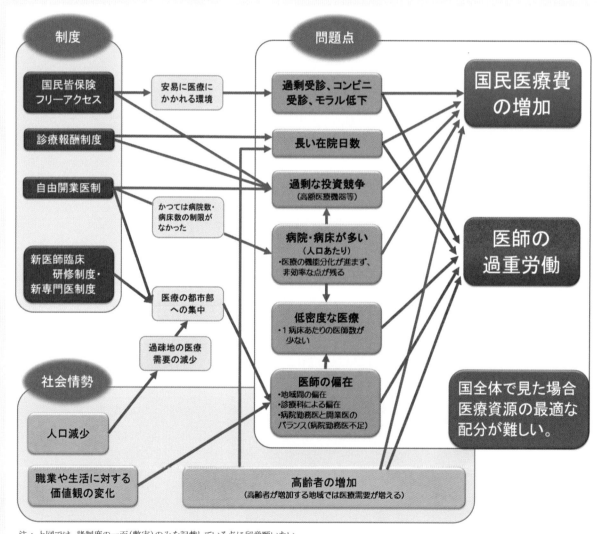

注：上図では、諸制度の一面(弊害)のみを記載している点に留意願いたい。

十六総合研究所作成

現在、国を挙げて積極的に推進されている医師の働き方改革は「医師の過重労働」の改善に、また、地域医療構想は「国民医療費の増加」や「病院・病床が多い」といった問題の改善に寄与する施策であるが、複雑に絡み合った全ての問題への取組みを同時に行っていくことが、こうした施策を本当の意味で成功に導く上で重要であると考える。

　28 ページからは、日本の医療体制の課題について、社会医療法人蘇西厚生会 松波総合病院（岐阜県羽島郡笠松町）の松波英寿理事長へのインタビューを掲載する。

参考文献

1　前田隆浩. "超高齢社会と日本の医療". 地域医療学入門, 診断と治療舎（2019）, p.2-7.
2　小池創一. "地域医療政策と医師". 地域医療白書 第 5 号, 随想舎（2023）, p.114-130.
3　永井良三. "地域医療をめぐる社会的課題と将来像". 地域医療学入門, 診断と治療舎（2019）, p.28-33.
4　厚生労働省. 令和 3（2021）年度 国民医療費の概況, 2023.10.24.
　　https://www.mhlw.go.jp/toukei/saikin/hw/k-iryohi/21/index.html
5　松本正俊. "地域医療の現状分析 B 医師の偏在". 地域医療学入門, 診断と治療舎（2019）, p.16-20.
6　厚生労働省. 令和 5 年度第 1 回医療政策研修会. 医師の働き方改革について. 2023.5.24.
　　https://www.mhlw.go.jp/content/10800000/001094035.pdf
7　日本経済新聞. "「医師不足」は本当なの？　増えても地域・診療科に偏り". 2023.9.4.
8　厚生労働省. 令和 4 年版厚生労働白書.　https://www.mhlw.go.jp/wp/hakusyo/kousei/21/dl/zentai.pdf
9　総務省. 令和 4 年版高齢社会白書.　"地域別に見た高齢化".
　　https://www8.cao.go.jp/kourei/whitepaper/w-2022/html/zenbun/s1_1_4.html
10　厚生労働省. 第 7 回第 8 次医療計画等に関する検討会資料. 2022.3.4.
　　https://www.mhlw.go.jp/stf/newpage_24045.html
11　赤井靖広. "医療計画・医療連携・地域医療構想 A 医療計画". 地域医療学入門, 診断と治療舎（2019）, p.62-66.
12　厚生労働省. 平成 19 年度版厚生労働白書.　https://www.mhlw.go.jp/wp/hakusyo/kousei/07/dl/0101.pdf
13　武藤正樹. "日本の病床と地域医療構想". 国際医療福祉大学学会誌 第 24 巻 2 号（2019）.
　　https://iuhw.repo.nii.ac.jp/records/974
14　番匠谷光晴. "戦後の医療供給体制の整備動向に関する一考察". 四天王寺大学大学院研究論集(8), (2013), p.131-155.

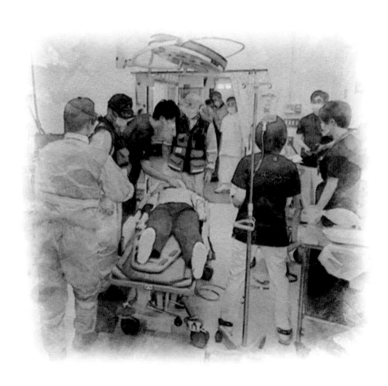

コラム　国による医療制度の違い

　1990年代の終わりごろ、筆者は十六銀行のニューヨーク支店に勤務していた。オフィスで勤務中に急に体調が悪くなり、当時ワールドトレードセンターに入居していたクリニックを受診した。たいへん立派なベッドに横たわり、医師の簡単な問診のみで薬を処方されたのだが、請求は200〜300ドル（約4万円）。しかも薬はドラッグストアで簡単に手に入るものだったので、もう二度とクリニックには行くまいと思った。しかし、虫歯だけはどうしようもなく、ロックフェラーセンターに入居する歯科で、普通に虫歯の治療を受けたのだが、1回目の請求が900ドル（約13万円）。私は民間の保険に入っていたので、いずれもかなりの分は後日補填されたが、それでも日本の窓口負担額のイメージとは随分と開きがあった。米国では、ちょっとやそっとのことではクリニックを受診しないというのは、こういうことなのかと身をもって痛感した。個人で保険に入る金銭的な余裕がない人たちはなおさら、医師にかかることすら困難であろう。ちなみに米国では救急車も有料であり、高い費用負担を恐れて救急車の利用を拒む人もいるという。

　2000年代に入り、転勤でロンドン市内に引っ越したが、アパートに入居してすぐに、地元のクリニックの医師に会いに行くように言われた。住宅街の真ん中、言われなければ気付かないようなこぢんまりとしたクリニックで医師の問診を受け、「病気になったら、まず私に相談するように」と言われた。今思えば、これがGP（General Practitioner）と呼ばれる地域の家庭医で、住民は原則、特定のGP以外の診療は受けられない仕組みなのだ（病院で診療を受けるには、原則GPの紹介が必要）。しかし、少なくとも当時は、GPを含むイギリスの医療提供体制はあまり評判が良くなく、同僚からは「風邪をひいたので診療の予約をしようとしたらGPに5日後に来るように言われた」とか、「手術が必要なのだが3か月待たされている」といった話をよく聞かされた。ただし、詳細は覚えていないが、自分がとても歩けないほど体調が悪くなった時に、日本語が通じる病院で治療を受けた記憶がある。急患の場合は、例外的にGPを通さなくても病院で診てもらえるようだ。

　米国やイギリスのようなトップクラスの先進国でも、医療を受けるハードルはそれなりに高いという経験から、日本は何と医療に恵まれた国なのだろうと思う。医療費が高額になった場合、日本においては、高額療養費制度により患者の負担額が一定程度に抑えられるが、もし米国だったら、治療を続けるために自宅を売るかどうかを考えなければならないようなことも、起こり得るだろう。

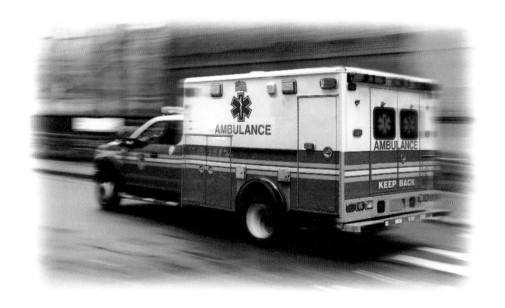

連携と役割分担で持続可能な地域医療を

社会医療法人蘇西厚生会　松波総合病院

　松波総合病院は、岐阜県羽島郡笠松町に所在する県内有数の規模（病床数501床）を誇る民間病院であり、近隣にはまつなみ健康増進クリニック、介護老人保健施設、まつなみリサーチパーク（医学研究所）等の関連施設がある。地域医療支援病院、地域災害拠点病院に指定されており、地域完結型医療の拠点として救急医療、高度急性期医療だけでなく、回復期医療にも力を注いでいる。2次救急病院として岐阜県南部の救急医療に24時間対応するだけでなく、災害時の医療拠点としての体制も整えている。

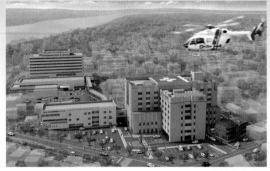

松波総合病院

　日本は、誰もが平等に高水準の医療が受けられる医療体制の整った国である。しかし、それを支える医療制度の特徴や人口動態の変化などにより、日本の医療はさまざまな課題を抱えている。岐阜県病院協会会長など多数の役職を歴任されている、松波総合病院理事長の松波英寿先生にお話を伺った。

（聞き手　取締役社長　佐竹達比古）

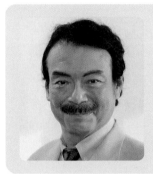

松波総合病院 理事長　松波英寿 先生

東京医科大学卒。岐阜大学医学部、国立東静病院、岐阜赤十字病院、Princess Alexandra Hospital（オーストラリア・ブリスベン）、信州大学医学部などを経て、2001年より現職。
日本外科学会指導医、日本消化器外科学会認定医、日本移植学会認定医
南開大学外科学名誉教授客員教授（中国）、Fleni病院移植科客員教授（アルゼンチン）、Lili病院外科客員教授（コロンビア）、東京大学大学院医学研究科客員教授、岐阜大学医学部客員臨床系医学部教授、朝日大学歯学部客員教授
岐阜県医師会監事、岐阜県病院協会会長、日本病院会理事など多数の役職を兼務。

全体を考えた医療体制の見直しが必要

　今の日本の医療についてどうお考えになりますか。

　日本の人口あたりの病院数や病床数は、国際的にみて多すぎる状態にあります。国は1986年以降の医療計画制度により、地域ごとの適正な病院・病床配備を目指しましたが、病院の設立母体は多岐にわたるうえ、病院の数や病床数を適正な数に制御する仕組みが十分に機能しなかったため、状況はあまり改善されていません。病院の在院日数（入院患者が滞在する日数）はここ数十年で大幅に短くなり、今後も人口減少が進むことからますます病床は余剰になるため、何とかしなければなりません。

　日本は、医師が自由な場所で自由な診療科を開業できる自由開業医制をとっています。これは良い点もあるのですが、人口が少ない地方より人口が多い都会の方が開業医の収入も多くなるので、診療所の開業は都会に偏ります。また、患者獲得競争の激化から過剰な投資が行われた結果、世界にあるCTなどの高額医療機器の3分の1は日本にあると言われるほどになっています。ドイツなどでは開業する場所が国から指定されるため、こうした問題は生じにくいです。地域の医療需要や人口流動に合わせた、医療機関の所在地や規模・機能の見直しがあまり行われてこなかったため、岐阜県全体でみると医者の数がとても少ないのに、岐阜市だけみれば全国トップクラスに入るほど医師が多いといった偏在が、なかなか是正できないのです。また一般的に、労働環境や労働条件の面で恵まれる開業医の方が、病院勤務医より収入も良いという現実があり、日本全体でみれば、開業医は多いのに、病院勤務医は不足するといった現象が生じています。

　競争から協調・協働の時代へと言われて久しい

ですが、地域医療においては、十分な協調・協働ができているとは思えません。国の予算も、医師や看護師の数も限りがあるため、本当に必要なことに医療資源を効率的に配分しなければならないのに、何に投資すべきかがはっきりせず、ステークホルダーである住民、病院設立母体、医師会、医師会員、政治家、行政機関などが、それぞれに最も良いと思う方向に進んだ結果、非効率的な部分が解決できないまま今に至っているのが、日本の医療の現状だと思います。

　私は地域医療構想を達成するためにも、地域医療連携推進法人などにより、医療機関の連携・役割分担を進めていくことが現実的な解だと考えています。

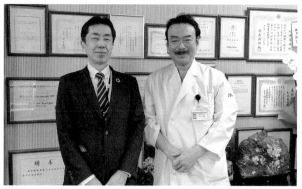

写真：松波英寿理事長（右）と十六総合研究所社長佐竹（左）

連携・役割分担による効率的な医療を

　地域医療連携推進法人へ参加される計画があると伺いました。

　美濃国（みののくに）地域医療リンケージ（仮称）は、社会医療法人蘇西厚生会（松波総合病院など）、美濃市（美濃市立美濃病院）、一般社団法人海津市医師会（海津市医師会病院）の3者が参加する地域医療連携推進法人として、2024年4月に設立が計画されています。その背景には、美濃病院と海津市医師会病院では医療従事者が不足気味であり、従来から当院との間で医師派遣、患者受け入れといった関係強化が図られてきたこと、病院経営者同士の人間関係・信頼関係ができていたことなどが挙げられます。当院から美濃病院、海津市医師会病院へは30分程度で移動できますので、車いす搭乗可能の病院車で、患者・職員の移動は十分カバーできると考えています。

　連携の目的と見通しについて教えてください。

　一番の目的は病院ごとに役割分担を行い、医療の無駄をなくすことです。各病院があらゆる医療を提供するのではなく、それぞれに得意な分野を決めて役割分担を進めていく事を考えています。今の時代、医療需要が低い分野へ医療資源を過剰に配分する余裕はほとんどありません。

　まずは、医師などスタッフの派遣や職員の相互勤務といった人材交流、高度な医療が必要な患者さんの受入などから始め、軌道に乗ったら、薬剤等の共同購入や給食・清掃等外部委託事業の見直し、収益性、医療成績の向上を目指した3病院の診療内容の見直しなどに着手したいと考えています。そこで大切なことは、地元の患者さん、病院（医療関係者・経営者）、医師会（開業医）が、多少の不便・不満があってもそれを乗り越えて、地域の医療提供体制を存続させていくための"解"を導き出すことだと考えています。

センター病院化（医療機能の分化）

　医療の持続可能性を高めるためには、どのような施策が考えられますか。

　私は30代のころ、オーストラリアのブリスベン市に留学していたのですが、そこでは市内にある5つの大病院が医療機能を分業していました。例えばA病院では脳外科と内科と整形外科、B病院では呼吸器科と循環器科、C病院は内科と産婦人科、D病院は小児科といったイメージで、それぞれ役割が決まっているのです。これらの病院群は半径5kmほどのエリアに集約されているため、医者も患者も必要に応じて、便利な公共交通機関で病院間を行ったり来たりするのです。私も午前と午後では別の病院で診察していました。GPと呼ばれる一般開業医（かかりつけ医）や救急車は、病状に応じてそれぞれの専門病院へ患者を送ります。この方法だと集約化に

より必要な医療人員は減るしコストも下がる、合併症も少ないので治療成績も上がるといった、大きなメリットがあります。

私は、将来的には日本でも似たような事ができないだろうかと思っており、このコンセプトを「センター病院化構想」として、皆さんにお知らせしているところです。しかし、すぐに実現できるようなことではないため、これを視野には入れつつ、岐阜医療圏地域コンソーシアム※や医療連携法人への参加といったチャレンジを積み重ねています。

そこに患者さんのニーズがあるから

松波総合病院は常に新しい挑戦をされていますね。

当院は曽祖父の代から、患者さんのニーズを第一に考え、その時代に応じた医療を提供しようと努力してまいりました。たとえば当院にCTが導入されたのは日本で3番目ですし、MRIは東海地区で2番目です。生体肝移植手術は国内民間病院で初、ダヴィンチ（ロボット支援手術）の導入は国内民間病院で2番目です。今はありませんが、自動カルテ搬送ロボットや、患者用移送車なども作りましたし、病院内に高島屋が出店していたこともあります。全てはそこに、患者さんのニーズがあったためで、いつの時代も私たちは、地域住民の皆様に安全で質の高い医療・福祉を効率的かつ継続的に提供できるよう努力を続けています。

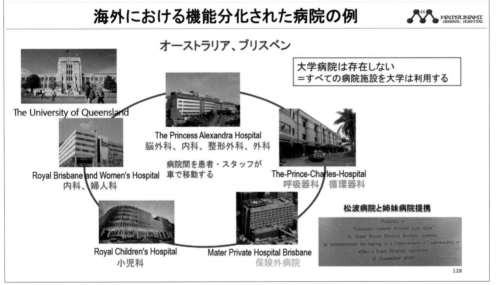

資料提供：松波総合病院　松波英寿理事長

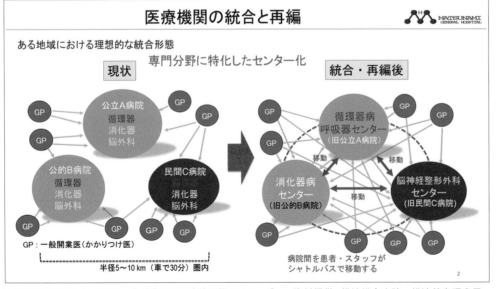

専門分野に特化したセンター病院化による病院再編のイメージ　資料提供：松波総合病院　松波英寿理事長

※岐阜大学医学部附属病院、県総合医療センター、岐阜市民病院、当院が知見や臨床研究での連携を深めるために2019年に結成。

1.3. へき地医療

へき地医療とは、山間部や離島のように交通アクセスの利便性の低さや経済的・社会的な問題により医療資源が限られ、十分な医療ケアが提供されにくい過疎地における医療を意味する。古くからある問題であり、国民健康保険法の制定（1958年）により1961年に現在の「国民皆保険」が実現したものの、へき地では「制度はできたが医者がいない」状況となった。こうした事態を改善すべく、各地に国民健康保険（国保）の診療所が開設されたが、医師不足は深刻で「当時の村長の最大のミッションは、村に医者を連れてくること」などと言われていた。やがて、へき地医療を支える医師を養成する専門機関として1972年に自治医科大学が設立され、へき地の診療所などへの医師供給体制が整ったほか、2008年度からは多くの都道府県で、地域医療に従事する意欲のある学生を対象とした入学者選抜枠（地域枠）の設置による医学部定員増が開始されるなど、地方やへき地における医師不足解消への取組みが続けられている。

1.3.1. 無医地区と準無医地区

無医地区とは、「医療機関のない地域で、当該地区の中心的な場所を起点として、概ね半径4kmの区域内に50人以上が居住している地区であって、かつ容易に医療機関を利用することができない地区」とされる（厚生労働省）。無医地区の数は、人口の減少や交通網の整備、医師の派遣対策などにより長期的には減少傾向にあり、2022年時点では557と1980年代の半数ほどになっている（図表1-27）。ちなみに、岐阜県には無医地区が6、愛知県は17ある。

準無医地区とは、「無医地区には該当しないが、無医地区に準じた医療の確保が必

図表 1-27　無医地区数と人口

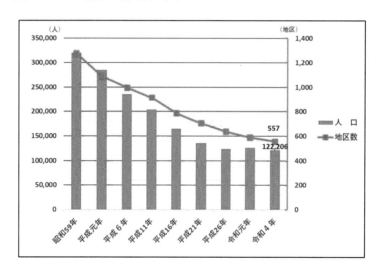

出所： 厚生労働省　令和4年度無医地区等及び無歯科医地区等調査

要な地区と各都道府県知事が判断し、厚生労働大臣に協議し適当と認めた地区」とされ、無医地区に該当しなくなった地区が準無医地区に指定される事例が多いため、増加傾向にある。

1.3.2. へき地医療体制

へき地における医療体制の整備は、厚生労働省の「へき地保健医療計画」に基づいて進められてきた。同計画は1956年から11次にわたって策定され、それに基づき各道府県が診療所の設置や病院による支援等の対策に取り組んでいる。2018年度からは、「へき地保健医療計画」は都道府県の「医療計画」に統合され、へき地の医療は、各都道府県が取り組む5疾病・5事業等のひとつとして、一体的に取り組まれることになった。

図表 1-28　5疾病・5事業

5疾病	がん、脳卒中、急性心筋梗塞、糖尿病、精神疾患
5事業※	救急医療、災害時における医療、へき地の医療、周産期医療、小児救急医療を含む小児医療（その他）

※ 5事業は、第8次医療計画（2024～2030年度）から 「新興感染症拡大時の医療」が追加され6事業になる。

へき地保健医療計画における過疎地区の医療は、無医地区等に配置される「へき地診療所」、へき地診療所を支援する「へき地医療拠点病院」、都道府県に設置され、へき地医療の総合調整・企画立案を行う「へき地医療支援機構」の3段階の体系により支えられている。都道府県によっては、そもそもへき地がない、独自の組織があるといった理由で、へき地医療支援機構を置いていない地域もあるが、岐阜県、愛知県には設置されている。

図表 1-29　へき地の医療を支える体系

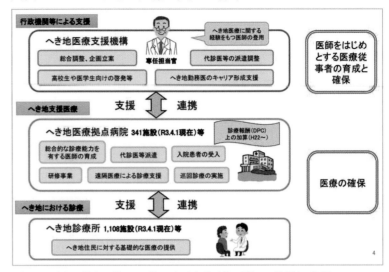

出所：厚生労働省　第11回第8次医療計画等に関する検討会 資料　2022.7.27

組織名	業務内容
へき地医療支援機構	2011年の第9次へき地保健医療計画で都道府県に設置されることになった、へき地医療支援事業の企画・調整を担う組織であり、へき地での診療経験を有する医師が担当官となって業務に当たっている。へき地診療所に対する代診医等の派遣調整、ドクタープールの運営、へき地勤務医師のキャリア形成支援等を行う。
へき地医療拠点病院	都道府県知事が指定し、無医地区等への巡回診療、へき地診療所への代診医派遣、へき地医療従事者に対する研修、遠隔診療支援等の診療支援事業等を行いながら、へき地地域からの入院患者の受け入れ等を行う病院。過疎地域の中核病院であることが多く、救急医療、専門医療を担いつつへき地の支援も行うといった幅広い役割が求められる。近年、医師や診療科の偏在の余波を受け、へき地医療拠点病院においても医師不足が問題となっている。
へき地診療所	無医地区および無医地区に準ずる地区に設置される診療所で、地方自治体、日赤、済生会、医療法人、学校法人等が運営主体となっている。その多くは医師1人、看護師数人、事務員数人で運営されており、過酷な勤務実態、日常生活の不自由さ、最新の医療を勉強する機会が少ないといったような問題を抱えている。

1.3.3. へき地医療の特徴

　都市部や平地における医療とは異なり、その地理的な状況やコミュニティーのあり方により、へき地医療は一般に以下のような特徴が見られる。

・へき地診療所に勤務する医師は通常1人（あるいは少数）であり対応範囲が広い。臓器専門分野に特化するよりは、保健や福祉、介護までを包括した幅広いケアを提供できる、総合診療医としての活躍が期待される。
・高度で専門的な医療設備が整っていない診療所もあり、病院との連携が重要となる。
・交通アクセスが悪く、遠方の三次救急病院への緊急搬送にヘリコプターを利用する場合がある。
・さらに人口が少ない地域では、診察日を限定した出張診療所や巡回診療車などによる診療が行われる場合がある。
・住民同士の「顔の見える関係」が、地域包括ケアシステムの運営や多職種連携を円滑にする場合があ

る。
・診療やカンファレンスに用いる遠隔医療支援システム導入のメリットは大きいものの、高齢の患者では対応が難しいことも指摘されている。

遠隔医療支援システム（4.2.6.参照）の導入により、D to P with Nによる巡回診療・医師派遣の代替や、D to P with Dによる、へき地における専門性の高い医療の提供などが可能になるため、一部のへき地医療機関では、医療アクセスの不便さを、遠隔医療支援システムなどにより補う取組みが行われている。厚生労働省の「へき地医療拠点病院およびへき地診療所における遠隔医療に関する調査報告」によれば、全国のへき地診療所の18.4%で何らかのオンライン診療が、9.9%で遠隔画像診断が利用されている（2021年）。

図表 1-30　へき地における遠隔医療支援システムの利用

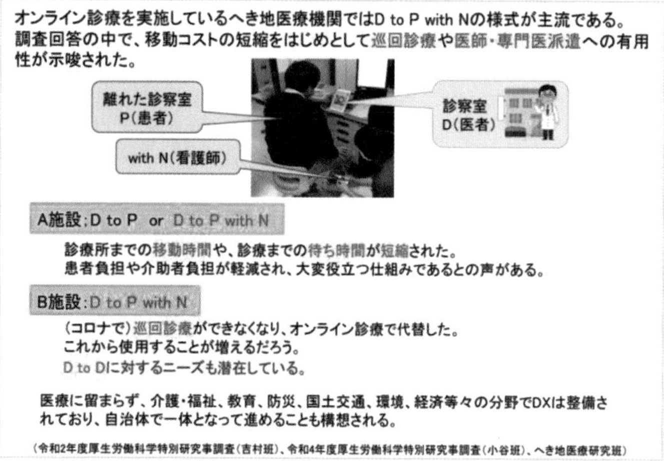

出所：厚生労働省　へき地医療拠点病院およびへき地診療所における遠隔医療に関する調査報告（2021）

次ページからは、離島における医療について、佐久島診療所（愛知県西尾市）の酒井貴央院長へのインタビュー、および都会においても医療へのアクセスが困難な地域が増えつつある状況などについて、医療法人社団めぐみ会（東京都多摩市）の田村豊理事長へのインタビューを掲載する。なお、山間部のへき地診療所（南高山地域医療センター）へのインタビューは、4.1.1.を参照いただきたい。

参考文献

1　小谷和彦. “へき地医療に従事する医師”. 地域医療白書 第5号, 随想舎（2023）, p.38-46.
2　小谷和彦. “地域医療の現状分析”. 地域医療学入門, 診断と治療舎（2019）, p.24-25.
3　へき地ネット. 地域医療振興協会.
https://www.hekichi.net/about/medical
4　厚生労働省. “第8次医療計画に向けて（へき地の医療）”. 2022.7.27.
https://www.mhlw.go.jp/content/10800000/000969391.pdf
5　厚生労働省. “5疾病・5事業について“. 2022.7.27.
https://www.mhlw.go.jp/content/10800000/001178393.pdf
6　厚生労働省. 令和4年度無医地区等及び無歯科医地区等調査.
https://www.mhlw.go.jp/content/10802000/001125504.pdf
7　厚生労働省. へき地医療拠点病院およびへき地診療所における遠隔医療に関する調査報告（2021）.
https://www.mhlw.go.jp/stf/newpage_20900.html
8　厚生労働省. 第11回第8次医療計画等に関する検討会 資料. 2022.7.27.
https://www.mhlw.go.jp/stf/newpage_27077.html

島民に寄り添い、本土と遜色ない医療を提供

佐久島診療所（愛知県西尾市）

佐久島は、三河湾に浮かぶ面積173ha（東京ディズニーランドの約3.5倍）の離島である。島の80%以上が里山で、全域が三河湾国定公園に含まれる。島には信号機もコンビニもなく、人口は196人、うち65歳以上が108人と高齢化が進んでいる（2020年4月現在）。佐久島では、西尾市直営のへき地診療所が国及び県の助成を受けて運営されており、県から派遣された自治医科大学卒の医師が、週4日の診療・往診を行っている。

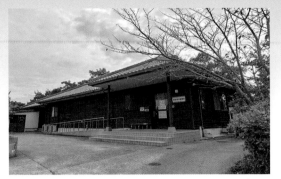

佐久島診療所

愛知県には、佐久島、篠島、日間賀島の3島にへき地診療所が開設されている。その中でも、最も人口規模が小さい佐久島診療所の酒井貴央院長にお話を伺った。　　　　　（聞き手　主任研究員　小島一憲）

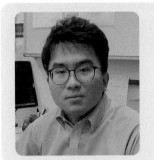

佐久島診療所 院長　酒井貴央 先生

愛知県出身。自治医科大学卒業。
日本専門医機構認定整形外科専門医。介護支援専門員（ケアマネージャー）の資格を有する。
愛知県保健医療局職員

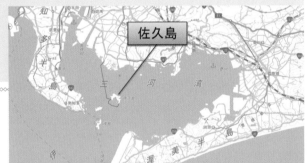

佐久島は三河湾に浮かぶ離島　　出所：地理院地図（筆者加工）

佐久島診療所を訪れる患者

どのような患者さんが来院されますか。

夏場の観光シーズンは、海水浴やサイクリングなどの観光客がケガで来院するケースが多いのですが、シーズンオフは地元の高齢の方がほとんどです。ケガ、熱中症、風邪などの軽傷から、本土の病院への搬送や紹介が必要なケースまで幅広く、総合診療の実践の場という感じです。

交通の便に難あり

佐久島から本土の病院へ通うことはできますか。

佐久島から本土へは、1日7往復の定期船が運行されていますが、本土の港から病院への移動にも時間がかかり、日帰りで通院するのは大変です。このため病気が重くなると、佐久島では暮らせなくなってしまう可能性が高まります。

救急の患者さんの場合、本土の病院までの搬送に、どうしても90分はかかってしまいます。そこで、島で起こった救急事案の重症度によって、医師の判断でドクターヘリが出動し、最寄りの三次救急病院まで搬送が行われます。搬送頻度は年に数回程度であり、台風などで気象状況が悪いときは船もヘリも利用できないため、天候の回復を待つことになります。

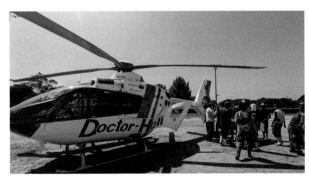

写真：離島の救急医療を支えるドクターヘリ

人手不足とタイムラグ

離島での医療で不便な点はありますか。

まずは人手が少ないこと。医師、看護師、事務員各1名体制で余裕がありません。そして、薬などいろいろと必要なものがすぐには手に入らないこと。本土だと頼めば午後に届くのに、島だと翌日とか、下手をしたら翌週になってしまうため、あらかじめ準備しておくことが重要です。血液検査などの結果が出るのも翌日になるため、本土での医療と比べるとタイムラグが生じます。

島民に寄り添う計画的な医療

本土の外来とはどんな点が異なりますか。

この診療所は佐久島唯一の医療機関です。本土の病院だったら「とりあえず様子をみる」というケースでも、離島だと「計画的に様子をみる」必要があります。島にはバスもタクシーも走っていないため、天気が悪いと、診療所まで歩いてくるだけでも高齢者にとっては大変なことなのです。ここでは患者さんの居住地や家庭事情、交通手段、天候まで考慮して治療スケジュールを考えます。天候などのために来院が難しいときは、こちらから往診に行くこともあります。医師が患者さんの背景を全て把握しているので、いろいろな問題が解決でき、結果として、本土と遜色ない水準の医療が提供できていると思います。

医師として勉強になることも多く、患者さんのニーズに応える力がついたと感じています。

今後はオンライン診療にも期待

オンライン診療について、どう思われますか。

今後は人口も減っていくため、医師の派遣日数の減少を補う形で普及していくと思います。離島へは診療看護師が週3回ほど来て本土の医師とオンラインでつなぐ、医師が島に来るのは週2回の午前のみ、といったような運用が可能になるでしょう。人口減少で、1日に対応する患者数が非常に少ない診療所も今後増えてきます。オンライン診療を利用すれば、一人の医師が複数の診療所で効率的に診察できるため、限られた医療資源を有効に活用できます。

DXの意外なメリット

「電子@連絡帳」を利用し、多職種の連携を取っていると伺いました。

島内に介護保険事業所がないため、医療従事者と介護従事者との情報の共有や連携が難しいという課題がありました。また、介護スタッフも高齢化が進んでおり、電話では声が聞こえにくいとか、指示を忘れてしまうといったことが起こりがちでした。電子@連絡帳を使えば、文字ベースで連絡を取り合う

電子@連絡帳サービス

名古屋大学医学部附属病院 先端医療開発部先端医療・臨床研究支援センターとIIJが共同研究でサービス化した、医療・福祉・介護・行政など、地域のくらしを支える専門職をつなぐ「多職種連携プラットフォーム」。医師、訪問看護師、ケアマネージャーなど異なる職種間のコミュニケーション、退院時の患者情報の共有、オンラインカンファレンスなどに利用されている。愛知県内の49市町村は、2023年 10月に「電子@連絡帳」に関する広域連携協定書を締結し、在宅医療介護の広域連携を推進している。(IIJ、西尾市HPより)

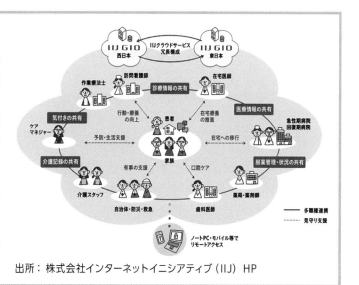

出所：株式会社インターネットイニシアティブ (IIJ) HP

ことができるため、高齢のスタッフでも聞き間違いや失念によるミスが減りました。離島でもこのようなサービスを活用することで、医療・介護の専門職によるインタープロフェッショナルワーク（複数の専門職間の連携・協働）のもと、より良いチームワークで効率的に業務を行うことができます。

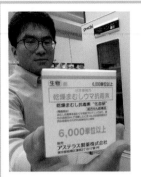

島にはまむしが出る。まむしに噛まれた場合、迅速に処置をしないと命にかかわる場合もあるため、診療所には治療薬が常備されている。安全・安心な地域生活のための備えと言える。

看取りは本土で

看取りはありますか。

診療所は24時間対応ではないため、看取られる前に本土の施設に行く人がほとんどです。看取りができるような体制を離島において構築することは診療所単独では難しいですが、住民による地域づくりの中で、島で亡くなることを選択したいという住民の声が高まれば、準備する必要があると考えています。

課題は地域活性化

地域の医療を持続可能なものにするためには何が必要でしょうか。

医療や介護だけに注目するのではなく、住民が佐久島の地域づくりにおいて、佐久島で新規事業に挑戦したいと考える島外の若者を応援するなどして、地域そのものを若返らせていくことが、結果的に島の医療介護サービスを維持していくことにつながると思います。

そこでクラウドファンディングにより、地域を支援することを検討しています。地域の繋がりを強化する

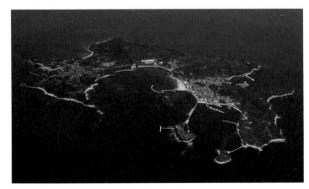

自然豊かな佐久島　出所：佐久島公式サイト

ため、地域づくりに興味のある人に出資してもらい、その返礼品を「佐久島外部サポーター参加券」のような形にして、地域振興に参加してもらうという構想です。地域の繋がりの中に入り込んで、安定的なビジネスを行うスキルを磨きたい人と、地域を盛り上げたいと考える地元の人をマッチングすることでお互いのニーズを満たし合い、結果として島全体が活性化されます。持続可能な医療は、持続可能な地域があってこそだと思います。

望ましい地域社会の姿

医療は、何を目指すべきなのでしょうか。

私たちは、患者さんを「病気中心」の視点で考えがちです。医療は「治すチーム」として、介護・福祉は「支えるチーム」として患者さんに関わっていますが、医療は症状に対処することを目指しており、介護・福祉は、患者さんが自宅に帰っても、食事やトイレ、風呂、買い物など日常生活ができるように、在宅での生活を支援することを目指しています。「病気中心」の視点で考えると、これらは「病院から自宅へ帰ること」を目的とする「退院支援」になります。

しかし、本来私たちが目指すべきもの、真の目的は「退院」ではなく「社会へ帰ること」、つまり患者さんが病院での生活から社会へ帰り、地域社会との繋がりのなかで、再び生き生きとした生活を取り戻すことでしょう。そこで重要になってくるのが、家族・友人・農協・食堂・カフェ・スーパーなど地域社会の人々による「見つける・見守るチーム」の役割です。

「病気中心」の視点を「生活中心」の視点に拡大し、自宅へ帰った患者さんが社会に安心して帰る

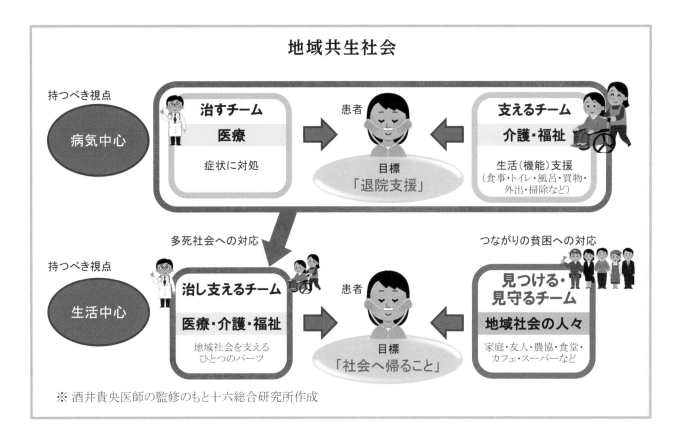

地域共生社会

※ 酒井貴央医師の監修のもと十六総合研究所作成

ことができるよう、患者さんと社会との繋がりを充実させていくために、私たちが「見つける・見守るチーム」の一員として、積極的に関わっていくことが大切です。

「見守る」はよいとして、「見つける」とはどのような意味か。医療や介護・福祉に関わる人は、いつも患者さんを見ているわけではなく、病気や介護といったニーズが生じてから関係が始まります。一方、家族・友人・農協・食堂・カフェ・スーパーといった日常生活で繋がっている人は、患者さんの日常を見ています。隣人の小さな異変を見逃さず「あなた、ちょっと調子悪そうだ。診療所に行こう」と勧める、地域で病気に詳しい人を育て「こうするともっと健康になれるよ」といった情報を広める、こうした地域社会の人々の小さな活動が、住民の健康維持に大きな役割を果たしています。

佐久島を例に上の図（地域共生社会）に基づいて分析すると、佐久島は「見つける・見守るチーム」の力が強く、また診療所があるため「治すチーム」の力も十分ですが、島内に介護事業所がないなど「支えるチーム」の力が不足しています。最近は高齢化により「見つける・見守るチーム」の力も低下してきており、見守りセンサーなどのインターネットテクノロジーの活用も、検討が必要になってきています。図を見ながら現状を分析すれば、その地域ではどのチームの力が弱いかがわかるため、そこを補強していく事で「社会へ帰る」という目標達成が促進されると考えます。地域ごとに、この「地域共生社会の4マトリックス分析」を行うことで、地域の課題を簡単に明確にすることができるでしょう。

人口が減少し社会構造が大きく変わりつつある今、私たちは上の図の「生活中心」の視点を共有する必要があります。たとえば医療に携わる人は、治療が終わった後、患者さんが地域社会でどのような生活を送るかまで考えて治療方針を立てるべきです。その人の生活環境や、「支えるチーム」「見つける・見守るチーム」の充実度により、ベストな治療が変わってきますし、その方が医療費を効率よく使えるでしょう。そして何より、退院後の患者さんが、最も幸せな形で社会へ帰ることに繋がるからです。

都市住民の医療ニーズに応える 大型クリニック

医療法人社団 めぐみ会（東京都多摩市）

　東京近郊の多摩ニュータウンをはじめ、杉並、自由が丘などで、大型のクリニックを複数展開している。その多くが土曜・日曜・祝日の診療を行うこと、ニュータウンにおける在宅医療にも力を入れていること、約100名の専門医による大病院並みの診療体制を整えていることなどが特徴であり、「かかりつけ医」としての役割と、「総合病院の専門外来」のような役割を併せ持つ、ユニークな形態の医療機関である。

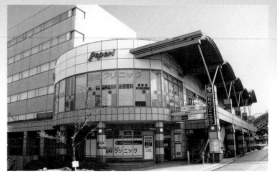
田村クリニック

　東京のような都市部においても、人口動態や地理的・歴史的背景に起因する地域特有の医療問題が存在する。都市部は医療資源が豊かである分、患者が要求する医療サービスの水準も高くなりがちであり、人口減少地とは異なるニーズに対応していくことに迫られている。　　　　　　　　　　（聞き手　主任研究員　小島一憲）

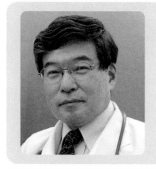

医療法人社団めぐみ会 理事長　田村豊 先生

静岡県生まれ。京都大学法学部を卒業後、石油会社で2年間の会社員生活を送る。会社を辞した後、岐阜大学医学部に入学。1989年に同大学を卒業後、三井記念病院、国立がん研究センター、徳洲会病院、新東京病院において内科、特に消化器内科領域の診療に従事。1994年、田村クリニックを多摩センター駅近く（東京都・多摩市）に開業。以降、都内に複数のクリニックを展開。2012年〜2022年には一般社団法人多摩市医師会会長を務める。
専門領域:内科・消化器内科、日本医師会認定産業医

大型の総合型クリニック（診療所）

クリニックと聞くと小規模な医療機関を思い浮かべますが、どのような様子でしょうか。

　私どものクリニックには、15〜20の診療室があり、1日で400人前後、多い時には500人を超える患者さんが来院されます。診療科は呼吸器内科、消化器内科、循環器内科、糖尿病内科など細分化されており、それぞれに複数の医師が在籍しています。MRIなど高度な検査機器も揃っており、一言で言えば、「総合病院の専門外来」を、ごっそり持ってきたような感じです。

チーム（組織）で総合診療を実現

なぜ、そのようなクリニックを作ったのですか。

　町にコンビニがひとつあれば、大体の買い物が済んでしまうように、地域に一人、さまざまな病気を診ることができる総合診療医がいれば、患者の満足度は高まるという意見もあります。しかし私は、この地域に住む患者さんの多くは、「自分の病気はできれば専門医に診てもらいたい」と願っていると考え、さまざまな分野の専門医がクリニックに集まり、1つのチームとして「総合診療医」の、また「かかりつけ医」の機能を果たすことができる、大型クリニックを作りました。

医療モールのようなイメージでしょうか。

　個人のクリニックが集まる医療モールも、それなりに便利ですが、それぞれは独立したクリニックなので、横の連携は弱いかもしれません。総合型クリニックでは、医師や診療科をまたいでカルテが共有されるため、自分の主治医がいないタイミングで来院しても別の医師が対応しますし、自分がかかっている診療科以外の病気の疑いが突発的に生じた場合も、隣の診療室で診察している別の診療科の医師に、その場で繋ぐことが可能です。手術や入院が必要な患者さんを診た場合は、大学病院から非常勤で来てくれている医師にその場でバトンタッチし、その医師がそのまま大学病院で治療を継続するなど、スムーズな病診連携が行われています。

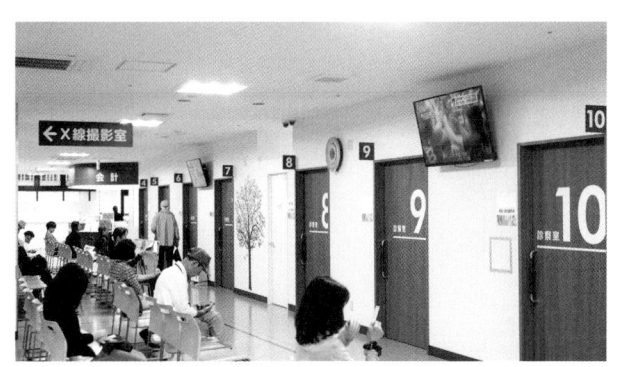
写真：18の診察室が並ぶ、めぐみ会 南大沢メディカルプラザ

大都会の無医地区

都会は地方より医療に恵まれていると思いますか。

多摩市は東京のベッドタウンで、駅前はとても賑やかですが、郊外には多摩ニュータウンという、住民の高齢化が急速に進む巨大団地があります。日本の高度経済成長を支えた世代が多数入居しているため、後期高齢者の比率が高く、歩いて通院するのが大変な人も増えています。

団地には商店街があり、八百屋や床屋などに並んで小さなクリニックが入居し、コミュニティの医療ニーズに応えてきました。ところが、そこに勤める医師が高齢化で引退していくのに対し、若い医師がそれを継ぐということはないため、クリニックの廃業に伴い、医療の空白地帯ができてしまうという問題が顕在化してきました。人口14万人、クリニックの数は100を数える医療密度が高い多摩市においても、巨大団地では医療へのアクセスが困難な、へき地の無医村に近い状況が生じているのです。

私はクリニック開設当初から訪問診療に注力してきており、多くの医師が午前中外来を担当し、午後は訪問診療に出ています。また、訪問看護ステーションも設置するなど、在宅医療全般に力を入れているのですが、増加し続ける高齢者の前では限界を感じています。多摩市の医師会会長も長く勤めてきましたが、医師会や自治体だけの力では、なかなか対応が困難な問題です。

世代間のギャップ

今の若い先生はドライだという話を聞きます。

我々の世代には、「医師たるものは、自分の楽しみを後回しにしてでも患者の求めに応じていくべき」と考え、また、ある意味で自己犠牲的な医師としてのあり方に、誇りや「やりがい」を感じる医師が多くいましたが、今の若い人は「自分の時間を大切にしたい」と思っており、休みを削ってまで働こうという発想が希薄な人もいます。しかし、時代の要請に応えられるような医療は進めていかなければなりません。このため、若い人の基本的な考え方を尊重しながらも、医療機関で働くことに、誇りや「やりがい」を感じてもらえるような環境が実現できるよう考え、勤務シフトや給与体系などいろいろと工夫しています。

医療はサービス業
地域医療の新しいモデル

今の医療には何が求められていると思いますか。

自分が医者になりたての頃は、往診に行くだけでも喜んでもらえましたが、今は一定の水準以上の医療が提供されるのが当たり前とされる時代であり、患者さんの要求するレベルは日増しに厳しくなっています。日本の国が平和で、生活水準が上がり、権利意識も強くなってきている中で、患者さんに評価してもらえる医療を、提供し続けていかなければならないと感じています。

その答えが、大型クリニックなのですね。

以前から、医療もサービス業なので、患者さんのニーズをいち早く察知して、それに合わせて業態を変えていく必要があると考えていました。家電販売業に例えるなら、昔は個人の電気屋さんが至る所にありましたが、今は家電量販店が主流になりました。携帯電話を買う場合も、専門知識のある販売員の説明を聞きながら、ずらりと並んだ多くの機種から選ぶことができますし、他のフロアに行けば、テレビでも冷蔵庫でも何でも揃っていて、消費者のさまざまなニーズに応えられます。

大型クリニックは、便利な家電量販店の医療版のようなものであり、この地域の患者さんのニーズにマッチした、医療提供における新しい形態です。現在、医療機関の形態は、それなりの規模がある病院と小規

模な診療所の2種類しかないため、大型クリニックは、両方の強みを兼ね備える第3の形態、地域医療の新しいモデルになると考えています。

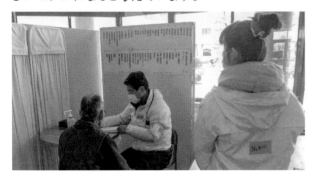

写真：東日本大震災では被災地での医療支援に駆けつけた。

医師偏在問題へのアプローチ

東京都にも、奥多摩町や離島など、地方と同じ過疎化の問題を抱える地域もあると伺いました。

都市部の大型クリニックから、過疎地域に医師を派遣することにより、医師の偏在問題を緩和できるのではないかと考えています。たとえば、当院のように多くの医師が所属する医療機関が、地域に医師を派遣している大学などと連携して、運営が厳しいへき地の診療所に医師をローテーションで派遣するという方法です。

過疎地域では、1人の医師が身を粉にして住民の健康を守っている診療所が沢山ありますが、医師1人では限界があります。一方で、都会で勤務しながら、ときどきなら過疎地に支援に行ってもよいと考える医師もいます。大型クリニックなら、そうした医師を定期的に過疎地へ派遣し、現地の医師とチームを組むことで、へき地医療を支えていくことも可能です。

へき地に勤務する一部の医師だけに負担がかかりすぎないよう、チームの力で、地域における医師偏在問題の是正にも取り組んでいきたいと考えています。

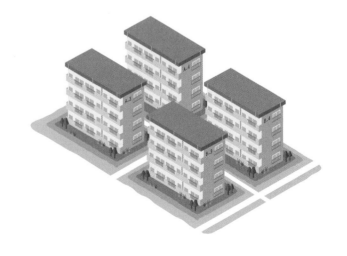

1.4. 救急医療

1.4.1. 救急医療の現状

全国の救急出動件数および救急搬送人員数は、直近は新型コロナの影響で若干減少しているものの、年々増加傾向にある（図表 1-31）。

令和4年（2022年）中における救急自動車による救急出動件数は約723万件、搬送人員は約622万人（速報値）と、いずれも集計開始以来最多となった。平均すると、約4.4秒に1回の割合で救急隊が出動し、国民の20人に1人が搬送されたことになる。

年齢別に搬送人員の内訳を見ると、65歳以下は減少する一方、高齢者、特に75歳以上の後期高齢者の搬送人員が増加しており、65歳以上の高齢者が全体に占める割合は6割を超えている（図表 1-32）。

図表 1-33 は、平成22年（2010年）と令和2年（2020年）との救急搬送人員の比較であるが、小児や成人に比べ、高齢者では中等症や重症、死亡が多く、いずれも10年前に比べて増加している。高齢者の中等症での搬送が約169万人と最も多いが、3週間より短い入院加療は、たとえ病状が重くても中等症に分類されてしまうため、医療機関にかかる負荷は、データの見た目の印象よりは重いと考えるべきだろう。一方で、全体の約半数（241万人）は軽傷患者であり、本来救急車を呼ぶ必要がないケースも相当数含まれていると考えられる。

今後も高齢化のさらなる進行、特に後期高齢者の増加により、救急出動件数、搬送人員数の増加が見込まれており、特に、医療体制が脆弱な人口減少が進む地域での救急医療のひっ迫が懸念される。

図表 1-31　救急自動車による救急出動件数及び搬送人員の推移

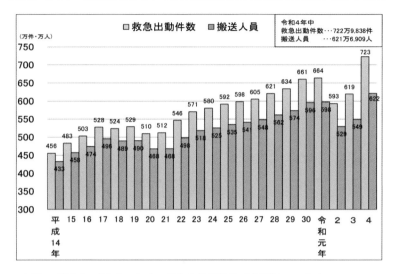

出所：　総務省　「令和4年中の救急出動件数等（速報値）」の公表

図表 1-32　年齢区分別搬送人員構成比率の推移

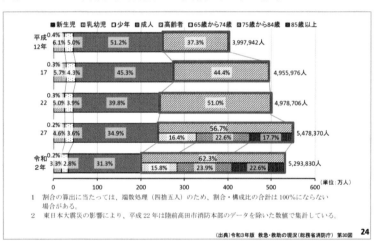

出所：　中央社会保険医療協議会　総会（第545回）資料 2023.5.17

図表 1-33　救急搬送人員の比較（年齢・重症度別）

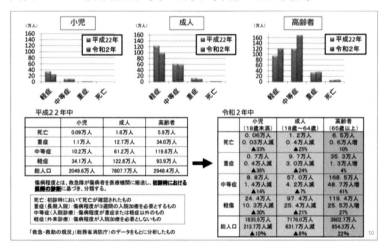

出所：　第11回第8次医療計画等に関する検討会 資料 2022.7.27

1.4.2. 救急医療の仕組み

　日本の救急医療体制は、対象とする患者の重症度、緊急度によって初期（一次）救急、二次救急、三次救急の3つの段階で構成されている。

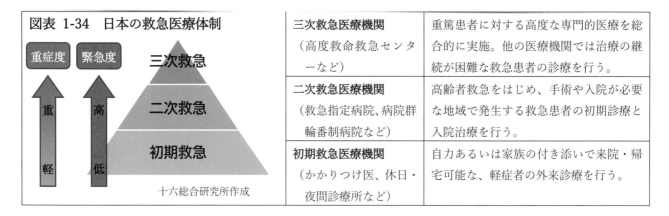

図表 1-34　日本の救急医療体制

三次救急医療機関 （高度救命救急センターなど）	重篤患者に対する高度な専門的医療を総合的に実施。他の医療機関では治療の継続が困難な救急患者の診療を行う。
二次救急医療機関 （救急指定病院、病院群輪番制病院など）	高齢者救急をはじめ、手術や入院が必要な地域で発生する救急患者の初期診療と入院治療を行う。
初期救急医療機関 （かかりつけ医、休日・夜間診療所など）	自力あるいは家族の付き添いで来院・帰宅可能な、軽症者の外来診療を行う。

十六総合研究所作成

　地域の安全安心な救急医療体制を維持していくために、人員と設備を整えた24時間・365日体制で受け入れを行う地域密着の二次救急医療機関、および重篤な救急患者も受け入れる三次救急医療機関が、中でも重要な役割を担っている。

　しかし、二次救急医療機関および三次救急医療機関においては、救急搬送の受入件数において医療機関間の偏りが大きいことや、軽症あるいは中等症の単身や要介護高齢者が救急医療機関

図表 1-35　救急医療機関の役割

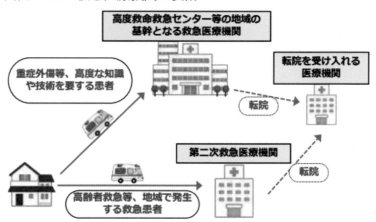

出所：　中央社会保険医療協議会　総会（第545回）資料 2023.5.17

に入院し、転院や退院調整が滞るなどの「出口問題」の存在が指摘されている。増加する高齢者の救急搬送に対応していくためにも、地域における救急医療機関の役割を明確にするとともに、症状が回復しリハビリ期に移行した患者の転院を促進していくことも重要である。

1.4.3. 救急医療の課題

　日本では救急車を利用すること自体は無料であるが、諸外国では有料となっている国も少なくなく、救急車の有料化を支持している医師もいる。救急車の有料化により、軽症で自ら病院へ行けるにもかかわらず救急要請が行われるような例が減り、救急車の適正な利用が促される期待が持てる反面、生活困窮者が救急車の出動要請を躊躇することで、経済力による医療格差が広がることも懸念されるため、さまざまな角度から慎重な議論が必要である。

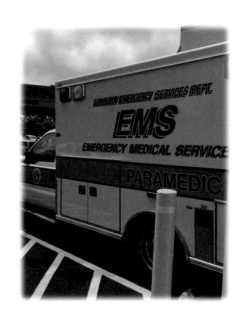

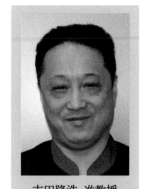

岐阜大学医学部附属病院高次救命治療センターの吉田隆浩准教授は、日本の救急医療をより良いものにするために、以下の3点を指摘する。

一つ目は医療機関の集約化を推進することである。医師の地域、診療科による偏在については既述の通りであるが、救急科も医師が不足している代表的な診療科のひとつであり、地方にいくほど夜間や休日における医療人材、特に専門医の確保が難しくなっている。特定の医師に負担がかかれば、医療の質にも影響しかねない。救急に関しては、各地でバラバラに小規模な施設をつくるより、大きなセンターに医師も含めた医療資源を集中させた方が救命できる確率も上がると言う。そのためには高速道路網の整備やドクターヘリ・ドクターカーの導入など、三次救急医療機関までの搬送時間を短くする施策が欠かせない。

吉田隆浩 准教授

二つ目は救急車の適正利用である。蚊に刺された、微熱が出た、酒で酔って動けないといった、安易な理由で救急車を呼ぶ人がいまだに後を絶たないと言う。軽症か重症かの判断は難しい場合もあるが、救急車を呼ぶ前に自治体などの電話相談窓口を利用する、自分で移動できるならタクシーを利用するなど、適正な救急医療の運営のために、住民の自発的な行動が望まれる。

安易に救急車を呼んでしまう理由のひとつに、地方の公共交通機関が脆弱なことが挙げられる。高齢で運転免許を返納した人や、経済的な事情で自家用車を持てない家庭などを対象に、病院までの交通手段の整備や民間タクシー等利用時の助成制度を設けることは検討に値する。

三つ目は人生会議（ACP）の普及である。人生会議については 5.1.4 で詳述するが、搬送先はもとより救急要請を受け駆け付けた先で、意識がなく死に瀕している末期がんの患者を前に、延命処置を施すか否かなどで家族同士の意見がぶつかっているケースに遭遇することがあると言う。最期をどう看取られたいかという患者や家族の希望を家族や周囲が共有できていれば、救急隊を要請するか否かを含めて、方針が決まらぬまま時間を無駄にするようなことも防げるだろう。そもそも自宅で安らかな死を望んでいた人の場合、臨終に際して救急車を呼ぶ必要はないのだが、救急車を呼ばれると、「命を救うこと」が仕事である医師や救急隊は、病院への搬送や緊急処置をせざるを得なくなってしまう。

最期の瞬間まで延命処置をしてほしい人、人工呼吸器はつけてほしくない人、臓器移植に利用してほしい人など、希望する最期の迎え方は人によってまちまちである。人が亡くなるとはどういうことなのか、家族を失うとはどういうことなのか、生きているうちに何処でどのような生き方をしたいのか、最期はどう看取られたいのか、こうした患者の考え方や価値観を、家族や周囲の人々と共有していくことが人生会議（ACP）であり、患者本人や残された家族の幸せや満足のためだけではなく、限られた医療資源を有効に利用することにも繋がるため、より一般に普及していくことが望まれる。

参考文献

1　総務省. "「令和 4 年中の救急出動件数等（速報値）」の公表". 2023.3.31.
　　https://www.fdma.go.jp/pressrelease/houdou/items/230331_kyuuki_1.pdf
2　厚生労働省. 中央社会保険医療協議会 総会（第 545 回）資料. 2023.5.17.
　　https://www.mhlw.go.jp/stf/shingi2/0000212500_00186.html
3　厚生労働省. 第 11 回第 8 次医療計画等に関する検討会 資料. 2022.7.27.
　　https://www.mhlw.go.jp/stf/newpage_27077.html

岐阜県のドクターヘリ

　ドクターヘリは、救急医療用の医療機器を装備し、医師および看護師等が同乗して救急現場等に向かう専用ヘリコプターであり、2024年2月現在、全国47都道府県に57機が配備されている（認定NPO法人救急ヘリ病院ネットワークによる）。消防機関の要請から概ね5分程度で出動することができるため、治療の早期開始や、医療機関への搬送時間短縮に役立っている。

　岐阜県の場合、1機が岐阜大学医学部附属病院を基地病院として運航されており、その出動回数は年間約500件にのぼる。うち263件が現場救急、106件が病院間搬送を目的としたものであり、医療圏別にみると中濃への出動が190件と最多で、東濃（108件）、飛騨（89件）が続く。機体の点検期間などにも、複数機を入れ替えながら、常に1機が運用できる体制を維持している。

　富山県ドクターヘリとは共同運航を行っており、岐阜県ドクターヘリへの出動要請が重複した場合に、岐阜大学医学部附属病院から遠方にある飛騨地域北部（高山市、飛騨市および白川村）へは、富山県ドクターヘリが出動しバックアップすることで、飛騨地域北部における救急医療提供体制の充実を図っている（2021年度の出動実績は17件）。また2016年からは、飛騨市および白川村のドクターヘリ要請事案については、原則富山県ドクターヘリの活用を優先する運用となっている。

　また、福井県とは相互応援運航を行っており、緊急に高度救急医療を要する患者が発生し、かつ自県ドクターヘリによる出動ができない場合に、福井県ドクターヘリが岐阜県郡上市へ、岐阜県ドクターヘリが福井県大野市和泉地区へ応援運航を行う体制を整えている。

　このように、ドクターヘリの運行において近隣都道府県が協力することにより、限られた医療資源を効率的に利活用できるだけでなく、患者の迅速な搬送や治療開始が可能となり、救急患者の救命率向上も期待される。

図表 1-36　岐阜県のドクターヘリ出動件数

出動区分毎件数　　　　　　　　　　　　　　　　　　　　（令和4年4月1日～令和5年3月31日）

区分	件数	要請機関
現場救急	263	岐阜消防 16、高山消防 10、多治見消防 1、中津川消防 12、瑞浪消防 12、羽島市消防 1、恵那消防 23、土岐消防 5、各務原消防 23、郡上消防 48、下呂消防 26、海津消防 3、揖斐消防 17、可茂消防 48、中濃消防 18
病院間搬送	106	岐阜消防 1高山消防 24多治見消防 2、恵那消防 11、郡上消防 24、下呂消防 20、揖斐消防 1、可茂消防 14、中濃消防 8、その他消防本部 1
キャンセル（出動後）	111	岐阜消防 6高山消防 3、中津川消防 5、瑞浪消防 9、羽島市消防 1、恵那消防 20、土岐消防 8、各務原消防 9、飛騨消防 1、郡上消防 14、下呂消防 5、海津消防 6、揖斐消防 8、可茂消防 8、中濃消防 8
出動件数	480	

出所：　岐阜県HP

写真：　岐阜県HP
協力：　セントラルヘリコプターサービス株式会社

1.5. 地域医療を支える体制

1.5.1. 行政の役割と医療関連法規

　日本の医療制度は、国（厚生労働省）、都道府県、市町村の三者の連携により運営されている。国は全国的に統一して進めるべき全体の方針を定め、各都道府県は地域の事情を加味した上で包括的な医療計画や基本方針を策定し、各市町村は住民を念頭に細やかな医療サービスを提供している。

国	日本の医療は厚生労働省が所管しており、医療制度の全体的な枠組みを決定している。医療法や医師法などの法律の制定、医療研究の推進や技術開発の支援、医療機関の設立や運営に関する基準の設定などを行う。
都道府県	都道府県は、国の方針を地域に適用する役割を果たす。都道府県単位での医療計画の制定のほか、都道府県医療費適正化計画の作成、自治体病院・診療所の開設・増床などの認可、保険医療機関に対する指導・監査などを行っている。
市町村	市町村は、国民健康保険に関する事務、健康増進事業や身近な医療体制の確保を担当している。保健所や地域医療センターなどを運営し、予防接種や健康診断、在宅医療など、地域住民に密着したサービスを提供している。

　国により定められた医療関連の法規として、医療法と医師法が存在する。

医療法	医療法は、患者の利益の保護と良質かつ適切な医療を効率的に提供する体制を確保し、国民の健康の保持に寄与することを目的とした法律で、病院、診療所など医療提供施設の開設、管理、整備などについて定めている。 　医療法における「病院」の定義は、20人以上の患者を入院させるための施設を有するもの、「診療所」の定義は、患者を入院させるための施設を有しないものまたは19人以下の患者を入院させるための施設を有するものとなっている。
医師法	医師法では、「医師は、医療及び保健指導を掌ることにより公衆衛生の向上及び増進に寄与し、もつて国民の健康な生活を確保すること」とされ、医師の資格や業務について定めている。 　医師法第19条に、いわゆる「医師の応召義務」が規定されており、診療に従事する医師は、正当な事由がなければ患者からの診療の求めを拒んではならないとされている。時間外労働時間の規制強化を含む働き方改革関連法が2019年4月から順次施行されているが、医師については医師法で定められた応召義務があることなどを理由に、その適用が5年間猶予され、2024年度からの適用となっている。

1.5.2. 医療計画

医療計画とは、医療法（第30条）に基づき、都道府県が国の定める基本方針に即して、地域の実情に応じた適正な医療提供体制の確保を図るために策定する計画である。医療資源の地域的偏在の是正と医療施設の連携を推進するため、昭和60年（1985年）の医療法改正により導入され、二次医療圏（後述）ごとの基準病床数※の設定、病院の整備目標、医療従事者の確保等を盛り込んでいる。計画の期間は6年間であり、2024年度から2029年度までが第8次医療計画の期間となる。

図表 1-37　医療計画

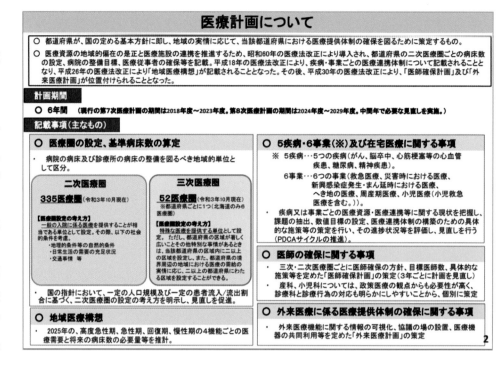

出所：中央社会保険医療協議会 総会（第545回）2023.5.17

※ 基準病床数： 病床過剰や不足が起こらないよう、医療計画によって二次医療圏ごとに定められる病床数

　近年の医療法改正による変化を眺めると、平成26年（2014年）の改正により「地域医療構想」が記載され、平成30年（2018年）の改正により、医師確保計画および外来医療計画が計画の中に位置付けられた。そして令和3年（2021年）の改正により、第8次医療計画からは「新興感染症等の感染拡大時における医療」が追加され、5疾病・6事業（図表1-28）および在宅医療に関する記載が必須となった。このように、導入当初は増えすぎた病床の抑制が大きな目的であった医療計画は、社会情勢や医療需要の変化、医師偏在の状況などを反映した、より幅広い内容をカバーするものとなっている。

　医療圏とは、地域の実情に応じた医療提供体制の確保のために都道府県が設定する地域単位で、医療法において二次医療圏、三次医療圏をそれぞれ定義し、医療計画の中で定めることとしている。二次医療圏は、医療機関の位置や特性、地域住民の医療機関への流れの変化を十分に考慮し決定する必要があるため、医療計画改定時には圏域の変更が検討されることも多い。

医療圏	特　徴	行政単位
一次医療圏	日常生活により近い医療の実施（かかりつけ医など）	市町村
二次医療圏	健康増進・疾病予防から入院治療まで一般的な保健医療の実施	1または複数の市町村
三次医療圏	高度専門医療の実施	都道府県

1.5.3. かかりつけ医

日本医師会では、「かかりつけ医」を「なんでも相談できる上、最新の医療情報を熟知して、必要な時には専門医、専門医療機関を紹介でき、身近で頼りになる地域医療、保健、福祉を担う総合的な能力を有する医師」と定義している。主に地域コミュニティーにおいて、日ごろから患者に接し、患者やその家族の健康状態を詳細に把握するなど、地域密着型の医療を展開している診療所の医師がこれに該当する。かかりつけ医には、地域医療における緩やかなゲートキーパー的な役割が期待

図表 1-38　「かかりつけ医」と「かかりつけ医機能」

日本医師会・四病院団体協議会合同提言（平成25年8月8日）より抜粋

「かかりつけ医」とは（定義）

なんでも相談できる上、最新の医療情報を熟知して、必要なときには専門医、専門医療機関を紹介でき、身近で頼りになる地域医療、保健、福祉を担う総合的な能力を有する医師。

「かかりつけ医機能」

● 　かかりつけ医は、日常行う診療においては、患者の生活背景を把握し、適切な診療及び保健指導を行い、自己の専門性を超えて診療や指導を行えない場合には、地域の医師、医療機関等と協力して解決策を提供する。
● 　かかりつけ医は、自己の診療時間外も患者にとって最善の医療が継続されるよう、地域の医師、医療機関等と必要な情報を共有し、お互いに協力して休日や夜間も患者に対応できる体制を構築する。
● 　かかりつけ医は、日常行う診療のほかに、地域住民との信頼関係を構築し、健康相談、健診・がん検診、母子保健、学校保健、産業保健、地域保健等の地域における医療を取り巻く社会的活動、行政活動に積極的に参加するとともに保健・介護・福祉関係者との連携を行う。また、地域の高齢者が少しでも長く地域で生活できるよう在宅医療を推進する。
● 　患者や家族に対して、医療に関する適切かつわかりやすい情報の提供を行う。

22

出所：　厚生労働省　中央社会保険医療協議会　総会（第547回）資料　2023.6.21

されていると言える。私たちは、日常的な健康問題や緊急性の低い疾患については、まずかかりつけ医に相談し、必要性が認められる場合に連携先の病院を紹介してもらうようにするべきである。

また、かかりつけ医には、外来や往診といった医療行為のほかに、予防接種、健康相談、健診・がん検診、母子保健、学校保健、産業保健、地域保健などの社会的な活動などへの協力や、警察医などの行政活動、災害が起きた地域の医療支援活動、地域の医師や医療機関と協力して休日や夜間も患者に対応できる体制の構築など、地域社会における貢献が期待されている。

1.5.4. 医療連携

軽症にもかかわらず、最先端の医療設備が整った大病院をいきなり受診する人が少なくない。このため、大病院には軽症から重症まで多くの患者が集中してしまい、「受診まで3時間待っても診察は3分」といった苦情も聞かれる。図表1-39は、病院規模別で見た紹介状なしで外来受診した患者の割合であるが、500床以上の大病院においては、4割以上の患者が紹介状なしで受診している。地域の医療機関同士が連携を図ることは、一般に「医療連携」と言われ、病診連携、病病連携などの形態が見られる。

図表 1-39　紹介状なしで外来受診した患者の割合の推移（病床規模別）

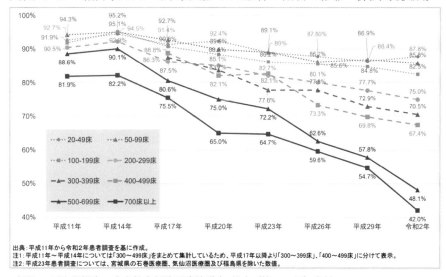

出典：平成11年から令和2年患者調査を基に作成。
注1：平成11年～平成14年については「300～499床」をまとめて集計しているため、平成17年以降より「300～399床」、「400～499床」に分けて表示。
注2：平成23年患者調査については、宮城県の石巻医療圏、気仙沼医療圏及び福島県を除いた数値。

出所：　厚生労働省　中央社会保険医療協議会　総会（第547回）資料　2023.6.21

「病診連携」は、大病院が、重症患者を診るという本来の業務に集中できるよう、軽症の患者は地域の診療所が診察し、より高度な医療が必要と判断された場合に病院へ紹介するように、各医療機関がその機能に応じた役割分担を適切に行い、患者を紹介し合う仕組みである。病診連携により、患者にとっては待ち時間や医療費の節約になるばかりでなく、検査の重複を回避でき、症状に応じた適切な治療を受けることができる。かかりつけ医にとっては専門外の領域でも対応でき、自院に先端の検査機器がなくても病院の検査情報を把握できる。また、連携する病院にとっても患者の既往歴や現在の病状を正確に知ることができ、正確な診断に繋がるほか、病院とかかりつけ医との間の役割分担が明確になり、各医療機関の本来の機能が発揮されることで効率化が達成できるなど、社会全体で多くのメリットを享受できる。

また、厚生労働省は、病院で治療し診療所での通院治療で対応できるまで病状が安定した場合は、今度は大病院から診療所へ紹介を行うことで病院の負荷を減らす取組みを推奨しており、これを「逆紹介」と言う。患者に身近な地域で医療が提供されることが望ましいという観点から、紹介患者に対する医療提供等を通じて、かかりつけ医を支援する病院を「地域医療支援病院」として都道府県知事が個別に承認している。地域医療支援病院は概ね200床の病床数を有することが原則であり、一定の逆紹介率（初診患者数のうち逆紹介を行った患者の割合）を満たすことが承認条件のひとつとなっている。

若年層が人口の多数を占めていた時代は、医療の役割は「患者を治す」ことであり、患者を元気な状態にして地域へ戻す「病院完結型医療」が中心であった。しかし、高齢化が進み、慢性疾患や障害を持つ高齢者が増えてきた現代、医療の主要な役割は「患者を支える」ことに移り、病院の負荷は非常に大きなものとなったことから、患者を地域全体で支えていく

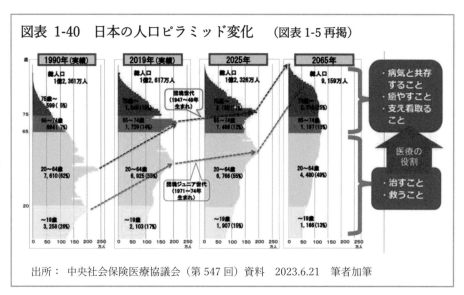

図表 1-40　日本の人口ピラミッド変化　（図表1-5再掲）

出所： 中央社会保険医療協議会（第547回）資料　2023.6.21　筆者加筆

「地域完結型医療」への移行が不可避とされている。病診連携は、時代の変化に対応するために地域資源を有効に活用し、効率的な診療体制を実現する仕組みと言える。

なお、「病病連携」は、得意分野が異なる病院同士が連携して、病状に合わせて患者を紹介し合うもので、急性期の病院に入院していた患者が、病状が安定したため慢性期の病床のある病院へ転院するなど、病状に応じた質の高い医療を切れ目なく提供でき、医療資源の有効利用にも繋がる仕組みである。

1.5.5. 地域包括ケアシステムと多職種連携

地域包括ケアシステムとは、「重度な要介護状態となっても住み慣れた地域で自分らしい暮らしを人生の最期まで続けることができるよう、医療・介護・予防・住まい・生活支援が包括的に確保される体制」のことである。高齢化に伴う医療や介護需要の増加により、病院や介護施設の数や人員が不足し、現場が機能しな

図表 1-41 地域包括ケアシステム

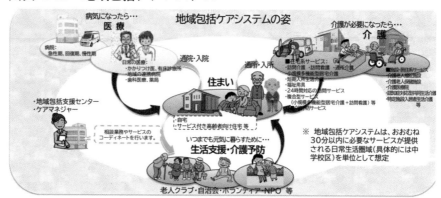

出所： 厚生労働省　令和5年版厚生労働白書

くなることが懸念される。そこで、地域の力を存分に活用した包括的な支援・サービス提供体制を整備すべく、介護保険の保険者である市町村や都道府県などが中心となり、団塊の世代が75歳以上となる2025年を目標に取組みが進められてきた。

「地域」の範囲は、概ね30分以内に駆け付けてサービス提供できる日常生活圏（中学校区に相当）とされ、市区町村の地域包括支援センターやケアマネジャーが主体となり、地域住民に対する包括的なケアをコーディネートしている。また、地域包括ケアシステムは、既存の地域資源や、地域の実情、特性によりさまざまな形が存在し、高齢者や家族を支える、病院と地域を繋ぐ、在宅医療を支える、医療・介護事業者を繋ぐといったさまざまな機能を担っている。

地域包括ケアシステムを支える医療・福祉分野の就業者数（事務職を含む）は、2021年現在で891万人であり、日本の就業者の約8人に1人が、医療・福祉分野で働いていることになる。日本の医療・福祉サービスは、図表1-42のような資格を有する職種に加えて、地方自治体、NPO・NGO、民生委員、ボランティア、地域貢献活動を行う企業など、実にさまざまな職種・人たちが連携することで効率的に提供されており、「多職種連携」と呼ばれている。地域包括ケアシステムが有効に

図表 1-42 厚生労働省所管国家資格一覧（保健医療・福祉関係）

医療関連					
医師	33万7,625人（就業者数※1）	言語聴覚士	17,905人（就業者数※3）	柔道整復師	75,786人（就業者数※4）
歯科医師	10万6,223人（就業者数※1）	視能訓練士	10,130人（就業者数※3）	健康関連	
薬剤師	31万158人（就業者数※1）	臨床工学技士	30,409人（就業者数※3）	管理栄養士	26万4,181人（登録者総数※6）
保健師	64,819人（就業者数※2）	義肢装具士	128人（就業者数※3）	福祉・介護関連	
助産師	40,632人（就業者数※2）	歯科衛生士	14万2,760人（就業者数※4）	保育士	64万4,518人（就業者数※7）
看護師	127万2,024人（就業者数※2）	歯科技工士	34,826人（就業者数※4）	社会福祉士	25万7,293人（登録者数※8）
診療放射線技師	55,624人（就業者数※2）	救急救命士	66,899人（免許登録者数※5）	介護福祉士	175万4,486人（登録者数※8）
臨床検査技師	67,752人（就業者数※2）	あん摩マッサージ指圧師	11万8,103人（就業者数※4）	精神保健福祉士	97,339人（登録者数※8）
理学療法士	10万965人（就業者数※3）	はり師	12万6,798人（就業者数※4）	公認心理師	54,248人（登録者数※9）
作業療法士	51,056人（就業者数※3）	きゅう師	12万4,956人（就業者数※4）		

※1　厚生労働省政策統括官（統計・情報政策、労使関係担当）「令和2年医師・歯科医師・薬剤師統計」
※2　厚生労働省医政局調べ、2019年現在
※3　常勤換算、医療施設（病院・診療所）で勤務する者、厚生労働省政策統括官（統計・情報政策、労使関係担当）「令和2年医療施設調査」
※4　厚生労働省政策統括官（統計・情報政策、労使関係担当）「令和2年度衛生行政報告例」
※5　厚生労働省医政局調べ、2022年3月現在
※6　厚生労働省健康局調べ、2021年12月現在
※7　常勤及び非常勤の数、厚生労働省政策統括官（統計・情報政策、労使関係担当）「令和2年社会福祉施設等調査」、2020年10月1日現在
※8　（公財）社会福祉振興・試験センター、2022年3月末現在
※9　（一財）日本心理研修センター、2022年3月末現在

資料：厚生労働省政策統括官付政策立案・評価担当参事官室において作成。
（注）食品衛生関連、技術・安全衛生関連及び理美容関連の国家資格を除く。

出所： 厚生労働省　令和4年版厚生労働白書

機能するためには、この「多職種連携」が重要となる。専門的な知識やスキルを持つ複数の人たちが、情報を共有しつつ専門性を発揮し、効果的な医療・福祉サービスを提供することが、ケアを必要とする地域住民一人ひとりのQOL（生活の質）を高めることに繋がっている。

コラム　良き患者であること

　筆者は常に「良き患者」でありたいと思っており、今までも良識を持ち、医療関係者と協力して持病の治療に真摯に取り組んできたつもりである。しかし、私が「良かれ」と思ってしてきた努力が、実は間違いであったというエピソードを紹介したい。

　私が入院した時のことである。治療中に調子が悪くなったのだが、「これくらいなら大丈夫だ。余計な心配はかけまい。」と、それを周囲に黙っていたことがある。ちょうど看護師の業務が忙しくなる時間帯だったので、ナースコールのボタンを押すのが申し訳ないと思ったのだ。しかし容態は次第に悪化し、結局看護師のお世話になったのだが、後に看護師から「痛い時は痛い、辛（つら）い時は辛いと、ちゃんと伝えてください。」と、やんわりお叱りを受けた。患者がそう言わないと、病院側には患者の正しい病状が伝わらず、適切なタイミングで必要な処置を行うことができなくなってしまうからである。

　父が、身体の調子が悪くなった時に「まだ大丈夫だ！」と言って、医者へ行かなかったことを思い出す。今のご高齢の方は我慢強く、「我慢できるうちは人には迷惑をかけない」と、痛みや辛さに耐えようとする人も少なくないようだ。しかしそれが、病気の早期発見・早期治療のタイミングを逃すことにもなり得る。私があのとき、無理にでも父を病院へ連れて行っていれば、もしかしたら父は、もう少し長生きできたかもしれない。

参考文献

1　小池創一．"行政の役割と関連法規"．地域医療学入門, 診断と治療舎（2019）, p.38-41.
2　赤井靖広．"医療計画・医療連携・地域医療構想　A 医療計画"．地域医療学入門, 診断と治療舎（2019）, p.62-66.
3　厚生労働省. 中央社会保険医療協議会 総会（第545回）. 2023.5.17.
　　https://www.mhlw.go.jp/stf/shingi2/0000212500_00186.html
4　日本看護協会 HP．"医療提供体制の概要"．　https://www.nurse.or.jp/nursing/health_system/outline/index.html
5　川本龍一．"医療計画・医療連携・地域医療構想　B 医療機関の連携"．地域医療学入門, 診断と治療舎（2019）, p.67-72.
6　日本医師会 HP．"国民の信頼に応えるかかりつけ医として"．　https://www.med.or.jp/people/kakari/
7　日本医療・病院管理学会 HP．"病診連携"．
　　https://www.jsha.gr.jp/glossary-keyterm/r7/hospital-clinic-collaboration/
8　日本医師会 HP．"地域包括ケアシステムとは（前編）"．
　　https://www.med.or.jp/doctor-ase/vol13/13page_ID03main2.html

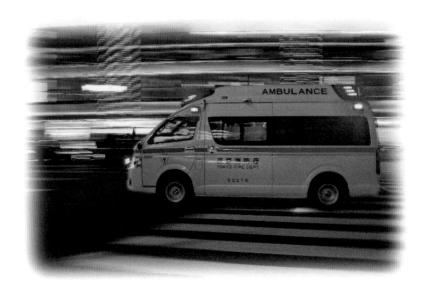

第2章

三位一体改革

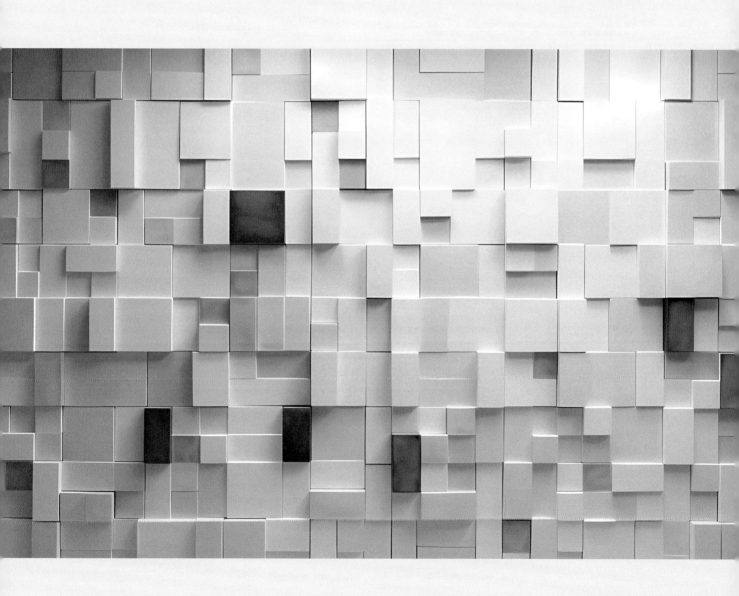

厚生労働省は 2040 年を見通した医療提供体制の改革を進めている。少子高齢化、人口減少と過疎化、医師・看護師などの医療人材の偏在といった問題は今後も続くと考えられるため、都道府県を中心に「地域医療構想の実現等」、「医師・医療従事者の働き方改革の推進」、「実効性のある医師偏在対策の着実な推進」の3項目を、同時並行で一体的に取り組むことが重要であり、これを三位一体改革と呼んでいる（図表2-1）。三位一体改革によって、限られた医療資源の配置を最適化するとともに、医師・医療従事者の労働条件の改善と医療の効率化を進め、より質が高く安全で効率的な医療を目指している。

図表 2-1　三位一体改革

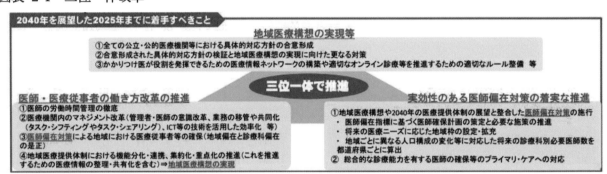

出所： 厚生労働省 第 66 回社会保障審議会医療部会資料 2019.4.23 （一部抜粋）

本書では、2.1.で「地域医療構想の実現等」、2.2.で「医師・医療従事者の働き方改革の推進」、2.3.で「実効性のある医師偏在対策の着実な推進」の3項目について順に説明する。

2.1. 地域医療構想

2.1.1. 地域医療構想とは

地域医療構想は、団塊の世代が75歳以上となり高齢者が急増する2025年の医療需要と必要病床数を病床の機能ごとに見積もり、地域の医療関係者による協議・連携を通じて、病床の機能分化・連携を推進することを目的としている。急速に進行する高齢化と人口減少に伴い、医療・介護サービス需要の質、量の変化や、労働力人口の減少に対応しつつ、良質で効率的な医

図表 2-2　地域医療構想

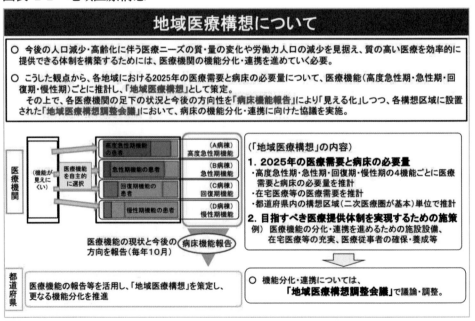

出所： 厚生労働省 中央社会保険医療協議会 総会（第 548 回）資料 2023.7.5

療提供体制を構築するためには、医療機関のさらなる機能分化や連携を進めていく必要があり、平成26年（2014年）6月に成立した医療介護総合確保推進法により制度化された。地域医療構想では、二次医療圏を基本に設定された構想区域において、高度急性期、急性期、回復期、慢性期の4つの機能ごとの病床の必要量とともに、在宅医療などの医療需要も推計・考慮されている。

その上で各医療機関は、病床機能報告（後述）により毎年、各医療機関の現状と今後の方向性を病棟単位で都道府県に報告し、都道府県は各構想区域（二次医療圏）に設置された「地域医療構想調整会議」において、病床の機能分化・連携に向けた協議・調整を行うこととされた。

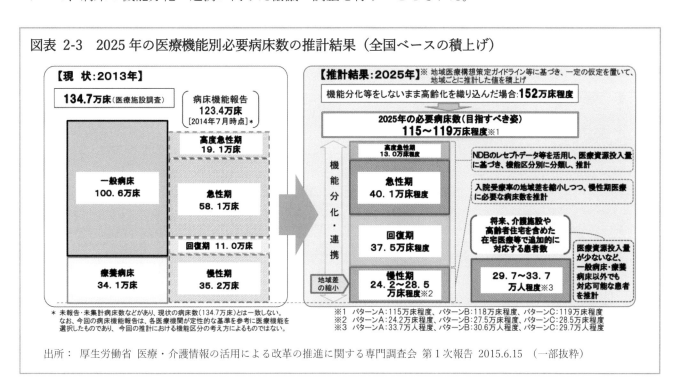

図表 2-3　2025年の医療機能別必要病床数の推計結果（全国ベースの積上げ）

出所：　厚生労働省 医療・介護情報の活用による改革の推進に関する専門調査会 第1次報告 2015.6.15　（一部抜粋）

機能分化などを行わないまま、高齢化などによる医療需要の増加を織り込んだ場合、2025年の病床数の推計は152万床程度と、2013年当時の状況からさらに17万床ほど増加することになり、医療費の増大や医療スタッフ不足などにより対応は困難と予想された。また、日本全体で見た場合、生産年齢人口の減少で高度急性期、急性期の病床が余剰に、一方で、高齢化の進展により回復期、慢性期の病床が不足することが明らかになった。そこで地域医療構想では、医療機関の機能分化・連携や、介護施設・高齢者住宅を含む在宅ケアの活用などを進めることで、全体の病床数を115万床〜119万床程度に抑えるとともに、機能別（高度急性期、急性期、回復期、慢性期）に見た病床の割合が、地域ごとの医療需要の変化に則したものとなるよう求められた（図表2-3）。

急性期の医療需要は、高齢者人口の増減の影響を受ける。例えば、2025年から2040年にかけて、65歳以上人口が増加する二次医療圏（135の医療圏）では、がん・虚血性心疾患・脳梗塞など、急性期の医療需要が引き続き増加することが見込まれる。また、大腿（だいたい）骨骨折の入院患者数・手術件数は大幅な増加が見込まれ、回復期病床も多く必要になる。一方、2025年から2040年にかけて65歳以上人口が減少する二次医療圏（194の医療圏）では、がん・虚血性心疾患・脳梗塞のような急性期の医療需要が減少する一方、大腿骨骨折や誤嚥（ごえん）性肺炎のような医療需要が増え、運動機能リハビリや呼吸器リハビリ機能を有する回復期病床が多く必要になる（図表2-4）。こうした医療需要の変化に対応するよう、病床の機能を機動的に変えていく必要があるため、都道府県はこれを医療計画に盛り込み、各医療圏で実施される地域医療構想調整会議で調整を行っている。

図表 2-4　医療需要の変化（超高齢化・人口急減で急性期の医療ニーズが大きく変化）

○　2025年から2040年にかけて65歳以上人口が増加する2次医療圏（135の医療圏）では、急性期の医療需要が引き続き増加することが見込まれるが、がん・虚血性心疾患・脳梗塞については、入院患者数の増加ほどは急性期の治療の件数は増加しないことが見込まれる。また、大腿骨骨折の入院患者数・手術件数は大幅な増加が見込まれる。

○　2025年から2040年にかけて65歳以上人口が減少する2次医療圏（194の医療圏）では、がん・虚血性心疾患の入院患者数の減少が見込まれる。脳梗塞については、入院患者数の増加ほどは急性期の治療の件数は増加しないことが見込まれる。また、大腿骨骨折の入院患者数・手術件数は増加が見込まれる。

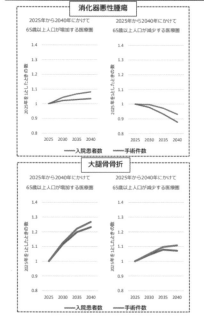

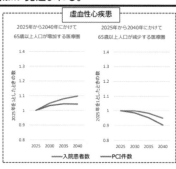

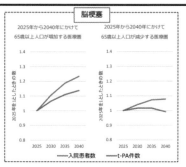

出典：レセプト情報・特定健診等情報データベース（NDB）（2019年度分、医政局において集計）
患者調査（平成29年）「入院受療率（人口10万対）、性・年齢階級×傷病分類別」
国立社会保障・人口問題研究所「日本の地域別将来推計人口（平成30（2018）年推計）」
総務省「住民基本台帳に基づく人口、人口動態及び世帯数（令和2年1月1日現在）」

※ 入院患者数は、各疾患の都道府県ごとの入院受療率に二次医療圏ごとの将来の人口推計を掛け合わせて算出。

※ 手術件数・PCI件数・t-PA件数は、NDBの集計（下記定義による）による実績値から、令和2年1月1日時点での住基人口を用いて都道府県ごとの受療率を算出し、二次医療圏ごとの将来の人口推計を掛け合わせて算出。

※ 消化器悪性腫瘍の手術件数とは、消化管及び肝胆膵等にかかる悪性腫瘍手術の算定回数の合計である。

※ 虚血性心疾患のPCI件数とは、「経皮的冠動脈形成術」「経皮的冠動脈ステント留置術」等の算定回数の合計である。

※ 脳梗塞のt-PA（アルテプラーゼによる血栓溶解療法）件数とは、「超急性期脳卒中加算」の算定回数の合計である。

※ 大腿骨骨折の手術件数とは、「人工骨頭挿入術（股）」の算定回数の合計である。

※ 福島県は市区町村ごとの人口推計が行われていないため、福島県の二次医療圏を除く329の二次医療圏について推計。

21

出所： 厚生労働省 第8次医療計画、地域医療構想等について 2022.3.4

　新型コロナウイルス感染拡大の影響で、地域医療構想調整会議の開催が低調であったこともあり、地域医療構想はその対応の遅れが指摘されている。厚生労働省の「地域医療構想調整会議における検討状況等調査の報告」によれば、2023年3月時点で、対応方針の処置済みを含む「合意・検証済」の割合は医療機関数で59.7%、病床数で76.4%となっており、地域によって進捗状況にも差が生じている。

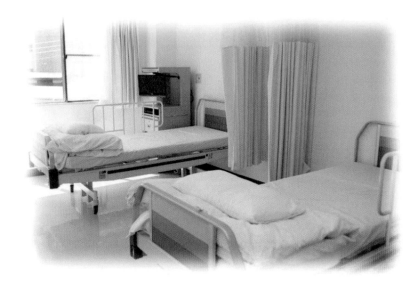

2.1.2. 病床機能報告

2014年6月に成立した医療介護総合確保推進法による医療法の改正に基づき、同年10月から、病床機能報告制度が施行された。病床機能報告制度は、一般病床・療養病床を有する病院・診療所が現在担っている医療機能と今後の方針を、病棟単位で「高度急性期」「急性期」「回復期」「慢性期」の4区分から自主的に選択し、都道府県に報告し、都道府県が公表する仕組みである。これに加えて、病棟の設備や人員配置、具体的な医療内容についても報告・公表することとされている（図表2-5）。

図表 2-5　特定の機能を有する病棟における病床機能報告の取扱い

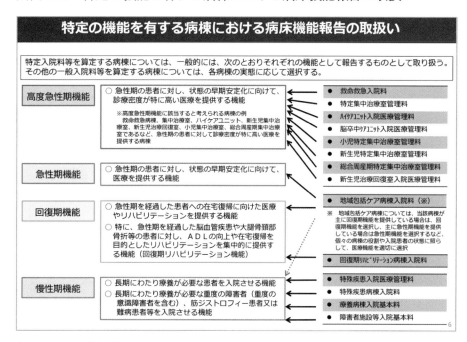

出所：　厚生労働省 第12回地域医療構想及び医師確保計画に関するワーキンググループ 資料 2023.5.25

地域医療構想で目指す病床数は119.1万床であり、約10年前（2013年）の134.7万床から15.6万床ほど減らす必要があった。このため、全国で病院の再編統合、機能分担、在宅復帰率上昇、在院日数削減など、病床を減らすための取組みが行われた結果、2022年度の病床機能報告（速報値）では119.9万床、2025年度の見込みは119.0万床となっている（図表2-6）。

なお、病床機能報告制度で報告された医療機能別の病床数と、地域医療構想が目指

図表 2-6　2025年の医療機能別必要病床数の推計

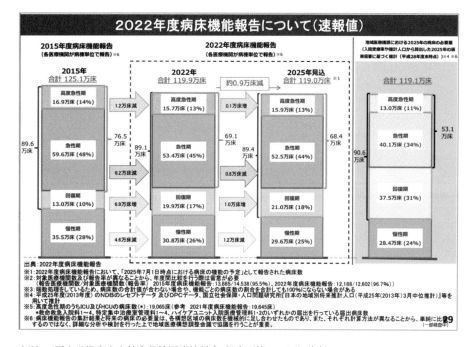

出所：　厚生労働省中央社会保険医療協議会 総会（第548回）資料　2023.7.5

す医療機能別の病床数を比較すると、今もなお急性期病床が過剰な印象を受けるが、両者の算定方法が異なる※ため、単純な比較ができないことには留意が必要である。

※ 病床機能報告では、病棟ごとに病床機能を区分して報告する。このため仮に100床の病棟があり、うち80床が急性期、20床が回復期として使用されていたとしても、報告では一番割合が大きい「急性期100床」として報告される。

図表 2-7 病床機能報告の公表データ（一部）

医療機関名	病棟名	1. 医療機能		2. 許可病床数・最大使用病床数等					
		2022(令和4)年7月1日時点の機能	2025年7月1日時点の機能	一般病床 許可病床数	最大使用病床数	最小使用病床数	うち、経過措置に該当する病床	療養病床 許可病床数	最大病床数
医療機関名	病棟名	保有する病棟と機能区分の選択状況(2022(令和4)年7月1日時点の機能)	保有する病棟と機能区分の選択状況(2025年7月1日時点の病床機能の予定)	一般病床 許可病床数	一般病床 最大使用病床数	一般病床 最小使用病床数	一般病床 上記のうち医療法上の経過措置に該当する病床数	療養病床 許可病床	療養 最大病...
みどり病院	3階病棟	急性期	急性期	55	40	0	0	0	
みどり病院	4階病棟	回復期	回復期	44	39	0	0	0	
近石病院	一般病棟	回復期	回復期	39	39	23	0	0	
近石病院	回復期リハビリテーション病棟	回復期	回復期	44	44	29	0	0	
近石病院	療養病棟	慢性期	慢性期	0	0	0	0	42	
医療法人 和光会 山田病院	一般	急性期	急性期	57	56	33	0	0	
医療法人 和光会 山田病院	回復期リハビリテーション	回復期	回復期	0	0	0	0	56	
関谷内科外科病院	療養病棟	慢性期	慢性期	0	0	0	0	40	
山内ホスピタル	一般病棟	急性期	急性期	61	57	27	0	0	
山内ホスピタル	回復期リハビリテーション病棟Ⅰ	回復期	回復期	0	0	0	0	34	
山内ホスピタル	回復期リハビリテーション病棟Ⅱ	回復期	回復期	0	0	0	0	34	
岐阜大学医学部附属病院	ACCC	高度急性期	高度急性期	20	15	8	0	0	
岐阜大学医学部附属病院	GCU	高度急性期	高度急性期	6	6	1	0	0	
岐阜大学医学部附属病院	ICU	高度急性期	高度急性期	6	6	1	0	0	
岐阜大学医学部附属病院	NICU	高度急性期	高度急性期	6	6	2	0	0	
岐阜大学医学部附属病院	西4階	高度急性期	高度急性期	36	36	9	0	0	
岐阜大学医学部附属病院	西5階	高度急性期	高度急性期	54	54	31	0	0	
岐阜大学医学部附属病院	西6階	高度急性期	高度急性期	53	53	26	0	0	

出所： 令和4年度病床機能報告の報告結果（一部抜粋・改変）

病床の総数は、地域医療構想を達成する見込みが立ったものの、多くの医療圏においては、急性期の病床の削減がなかなか進まず、一方で回復期の病床の増床が実現していない。急性期病床が過剰な地域では回復期病床への移行を急ぎ、在宅復帰への移行をスムーズに進めていくことが、地域医療存続のひとつの鍵と言える。

また、医療処置は終了しているにもかかわらず、へき地など地理的要因や雪などの自然環境のため、病床を介護保険のベッドのように使うことを余儀なくされている地域もある。病院単体の問題ではなく、地域と連携し対応していく必要がある。

424病院リスト

厚生労働省は2019年9月、公立病院と公的病院の25%超にあたる全国424の病院（後に436病院に修正）を、「再編統合について特に議論が必要である」と分析し、病院名を公表した。診療実績が少なく、近隣に機能を代替できる病院がある場合、病床数や診療機能の縮小などを含む再編を促すものであり、岐阜県で9病院、愛知県でも9病院の名がリストに挙げられた。

リストの公表後、分析が全国一律の基準で行われ地域特有の事情が配慮されていないなど各地で反発の声が上がったほか、リストに誤りも発見された。また、当初は2020年9月までに対応方針を決めるよう求められていたが、新型コロナウイルス感染拡大の影響で公立・公的病院の役割の見直しが必要となったため、改めて問題を整理することが通知された。

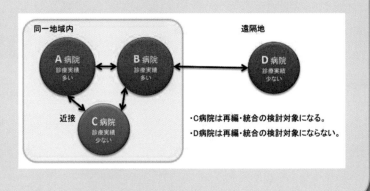

参考文献

1　小池創一. "地域医療政策と医師". 地域医療白書 第5号, 随想舎（2023），p.114-130.
2　武藤正樹. "三位一体改革とは何か？". 富士通 Japan HP（2020）.
　　https://www.fujitsu.com/jp/group/fjm/business/mikata/column/muto/index.html#table-contents
3　坂上祐樹. "地域医療計画・医療連携・地域医療構想". 地域医療学入門, 診断と治療舎（2019），p.73-77.
4　全日本病院協会HP. "地域医療構想".
　　https://www.ajha.or.jp/guide/28.html
5　村松圭司. "「コロナ後」の地域医療構想". 日農医誌 71巻 6号（2023），p.453-457.
　　https://www.jstage.jst.go.jp/article/jjrm/71/6/71_453/_pdf/-char/ja
6　武藤正樹. "424病院再編統合リストの行方は？". 富士通 Japan HP（2020）.
　　https://www.fujitsu.com/jp/group/fjm/business/mikata/column/muto/002.html

2.2. 医師の働き方改革

　日本の医療は、医師の長時間労働により支えられている。図表 2-8 によれば、令和 4 年（2022 年）の病院常勤勤務医の 1 週間の労働時間は 40〜50 時間が 32.7% と最も多く、次に 50〜60 時間（23.7%）、40 時間未満（22.5%）と、令和元年（2019 年）に比べ全体に短くなった。時間外・休日労働時間が年 1,920 時間換算を超える医師の割合も平成 28 年（2016 年）の 9.7% から、令和 4 年（2022 年）は 3.6% へ減少している。しかし、過労死ライン※に抵触する恐れのある、時間外・休日労働時間が年 960 時間換算を超える医師の割合は 21.2% と 2 割を超えており、働き方改革の取組みが実を結びつつも、依然長時間勤務を余儀なくされている医師は少なくないことがうかがえる。特に大学病院や救命救急を担う病院の救急科、外科（脳神経外科を含む）、産科などで、長時間労働が常態化している。

※ 健康障害の発症前 1 か月間に 100 時間以上の時間外労働、または発症前 2〜6 か月間に月平均で 80 時間以上の時間外労働が目安とされる。

図表 2-8　病院常勤勤務医の週労働時間の区分と割合

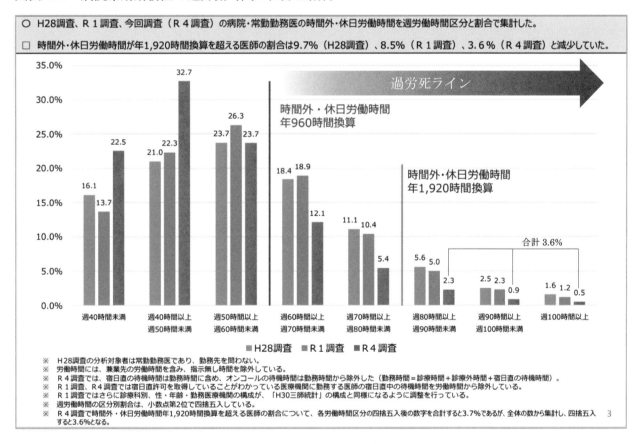

出所：　第 18 回医師の働き方改革の推進に関する検討会 資料 2023.10.12　（一部加工）

　長時間労働が常態化すると、医師の健康や安定的な生活が脅かされることになるばかりか、将来を担う医療人材や、医療の質と安全性の確保に悪影響が及ぶ恐れがある。病院勤務医の長時間労働を是正し、地域の医療提供体制を持続可能なものとしていく必要がある。

　2019 年 4 月（中小企業は 2020 年 4 月）から、36 協定で定める時間外労働時間に罰則付きの上限が定められた。それ以前は、労働基準法 36 条に基づく 36 協定を労使が締結していれば法律上の時間外労働時間の上限はなかったが、これにより時間外労働は原則月 45 時間、年 360 時間以内、臨時的な特別な事情があり労使が合意する場合でも年 720 時間（複数月平均 80 時間）以内に制限され、月 100 時間以上の時間外労働はできなくなった。しかし、応召義務などの特殊性があり、長時間労働が常態化していた病院勤

務医は適用除外とされ、2024年4月まで猶予期間が与えられた。冒頭で述べた通り、病院常勤勤務医の時間外労働時間が直近で減少傾向にあるのは、後述する医師の働き方改革へ向けた取組みが進捗しているためであると考えられる。

2.2.1. 医師の働き方改革の概要

　政府は2021年の通常国会で成立した、「良質かつ適切な医療を効率的に提供する体制の確保を推進するための医療法等の一部を改正する法律」の、2024年4月1日の本格施行を目指して、医師の働き方改革を推進してきた。医師の働き方改革の目的は、長時間働く医師の労働時間短縮および健康確保のための措置を整備することにあり、時間外労働の上限規制として、「医師労働時間短縮計画の作成」、「やむを得ず高い上限時間を適用する医療機関を都道府県知事が指定する制度の創設」、「医師の健康確保処置としての面接指導、連続勤務時間制限、勤務間インターバル規制等の実施」といった取組みが進められている（図表2-9）。なお、働き方改革の対象となる医師は、医師総数の3分の2程度を占める病院勤務医であり、個人事業主である開業医は対象外となる。

図表 2-9　良質かつ適切な医療を効率的に提供する体制の確保を推進するための医療法等の一部を
　　　　　改正する法律の概要

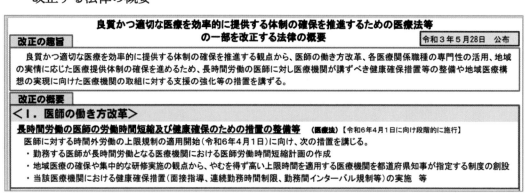

出所： 厚生労働省 医師の働き方改革について

　医業に従事する医師（勤務医）については、2024年4月から時間外・休日労働の上限規制が適用され、原則として時間外・休日労働の上限は年間960時間以下／月100時間未満※（A水準）に制限されることになる。しかし、「地域医療の確保」や「集中的技能向上」の観点から、やむを得ず長時間労働となる医師については、特定地域医療提供機関（B水準対象機関）、連携型特定地域医療提供機関（連携B水準対象機関）、技能向上集中研修機関（C-1水準対象機関）、特定高度技能研修機関（C-2水準対象機関）として都道府県知事の指定を受けた場合、特例的に年1,860時間／月100時間未満※のかなり緩い上限規制が適用される（図表2-10、2-11）。「地域医療の確保」とは、救急救命など緊急性が高い医療を提供しており、条件を緩めないと地域医療の確保が困難になるようなケース、また「集中的技能向上」とは、研修医や専攻医が医療現場で集中的に技能習得を目指す必要があるケースなど、やむを得ない個別の事情に対応したものであるが、これら1,860時間の特例的な上限規制は将来的には縮減方向であり、B水準および連携B水準は2035年度末の終了が目標とされている。労働時間には、所属する病院における労働時間だけでなく、副業や兼業（派遣先での当直など）の労働時間も含まれるため（連携B水準）、医療機関には適正な労働時間の管理が求められる。

※ 時間外・休日労働が月100時間以上となることが見込まれる医師に対しては、産業医などによる面接指導を実施しなければならない。

図表 2-10　医師の時間外労働規制

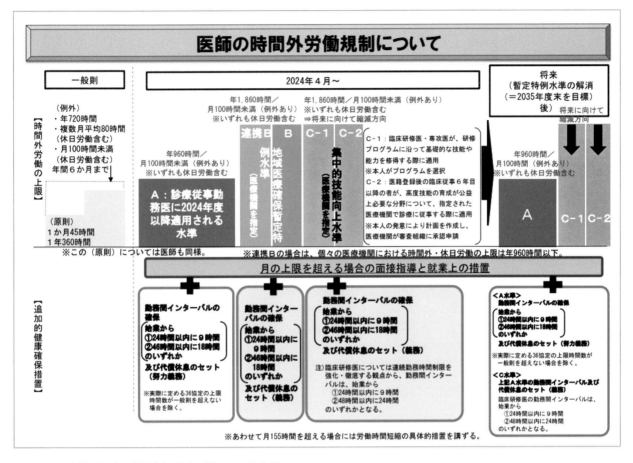

出所：　中央社会保険医療協議会　総会（第 546 回）資料 2023.6.14

また、医療機関には追加的健康確保措置（医師による面接指導、連続勤務時間制限、勤務間インターバル等）の実施を義務付けられるほか、医療機関勤務環境評価センターにより労務管理体制等について評価を受ける必要がある。

勤務間インターバルとは、終業時刻から次の始業時刻の間に一定時間以上の休息時間（インターバル時間）を確保する仕組みで、以下の 2 種類が設けられている。

① 始業から 24 時間以内に 9 時間の連続した休息時間（15 時間の連続勤務時間制限）

② 始業から 46 時間以内に 18 時間の連続した休息時間（28 時間の連続勤務時間制限）

図表 2-11　各水準の指定と適用を受ける医師

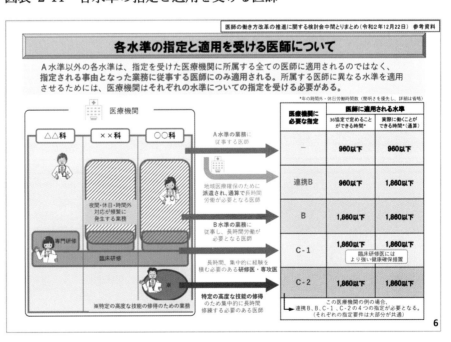

出所：　中央社会保険医療協議会　総会（第 546 回）資料 2023.6.14

本ルールの適用により、夜間に急患の手術をした場合などは、次の業務までに9時間のインターバルを取る必要が生じることから、当直翌日の業務に制限が生じる可能性がある。また、やむを得ない理由で勤務間インターバルを確保できなかった場合は、当該労働時間に相当する分の休息時間（代償休息）を事後的に確保しなければならない。

2.2.2. 医師の働き方改革の影響

医師の働き方改革の影響は、医師、医療機関、患者、地域全体などへ幅広く及ぶが、うち重要と考えられる点を三つ挙げる。

一つ目は、地域医療提供体制への影響である。大学病院などにおいて若手医師の時間外労働を削減する動きが本格化し、病院内で人手不足が顕在化した場合、地域の他の病院へ派遣している医師を引き上げる動きに繋がり、医師不足地域において医療機能の脆弱化が進むことが懸念される。地域の住民にとっては、近隣病院の診療体制の縮小により、①遠方の病院まで通う必要が生じる、②夜間や休日の救急医療が受けられなくなる、③手術や検査を受けるまでの時間が長期化する、といった不都合が生じる可能性がある。

二つ目は、見かけ上の時間外労働削減を優先するあまり、医師や患者にそのしわ寄せが行く恐れがあることである。医師の健康確保、WLB（ワーク・ライフ・バランス）の実現を目指した働き方改革が、サービス残業の増加や労働環境の悪化、提供される医療の質の低下など、かえって医師や患者の不利益を招くことがないよう、最大限の配慮が必要である。

三つ目は、診療科による医師偏在の改善である。医師の総数は増加傾向にあるが、救急科、外科、産科は、夜勤や不規則勤務、オンコール勤務があることなどからこれを志す若手医師が減少している。こうした診療科を支えている高齢医師の大量退職が迫っており、次世代の医師が育たないと、夜間救急の受入停止、手術待ち期間の長期化、出産が可能な病院の減少など、地域の医療提供体制を揺るがしかねない事態となることが予想される。医師の働き方改革により、こうした診療科の勤務条件や労働環境が改善されれば、次世代を担う若手医師の確保にも繋がり、診療科による医師の偏在の改善に寄与する。

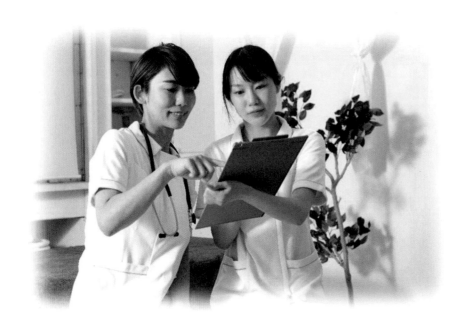

以下は医師の働き方改革の影響と望ましい方向性についてまとめたものである。

		予想されるプラスの影響・マイナスの影響	望ましい方向性
医師	＋	・労働条件や労働環境の改善により、救急科、外科、産科といった夜勤がある診療科を、若い医師が選択しやすくなる。 ・救急科や外科、脳神経外科、心臓血管外科、循環器科、産科などでは、従来の主治医制※から、複数の医師がチームを組んで1人の患者を担当するチーム制への移行が促され、時間外労働時間の削減に繋がる。 　※主治医制は、手術から術後管理まで1人の医師が責任を持って行うもので、時間外労働が生じやすい。チーム制になると、手術開始時と終了時では担当医が変わることもあり得る。	・時間管理意識の徹底と、WLBを実現する意識を持つ。
	－	・見かけ上の時間外労働を減らすために、サービス残業が増える懸念がある。 ・実態としてほとんど睡眠が取れないような勤務状況でも、宿日直（後述）として対応を迫られる懸念がある。 ・診察にかける時間の短縮を余儀なくされ、患者とのコミュニケーションが希薄になる恐れがある。 ・積極的に研鑽を積みたい時期にもかかわらず、十分な研修・勉強のための時間を確保できなくなる恐れがある。 ・超過勤務の減少により医師の収入も減少する。大学病院は比較的給与が低いため、他の病院での兼業を頼りにしている若手医師も少なくない。	
医療機関	＋	・医師が適切な休息を取りWLBの取れた健康的な生活を送ることで医療の質の向上が期待される。 ・労働条件や労働環境の改善により、救急科、外科、産科といった夜勤や不規則勤務、オンコール勤務がある診療科においても、若い医師を確保しやすくなる。	・労働時間管理の徹底と、追加的健康確保処置の遵守により、適切な労働時間の把握と労務管理、給与の支払いを行う。 ・労働時間短縮に向けた取組みとともに、医師の確保と診療体制の見直しを進め、地域医療体制を維持していく努力を行う。
	－	・地方の病院などでは、大学病院などからの医師派遣が受けられなくなることが懸念される。 ・救急科や外科、産科などでチーム制への移行が進むと、医師の確保に拍車がかかる。その結果、チームを組むことが可能な規模の病院に救急や手術の集約が進み、それが難しい病院では、夜間救急を行わない、手術頻度を減らすといった対応を余儀なくされる可能性がある。 ・追加的に医師を雇用する必要がある場合、コスト増が懸念される。 ・診療体制の見直しや、医療機関の再編に繋がる可能性がある。 ・医師の派遣を受けている病院では、宿日直（後述）の許可を取ることが課題となる。	
患者	＋	・医師が適切な休息を取りWLBの取れた健康的な生活を送ることで医療の質の向上が期待される（医師が寝不足の状態では判断の誤りや医療ミスが起こる確率が高まる）。	・医療のかかり方の見直しや、かかりつけ医の積極利用など、病院への依存が少しでも少なくなるような努力をする。
	－	・診療時間の短縮や診療科の削減により、①遠方の病院まで通う必要が生じる、②夜間や休日の救急医療が受けられなくなる、③手術や検査を受けるまでの時間が長期化する、といった不都合が生じる可能性がある。	
自治体	＋	・労働条件や労働環境の改善により医師を確保しやすくなり、地域による医師の偏在の改善に繋がる。	・医師偏在対策、地域医療構想への取組みとともに、医師の勤務環境改善の積極的な支援を行う。
	－	・診療体制の縮小が生じた場合、地域に住む魅力（安心感）が薄れる。	
国	＋	・医療の持続可能性が高まる。	
	－	・研究に割ける時間が減少し、研究力の低下に繋がる可能性がある。	

図表 2-12　医師の働き方改革の全体像

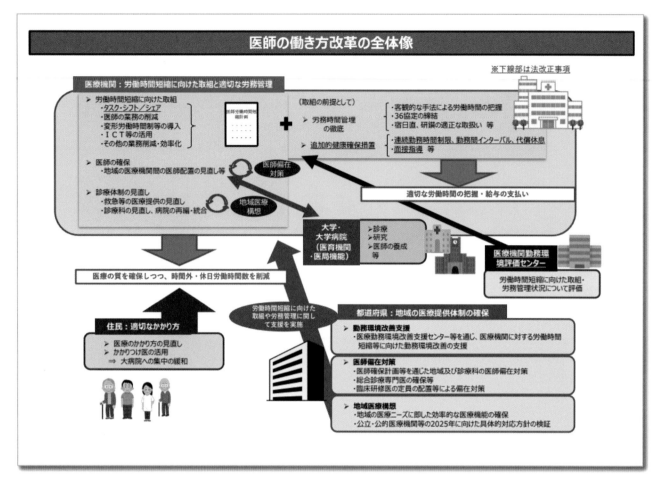

出所： 中央社会保険医療協議会 総会（第546回）資料 2023.6.14

医師の働き方改革は、医師の健康確保と WLB の実現を目指したものであるが、一方で医師の労働時間の削減は、他の条件が一定ならば提供される医療サービスの量の縮小を意味する。このため、医師の健康と、地域医療提供体制の充実度はトレードオフの関係にあると言える。これらを両立させていくためには、どちらかに傾くシーソーの位置自

図表 2-13　理想的な働き方改革

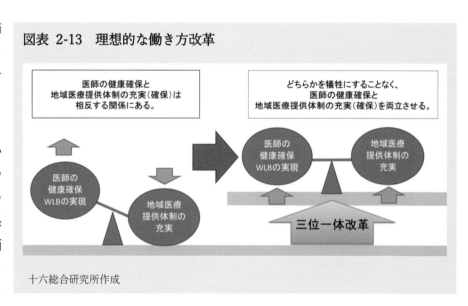

十六総合研究所作成

体を高めていくような戦略が不可欠である。「医師・医療従事者の働き方改革の推進」、「地域医療構想の実現等」、「実効性のある医師偏在対策の着実な推進」から構成される三位一体改革はその有効な手段であり、同時かつ強力に推進を図る必要がある。

次ページからは、医師の働き方改革を中心に、一般社団法人岐阜県医師会会長の伊在井みどり先生への
インタビューを掲載する。

宿日直と自己研鑽

時間外労働の上限規制の導入にともない、宿日直と自己研鑽の扱いがポイントとなる。

・入院設備がある医療機関は、医療法により常に医師を配置しておくことが義務付けられており、医師が交代で宿直
（夜間の宿泊を伴う）や日直（休日祝日）を行っている。これらを合わせて当直、または宿日直と呼ぶが、業務の内
容が、常態としてほとんど労働をする必要のない場合には、労働基準監督署の許可を受ければ時間外労働時間にカ
ウントすることを免れる。医師の場合、病室の定時巡回や稀な救急患者の対応など、労働密度が低いと判断されれ
ばこの対応が認められる（ただし実際に労働した時間分は時間外労働として割増賃金が支払われる）。働き方改革に
より派遣医師の労働時間の制限が厳しくなると、夜間や休日の当直を大学病院などからの派遣に依存している地方
の病院においては医師派遣を受けることが困難になる可能性があるため、宿日直の許可の取得が進められている。

・医学生や若手医師の教育や研究も業務の一環であるため、特に大学病院では時間外労働の上限規制の影響を強く受
けることになる。医師が一人前になるための経験を積む時間を、労働とみなして時間外労働の時間にカウントする
か、自主的な自己研鑽とみなしてカウントしないかの基準については、厚生労働省からガイドラインが示されてい
る。上司からの明示、黙示の指示の有無、病院業務に直接関係があるか否かがポイントとされるが、判断を迷うよ
うなケースもある。本来労働時間とみなされ給料が支払われるべき労働が、自主的な研鑽とされ無給の扱いとなる
ようなことは避けなければならない。また、労働時間削減を迫られるあまり、医師の研鑽の意欲が削がれないよう
にすることも大切である。

参考文献

1　厚生労働省. "36協定で定める時間外労働及び休日労働について留意すべき事項に関する指針".
　　https://www.mhlw.go.jp/content/000350731.pdf
2　厚生労働省. "過労死等防止に関する特設サイト"
　　https://www.mhlw.go.jp/seisakunitsuite/bunya/koyou_roudou/roudoukijun/karoushizero/index.html
3　馬場秀夫. "医師の働き方改革に向けての課題と展望". 医療白書2022, ヘルスケア総合政策研究所（2022）,
　　p.119-125.
4　浜田淳. "医師の働き方改革". 岡山医学会雑誌第131巻（2019）, p.165-167.
　　https://www.jstage.jst.go.jp/article/joma/131/3/131_165/_pdf/-char/ja
5　小熊豊. "医師の働き方改革を巡る課題". 日農医誌68巻6号（2020）, p.693-704.
　　https://www.jstage.jst.go.jp/article/jjrm/68/6/68_693/_pdf/-char/ja
6　高橋泰. "働き方改革に不可欠なDX". 病院. Vol.82 No.4, 医学書院(2023), p.300-304.
7　厚生労働省. "医師の働き方改革に関する FAQ（2023年6月7日 ver.）".
　　https://www.mhlw.go.jp/content/10800000/001129071.pdf
8　石川雅俊. "医師の自己研鑽は労働時間とみなされるべきか". 日本医療経営学会誌 Vol.15 No.1.
　　https://www.jstage.jst.go.jp/article/jaha/15/1/15_5/_pdf/-char/ja

県民の健康と生命を守る

岐阜県医師会

　1947年の設立以来、医学医術の研鑽、医道倫理の昂揚に努め、行政及び関係団体と共に、地域の医療、保健、福祉活動を通じて県民の健康と生命を守るため医療提供体制の整備に努めてきた。現在、県内で診療所あるいは病院を開設する開業医と、病院や診療所等に勤務する勤務医の約2,900名が所属している。日本医師会及び県内22の郡市医師会、岐阜大学医師会との連携を図りながら、すべての県民が必要な医療をいつでもどこでも安心して受けられることを目的として、医師の生涯教育、学校保健活動、産業保健活動、ワクチン接種をはじめとした保健衛生活動、介護保険の審査会への出席、生活習慣病検診、感染症予防対策など、多岐にわたる活動を展開している。

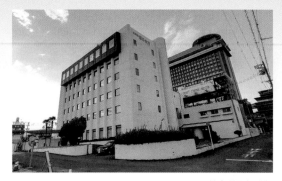

岐阜県医師会館

　岐阜県医師会は、私たちが普段意識しないような場面でもさまざまな活動を行い、県民の安全安心な生活を支えている。女性初の都道府県医師会長である、岐阜県医師会会長の伊在井みどり先生にお話を伺った。

（聞き手　取締役社長　佐竹達比古）

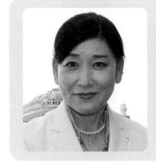

岐阜県医師会 会長　伊在井みどり 先生

岐阜市出身。島根医科大学（現島根大学）卒業後、岐阜大学第三内科入局。国保金山病院、県立下呂温泉病院を経て、医療法人幸紀会安江病院勤務、2008年から同病院管理者。2008年から岐阜市医師会理事、2016年から岐阜県医師会常務理事、2022年6月から同医師会会長日本内科学会総合内科専門医・認定医、日本リハビリテーション医学会臨床認定医、日本糖尿病学会療養指導医、認知症サポート医

医師はまず、自分の健康を守る

医師の働き方改革について、どう思われますか。

　医師として、人の健康を守るためには、まずは自分の健康を守ることが第一ですので、働き方改革には賛同しています。

　人口減少に伴い、医療関係者の数も減少し、一方で高齢者の割合は増えていきます。このため、タスクシフト・タスクシェアを進めたとしても、医療関係者1人が2人分の働きをしないと、医療が回らない時代が来るのではないかと懸念しています。

働き方改革の弊害

労働時間削減は難しい課題だと思います。

　そうですね、単純に時間外の労働時間を削ればよいというものではありません。医師としての成長の過程では、「今、経験しておかなければ一生後悔する」ようなことが集中する時期もあります。研修医や専攻医の先生の、知識と経験を増やす機会を奪うことになるような働き方改革ではいけないと思います。私は、どんなに忙しくて大変でも、好きなことならばやりきれると思います。やりたいときには好きなだけやらせてあげたい。そのかわり体調が悪い時には遠慮しないで帰れる環境を整えていきたい。働き方改革も、健康に配慮しながら、もう少し柔軟に、若い医師たちの意欲や成長の機会を奪わないように進めていけたらと思っています。

　今でも、基幹病院の医師が地方の中小病院の当直や外来診療を支援してくださっていますが、もし働き方改革による労働時間の制限のために来られなくなると、それをカバーするために、常勤や管理職の先生が当直をやるなどのしわ寄せが生じます。そしてその結果、過重労働が発生し、最終的には病院が立ち

いかなくなり、地方の救急医療が崩壊してしまうのではないかと心配しています。そんな働き方改革にしてはいけないと思っています。

男女の区別がない労働環境

最近は、女性の医師が増えてきました。

女性は、男性とは違う見方ができる場面もあり、形式にこだわらないところがあるので、新しい意見を出していただけたりする心強い存在です。今後働く人が足らなくなるわけですから、より多くの女性の方に働いてもらうためにも、女性にもっと意見を出していただき、働きやすい職場環境を作っていけたらよいと、そしてそれこそが、誰もが働きやすい労働環境であると思っています。

一方で、あまり女性、女性と言いすぎることもどうかと思います。高齢社会においては、仮に80歳まで仕事をするとすれば、出産育児期間は医師免許を取ってから引退するまで、医師として働く全期間の10分の1ほどですから、そんなに大した長さではないのです。男性だって病気で長期間働けなくなることもあります。男女を問わず、必要に応じて長く休めるような職場環境を整えることが必要です。私の娘夫婦はどちらも医師ですが、出産時には旦那さんも育児休暇を1か月とり、夫婦で子育てをしました。昔はおばあちゃんが、孫の面倒を見るのが当たり前でしたが、今のおばあちゃんはまだ仕事をしていますから（笑）。今はそういう時代になってきていると思います。

「戻って来られる」という安心感

医師の偏在についてどう考えますか。

私たちの時代は医局制度で、地域の病院へは大学病院の医局から医師を派遣していました。それにより、医師の地域バランスはある程度コントロールされていた面がありました。派遣には期限があり、「必ず戻って来られる」という安心感があり、また地域でないと経験できない事例も多く、地方へ赴任しやすかったと思います。全てではありませんが、今は地方の地域の基幹病院が直接医師を採用していますので、一

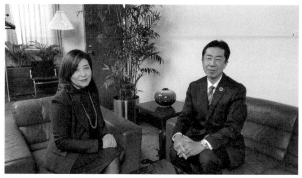
写真：伊在井会長（左）と十六総合研究所社長佐竹（右）

旦就職すると、なかなか移動できない可能性があり、子どもの教育や専門医取得のための症例不足も心配されるため、地方への赴任に二の足を踏む医師も多いと聞きます。

複数の医療機関が連携する動きがありますが、地域の医療機関においては、常勤の医師だけではマンパワーが足りないところを、別の医療機関が人材交流のような形でこれを補うことができれば、医師の偏在の緩和にもなります。昔の医局制度のように自分の戻る場所が確保される仕組みがあれば、地方で働いてもよいという医師はもっと増え、医師の偏在は緩和されるのではないかと思います。

医療情報共有の壁

医療情報の電子化、共有の状況を教えてください。

病院により使用している電子カルテのベンダーが異なることもあり、電子カルテの共通化・標準化はなかなか進んでいません。

また今でも、医療機関同士で患者さんの情報交換を行う際は、紹介状のような「紙」が主流です。ITを使って情報を共有できたら本当に助かるのですが、個人情報漏えいやサイバー攻撃といった懸念がなかなか払拭できません。

岐阜県では、医療機関同士をつなぐ「清流ネット」というネットワークが稼働しており、登録している診療所（かかりつけ医）は、患者さんの同意のもと病院の医療データを見ることができます。しかし、診療所側のデータを病院の医師が見たり、診療所から病院へデータを送ったりすることが今は出来ないこともあり、利用は低調です。紹介状などを電子化することでや

り取りできるようになれば、もっと有効に活用できるネットワークだと思いますが、まだそこまではできていません。薬局でも患者の情報を共有したいというニーズがあるため、今後は対象を拡大していきたいと思っています。

地域住民の健康を守る医師会

新型コロナの対応で、医師会が脚光を浴びました。医師会は普段、どのような活動をしていますか。

医療に関する問題の解決のために、医師ひとりひとりがつぶやくのと、医師がみんなでまとまって、一つの提言として国に訴えていくのとでは効果が全く違います。実は医師会は任意加入なので、入っていない先生が半分もいます。

医師会の大切な役割に、社会保健活動が挙げられます。例えば学校医として、学校で検診をやり、その結果をまとめ、保健師さんや学校教諭の方を対象とした勉強会を開催したり（学校保健）、産業医として、働く人の健康を守ったりしています（産業保健）。他にもワクチン接種や発熱外来、介護保険の審査会への出席といった業務や、岐阜県と医療情報を交換し連携して活動するなど、地域の皆さんの健康を守るさまざまな活動をしているのです。医師会の役割や存在意義をもっとアピールして、住民の方にご理解をいただきたいと思います。

かかりつけ医と病院との連携が大切

医師会は、かかりつけ医を推進していますね。

住民のみなさんが、健康に関するどんなことでも相談でき、何かあった時にはすぐ診てもらえる「かかりつけ医」を作っておくといいと思います。かかりつけ医と、紹介先専門医療機関（紹介状を持った人が行く大きな病院）をしっかり使い分け、日常的な病気やケガの診療はかかりつけ医で、専門的な治療が必要となった場合は、かかりつけ医からの紹介で大きな病院にかかる。そして両者が連携して、一体となって医療を提供していく、このやり方がもっと広まって欲しいですね。

岐阜市域では、患者さんの病状を「パス」という交換日記のようなノートに記載して、患者さんはそれを持って、かかりつけ医と紹介先専門医療機関の間を行き来するという受診の方法をとっています。例えば、毎月の採血や投薬はかかりつけ医が行い、患者さんは紹介先専門医療機関の専門医へ3か月に1度、検査数値などを書き込んだ「パス」を持って行くというようなイメージです。心疾患、脳疾患、肝炎、糖尿病、腎臓病、癌など、いろいろなパスを医師会と岐阜大学病院が共同で作成・運営しており、これにより患者さんは、両医療機関を行き来しつつ最適な医療を受けられます。大きな病院に負荷がかかりすぎないように、また専門医がいない地域でも適切な医療を受けられるようにするためにも、このような仕組みを、もっと普及させていきたいと思います。

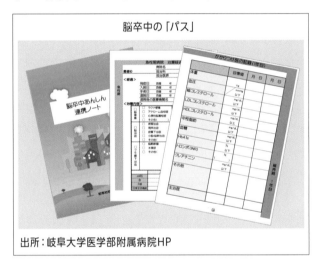

脳卒中の「パス」

出所：岐阜大学医学部附属病院HP

必要とされる総合診療医

この先、医療はどうなっていくのでしょうか。

医療に求められるものが、これから変わってくると思います。かつては全体的に病気を診ることができる医師が望まれておりましたが、今は専門医が望まれる時代です。しかし地域の医師不足が叫ばれる中、今後は再び、患者さんの全体を診ることができる総合診療医が必要とされてくるのではないでしょうか。

そんな先生がかかりつけ医として、大きな病院の専門医と連携して地域医療を守っていく、そんなスタイルをいっそう普及させていけたらと考えています。

2.3. 医師の偏在対策

地方の人口減少地域では勤務医の獲得が難しくなっており、都市部と地方との間での医師の偏在は非常に大きな問題である。平成28年度厚生労働科学特別研究「医師の勤務実態及び働き方の意向等に関する調査研究」によれば、医師が地方で勤務する意思がない理由として、全年代を通じて「希望する内容の仕事ができないこと」や「労働環境に不安があること」が高い割合で挙げられている。また、20歳代では「専門医の取得に不安があること」、30、40歳代では「子どもの教育環境が整っていないこと」と言う声も多い。

図表 2-14　地方で勤務する意思がない理由（20代）

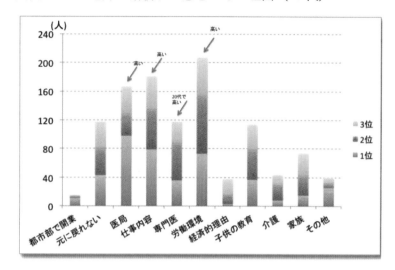

出所：　平成28（2016）年度厚生労働科学特別研究
「医師の勤務実態及び働き方の意向等に関する調査研究」

　医師偏在の理由としては、上記に加えて、医学部生の多数が都市部の出身であること、若い医師の多くは都会での生活を望むこと、医師は勤務地や診療科を自由に選択できることなどが考えられる。また、是正が進まない理由として、勤務地や診療科については、国や自治体がその決定に介入する権限を持たず、医師の派遣先を決める大学医学部の診療科医局の力も弱くなってきていること、医局に属さない、あるいは系列に入らない病院が勤務条件を提示して、直接医師を雇用する動きが広まっていることなどが考えられる。

　地域の医療提供体制を確保するため、各都道府県は医師の偏在対策を進めている。具体的には、医師の多寡を地域別に客観的に比較できる「医師偏在指標」により医師の偏在状況を把握し、目標とする医師数や医師確保の方針などを盛り込んだ「医師確保計画」を策定する一方、地域医療介護総合確保基金を活用し、大学と連携した医学部入試における地域枠の設定、地域枠学生等への修学資金の貸与、地域医療支援センターの運営、キャ

図表 2-15　医師確保計画を通じた医師偏在対策

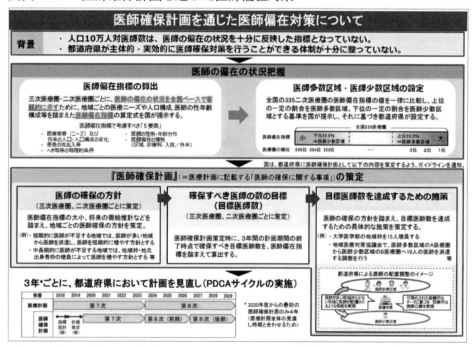

出所：　厚生労働省 医師確保計画の概要

リア形成プログラムの充実などにより、医師の偏在解消を目指している。

参考文献

1　厚生労働省. "医師の勤務実態及び働き方の意向等に関する調査研究". (2016).
　　https://mhlw-grants.niph.go.jp/system/files/2016/161031/201605029A_upload/201605029A0003.pdf
2　厚生労働省. 医師確保計画の概要.
　　https://www.mhlw.go.jp/stf/seisakunitsuite/bunya/kenkou_iryou/iryou/kinkyu/index.html

2.3.1. 医師偏在指標

医師偏在指標は、現在・将来人口を踏まえた医療ニーズに基づき、地域ごとの医師の多寡を統一的・客観的に把握できる、医師偏在の度合いを示す指標である。二次医療圏ごとに、医師多数区域（医師が多い地域）と医師少数区域（医師が少ない地域）が可視化されるため、都道府県はこの指標を参考に医師確保計画を策定し、具体的な医師確保対策を実施している。医師偏在指標は、人口10万人対医師数に、医師の供給体制（医師の性・年齢階級別の平均労働時間）や地域ごとの医療需要（人口構成による受療率の違い）を調整して算出されるもので、単純に人口当たりの医師数を比較するのに比べ、医師の偏在状況をよりよく反映したものと言える。

図表 2-16　医師偏在指標（地域別の比較）

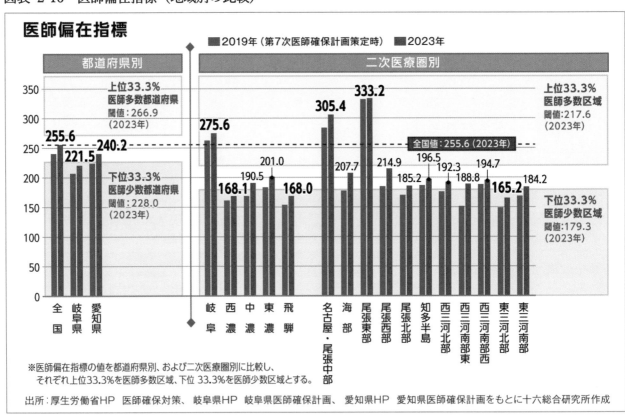

2023年の医師偏在指標を見ると、岐阜県は221.5（全国35位）と、医師少数県となるが、二次医療圏別に見ると、岐阜医療圏は275.6と医師多数区域となる一方、西濃医療圏（168.1）や飛騨医療圏（168.0）は医師少数区域となる。愛知県は240.2（全国28位）と、全国平均（255.6）をやや下回るものの概ね全国中位に位置する。二次医療圏別に見ると、尾張東部医療圏（333.2）と名古屋・尾張中部医療圏（305.4）が医師多数区域となる一方、東三河北部医療圏（165.2）は医師少数区域となる。このように両県とも、県内で大きな医師の偏在が見られる（図表2-16）。

医師偏在指標は、医師の絶対的な充足状況を示すものではなく、あくまでも相対的な偏在の状況を表すものである点に注意が必要である。

2.3.2. 自治医科大学

自治医科大学は、医療に恵まれないへき地等における医療の確保及び向上と地域住民の福祉の増進を図るため、1972年に全国の都道府県が共同して栃木県に設立した私立大学である。入学試験は、第1次を各都道府県で、第2次を大学で実施し、将来、出身都道府県で地域医療に貢献する情熱を持った学生を選抜している。入学定員は123名、卒業生数は4,857名（2023年5月時点）を数える。その設立経緯から、地域における実習カリキュラムや総合診療的な医療など、地域医療に重点を置いた教育を受ける機会に恵まれ、学生は在学中6年間を通じ寮で全学年の学生と共に生活する。

図表 2-17　自治医科大学

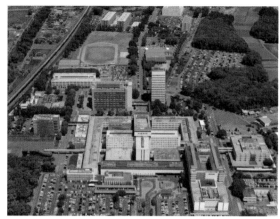

出所：　自治医科大学 HP

医学部には、入学者全員に対して入学金や授業料などの学生納付金（入学金100万円、授業料年間180万円など6年間合計2,300万円）を貸与する修学資金貸与制度がある。この修学資金は、大学を卒業後、試験地の都道府県知事が指定するへき地等の公的医療機関で医師として勤務し、その勤務期間が貸与を受けた期間の1.5倍（義務年限：一般的には9年）に達した場合は返還が免除される。

こうした勤務地の制限もあり、自治医科大学を卒業した勤務・開業者の約4割はへき地で勤務している。また、義務年限終了後も約7割が出身都道府県内に残り、約3割が全国のへき地等に勤務するなど、自治医科大学は、地域医療・へき地医療を支える医師を供給する教育機関として、重要な役割を果たしていると言える。

図表 2-18　自治医科大学の医師国家試験合格率

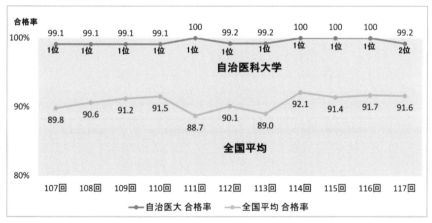

医師国家試験の合格率は非常に高く、第1期卒業生が受験した1978年から2023年までの46年間で、医師国家試験合格率全国トップを21回記録している（図表2-18）。

出所：　自治医科大学 HP

参考文献

1　自治医科大学 HP.　https://www.jichi.ac.jp/gaiyo/
2　自治医科大学地域医療推進課 HP.　https://www.jichi.ac.jp/chisuika/index.htm

2.3.3. 地域枠

地域枠は、地域による医師偏在を是正する目的で、地方の各大学医学部や医科大学を中心に、都道府県が設置する「医学部入試における特別枠」であり、将来、当該地域で一定期間（通常は研修医の期間を含め 9 年間）、医療に従事することを条件に返済不要の奨学金が支給されるなど、地域医療の担い手確保のための工夫を凝らした制度である。2007 年頃から導入が始まり、当初は全国 20 の大学で運用が開始されたが、その後導入する大学が徐々に増加し、2022 年には 71 大学、全医学部定員の約 18%が

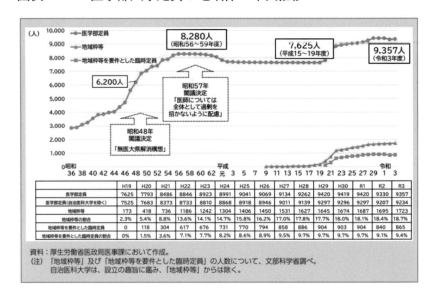

図表 2-19　医学部入学定員と地域枠の年次推移

	H19	H20	H21	H22	H23	H24	H25	H26	H27	H28	H29	H30	R1	R2	R3
医学部定員	7625	7793	8486	8846	8923	8991	9041	9069	9134	9262	9420	9419	9420	9330	9357
医学部定員(自治医科大学を除く)	7525	7683	8373	8733	8810	8868	8918	8946	9011	9139	9297	9296	9297	9207	9234
地域枠等	173	418	736	1186	1242	1304	1406	1450	1531	1627	1645	1674	1687	1695	1723
地域枠等の割合	2.3%	5.4%	8.8%	13.6%	14.1%	14.7%	15.8%	16.2%	17.0%	17.8%	17.7%	18.0%	18.1%	18.4%	18.7%
地域枠等を要件とした臨時定員	0	118	304	617	676	731	770	794	858	886	904	903	904	840	865
地域枠等を要件とした臨時定員の割合	0%	1.5%	3.6%	7.1%	7.7%	8.2%	8.6%	8.9%	9.5%	9.7%	9.7%	9.7%	9.7%	9.1%	9.4%

資料：厚生労働省医政局医事課において作成。
(注)　「地域枠等」及び「地域枠等を要件とした臨時定員」の人数について、文部科学省調べ。
　　　自治医科大学は、設立の趣旨に鑑み、「地域枠等」からは除く。

出所： 厚生労働省　令和 4 年版厚生労働白書

地域枠により養成されるようになった。外科、救急科など入学時から専攻が固定されている都道府県もあるが、こうした制限がない都道府県では、地域医療とはあまり関係がない診療科を選択する医師もいるため、必ずしも診療科の偏在解消に繋がるとは言えない面もある。

　地域枠制度の詳細は、各大学や都道府県により差異が見られるが、出身地による応募制限を設けているものが多く、概ね以下のようなパターンに分類できる。なお、「義務履行」とは卒業後に医師として特定の都道府県内の医療施設で一定期間地域医療に従事することを指す。

① 大学が別枠で入学選抜、または入学後に選抜し、一定の義務履行を条件として奨学金を貸与するもの。
② 大学が別枠で入学選抜し、一定の義務履行を課すもの（奨学金はなし）。
③ 大学が別枠で入学選抜するが、一定の義務履行を条件としないもの（地元優先枠など）。

　ストレート卒業率（留年することなく 6 年間で卒業する者の割合）や、医師国家試験合格率については、地域枠入学者が一般枠入学者を概ね上回るという報告もあり、地域枠学生は学業において高いパフォーマンスを発揮していると言える。

　地域枠で入学する場合、学生には、より充実した地域医療教育を受けられる、将来地元で働くことで地域社会に貢献できる、奨学金を学費や生活費に充てることができるといったメリットがある。一方、卒業後の勤務地が当該都道府県内に限定される、地域医療と親和性が低い診療科を希望する場合、地域医療機関は症例数が少ないところもあり専門医資格の取得が遅れる場合がある、「最初から診療科の選択肢を限定するよりも幅広く学びたい」というニーズに対応できないといったデメリットもあり、途中で離脱する人もいる。また、将来を明確にイメージして入学する人ばかりではないため、結婚や家族の介護などに伴う希望する居住地の変化、取得したい診療科の専門医資格の変化などで悩む人もいる点が指摘されている。医学部受験生または医学部志望学生にとっては、一般入試に比べ入学しやすい、実質的に教育費の負担が

大幅に軽減されるといった魅力は大きいが、医学部入学のことのみを考慮するのではなく、自分の医師としてのあり方を十分に検討の上、地域枠で受験するか、一般枠で受験するかを決めていただきたいと考える。

図表 2-20　35歳未満の医療施設従事医師数推移

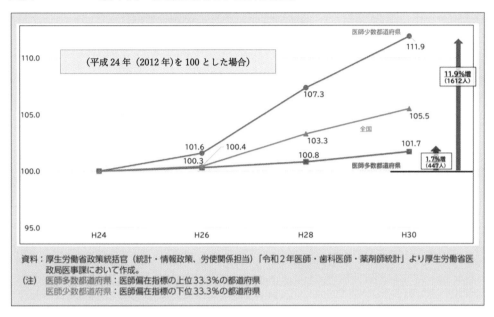

資料：厚生労働省政策統括官（統計・情報政策、労使関係担当）「令和2年医師・歯科医師・薬剤師統計」より厚生労働省医政局医事課において作成。
(注)　医師多数都道府県：医師偏在指標の上位33.3%の都道府県
　　　医師少数都道府県：医師偏在指標の下位33.3%の都道府県

出所： 厚生労働省　令和4年版厚生労働白書

2008年度から始まった医学部定員の臨時増員（地域枠による定員の純増）もあり、35歳未満の若手医師は増加傾向にある。医師数増加の割合は、医師少数都道府県が医師多数都道府県を大きく上回っており（図表2-20）、地域枠導入による効果が現れてきているものと見られる。

参考文献

1　牛越博昭. "岐阜で医師を育成する 〜現状と課題". 岐阜県医師会医学雑誌 第36巻（2023）.
2　松本正俊, 小谷和彦, 岡崎仁昭. "地域医療の現状分析". 地域医療学入門, 診断と治療舎（2019）, p.21-23.
3　厚生労働省. 令和4年版厚生労働白書. https://www.mhlw.go.jp/wp/hakusyo/kousei/21/dl/1-01.pdf
4　松本正俊. "地域枠医師". 地域医療白書 第5号, 随想舎（2023）, p.48-53.
5　小池創一. "地域医療政策と医師". 地域医療白書 第5号, 随想舎（2023）, p.114-130.

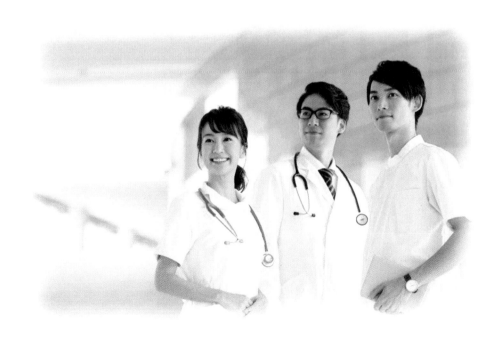

岐阜大学医学部の地域枠

岐阜大学は、岐阜県唯一の医師育成を行う大学医療機関である。医学部在籍生のうち岐阜県内出身者は 4 割程度であり、うち約半数が地域枠の入学者である。岐阜大学医学部においては、2007 年 4 月に地域医療医学センターが発足し、その翌年から定員 10 名の地域枠生を受け入れ始めた。2022 年時点の定員は 28 名まで増加しており、地域枠入学者は 2008 年～2023 年現在 390 名、うち卒業して医師となった学生は 220 名。業務従事期間の医師は 168 名で、うち 145 名が県内で勤務中である。

2019 年度入試（2019 年 4 月入学者対象）から、地域枠に「地域医療コース」と「岐阜県コース」を設定しており、卒業後、本県内で一定期間の勤務（条件有）を行った場合は、貸与した岐阜県医学生修学資金（第 1 種）の返還を免除している。「地域医療コース」については、対象が「海津市（旧南濃町と平田町）、郡上市、美濃市、美濃加茂市、白川町、東白川村、瑞浪市、恵那市、中津川市、高山市、飛騨市、下呂市、白川村」の 13 市町村出身者に限定されており、出願書類として出身高校長の推薦書に加えて出身市町村長の推薦書が必要となる。

図表 2-21 岐阜大学医学部地域枠

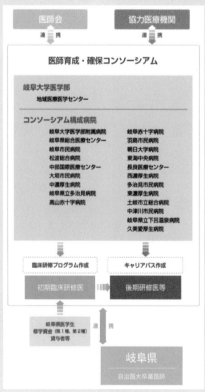

出所： 岐阜県 HP

岐阜県医師育成・確保コンソーシアム

医師の育成は卒前の医学部教育のみでは不十分である。本コンソーシアムは、岐阜大学医学部のほか、県内の研修医が多く集まる 21 病院と県内の各病院、医師会との連携体制で構成されており、主に岐阜県医学生修学資金を受けた人を対象に、効果的な初期臨床研修の実施や、後期研修医等のためのキャリアパス作成などを通じた育成支援を行っている。

また、キャリアパスに一定期間の医師不足地域での勤務を含めることにより、医師が不足する地域における効果的な地域医療確保にも寄与している。

図表 2-22 コンソーシアムの概要図（左）と組織図（右）

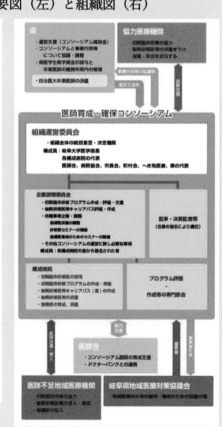

出所： 岐阜県医師育成・確保コンソーシアム HP

2.3.4. 医師の研修制度と専門医制度

(ア) 新医師臨床研修制度

　2004 年度からは、それまでは努力義務であった臨床研修が必修化され、医師免許を取得した後は、その後 2 年間にわたって大学病院、または臨床研修指定病院で、救急、小児科、内科、外科など特定の分野について研修を受けることになった。地域医療についても 4 週以上が必修となっており、へき地・離島の医療機関、診療所や小規模な地方病院などでの研修が必須となった。

　以前、大学医学部を卒業した医師は、そのまま大学医学部の医局に入り研鑽を積むことが多かったが、新制度の導入により大学医局の縛りがなくなり、公募マッチングによる採用で、研修のために勤務する病院を自由に選択できるようになった。その結果、都市部の大病院に人気が集まり大学医局での研修希望者は減少、特に地方大学では研修医が激減した。こうして多くの地方大学病院では、診療体制を維持するために、地方の中小病院に派遣している中堅医師を呼び戻さざるを得なくなり、そのあおりを受けた地方の中小病院では、医師不足が深刻化した。

　現在も、研修医の都会志向は続いており、研修医枠の充足率が都市部の都道府県では 100％に近いのに対し、岐阜県は 7 割程度にとどまる。

(イ) 新専門医制度

　新専門医制度は、広く良質な医療を確保するとともに、医師のキャリア形成支援も重視した新しい専門医を育成するための制度で、2018 年 4 月より開始された。現在、医師国家試験合格後、2 年間の臨床研修を終えた医師の多くが、より高度な資格となる「専門医」を目指している。

　従来のカリキュラム制では、学会が一定の基準を満たす病院を研修施設として認定し、研修医は個別の研修施設を選択して研修を受けていたが、新制度ではプログラム制となり、日本専門医機構が指導医数、症例数、研究業績等の基準を満たす研修プログラムを認定し、研修医は基幹施設・連携病院をローテートして研修することとなった。専門医の取得にかかる期間は、診療科により異なるが通常 3 年〜5 年を要する。

　拠点となる基幹病院は、専門医に必要

図表 2-23　新専門医制度

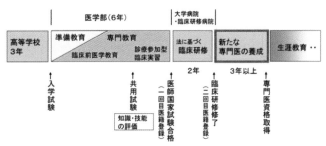

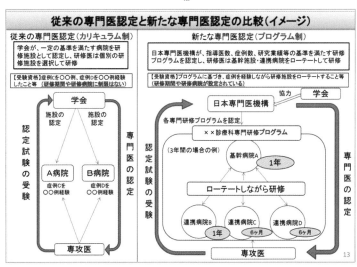

出所：　厚生労働省 医道審議会（医師分科会医師専門研修部会）資料 2019.5.14

な全般的かつ幅広い疾患の症例が豊富に経験できる必要があることから、都市部の大病院や大学病院が多くなる。加えて基幹病院を中心に連携病院をローテートする必要がある、症例が多い、良い指導医から学べる、給料が良いといった理由で、研修希望先が都市部に集中し（地方の病院での研修希望が減少し）、医師偏在を生む一因となっている点が指摘されている。都市部の病院で専攻医の採用定員を制限するシーリング制度が 2020 年度より導入されているが、十分な解決手段とはなっていない。

参考文献

1　東京都医師会. "かかりつけ医機能ハンドブック 2009". p.40-47.
　https://www.tokyo.med.or.jp/medical_welfare/handbook2009
2　厚生労働省. 第 3 回医道審議会医師分科会 医師臨床研修部会 資料. 2020.12.10.
　https://www.mhlw.go.jp/content/10803000/000703923.pdf
3　厚生労働省. "令和 5 年度 医師臨床研修マッチング結果".
　https://www.mhlw.go.jp/content/10803000/001160208.pdf
4　厚生労働省. 医道審議会 医師分科会 医師専門研修部会 令和元年度 第 1 回 参考資料 8.
　https://www.mhlw.go.jp/stf/shingi/shingi-idou_127790_00003.html

2.3.5. 岐阜県のへき地医療体制

岐阜県は、県全体では医師不足の状態にあり、岐阜医療圏の医師数は全国平均を上回っているものの、飛騨・西濃医療圏が非常に少なく、医師の地域偏在度合いが大きいという特徴があり（図表 2-16）、制度の修正などにより地域枠の医師を医師不足の医療圏に誘導する流れを作っている。しかし、医師の働く場所を決める権限は国や自治体にあるわけではないため、地域格差がなかなか埋まらないという現状がある。

岐阜県では、医療福祉連携推進課がへき地医療や在宅医療を担当している。県の役割は、へき地医療支援機構を通じて、人口が少ない地域の医療を支えることである。岐阜県には 47 か所のへき地診療所があるが、ほとんどが医師 1 人体制であり運営は

図表 2-24　岐阜県のへき地医療体制

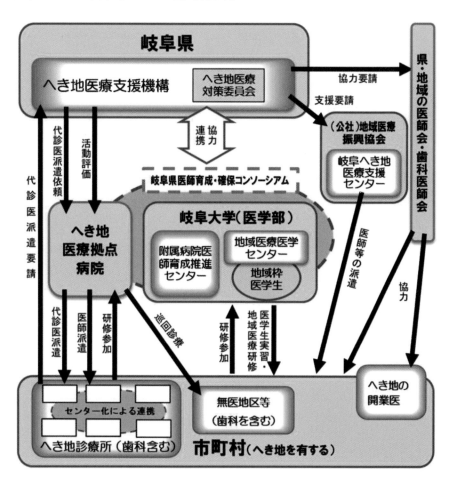

資料提供：岐阜県健康福祉部医療福祉連携推進課

厳しい。へき地医療支援機構は郡上市に委託する形で設置されており、郡上市が専任担当官（現在は国保白鳥病院の医師）を指名する。

県内のへき地診療所は、各市町村の医師、医療機関からの派遣のほか、岐阜県から派遣される自治医大卒業の医師で運営されており、地域枠の医師は、主に医学部医局や専門研修プログラム基幹施設による調整により県内のへき地医療拠点病院等に赴任し、人口が少ない地域の医療提供体制の維持に貢献している。へき地診療所での代診医の調整が難航した際は、へき地医療支援機構が調整を行い、県内に 15 あるへき地医療拠点病院からの派遣で対応している。

図表 2-25　岐阜県のへき地医療の現状

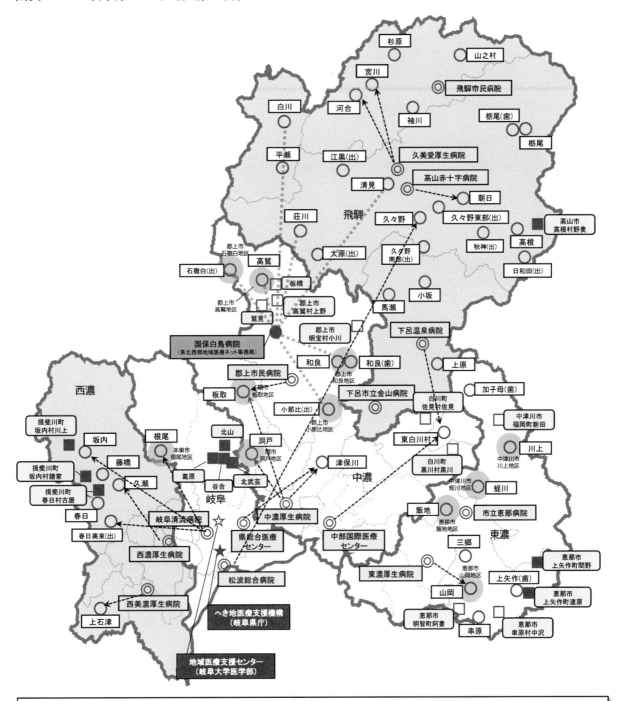

（凡例）
★ …へき地医療支援機構
☆ …地域医療支援センター
◎ …へき地医療拠点病院
○ …へき地診療所
(歯)…歯科診療所
(出)…出張診療所
● …県北西部地域医療ネット事務局

□ …無医地区の中心的な場所
■ …準無医地区の中心的な場所
→ …へき地医療拠点病院の医師派遣先
着色…医師少数区域（西濃圏域・飛騨圏域）
　 …医師少数スポット
※へき地医療拠点病院の指定状況：令和5年10月1日現在
※医師派遣状況は、令和4年度実績（同一組織外）

資料提供：　岐阜県健康福祉部医療福祉連携推進課

2.3.6. 愛知県のへき地医療体制

愛知県の医師偏在指標は概ね全国平均程度であるが、尾張東部や名古屋・尾張中部医療圏で医師が多い一方、東三河北部はその半分程度にとどまるなど、医師の偏在が見られる（図表2-16）。

愛知県では、地域医療支援室が医師確保とへき地医療、地域医療対策協議会（医師確保という点で主たる検討組織）の運営などを担当している。

地域医療支援センターは地域医療支援室の中にあり、医師偏在対策として、医学部（県内4大学）の地域枠学生への修学資金の貸付業務や、ドクターバンク事業（職業紹介事業）、医師派遣の補助、医師の働き方改革の対応などを担当している。

へき地医療支援機構は、地域医療支援センター内にあり、現在は、自治医大出身で知多厚生病院の医師が専任担当官を務めている。愛知県内10か所のへき地診療所（基本は医師1人）において、休暇や研修・学会参加などにより代理診療が必要な場

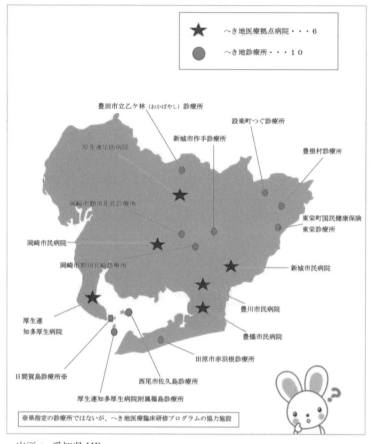

図表 2-26　愛知県のへき地医療の現状

出所：　愛知県HP

合、6か所のへき地医療拠点病院から代わりの医師を派遣することになっており、その調整業務を担っている。また、診療所は自治体（市町村）による運営が多いが、その運営費および施設・設備整備費や拠点病院の整備に対する補助金業務も行っている。

愛知県内4大学の医学部の地域枠定員は、合計で32名（臨時定員）である。地域枠学生は6年間で1,110万円の修学資金貸付を受けられるが、9年間の義務（医師不足の医療機関への勤務）を果たせば返済免除となる。医学部卒業後、臨床研修を2年、ほとんどの人はその後専門研修を約3年受ける。専門研修のうち義務履行に含まれる期間もあるため（2年間はカウント、1年間は勤務する医療機関による）、その後4～5年、県の指定する医療機関で勤務する必要がある。勤務先は中小規模の地域医療機関（へき地ではない）であり、へき地診療所への勤務には自治医大出身の医師が当たるなど、ある程度すみ分けができている。

臨床研修を受けることができる病院は決められている（県内53か所）。県は病院の指定や、定員の振り分け、各病院の研修プログラムの決定などを行っているが、概して都市部の病院に希望が集中し、何もしないと医師の配置が偏ってしまうため、偏在対策の観点からも定員の配分管理は重要な業務である。

第3章

アンケート
看取りと人生会議

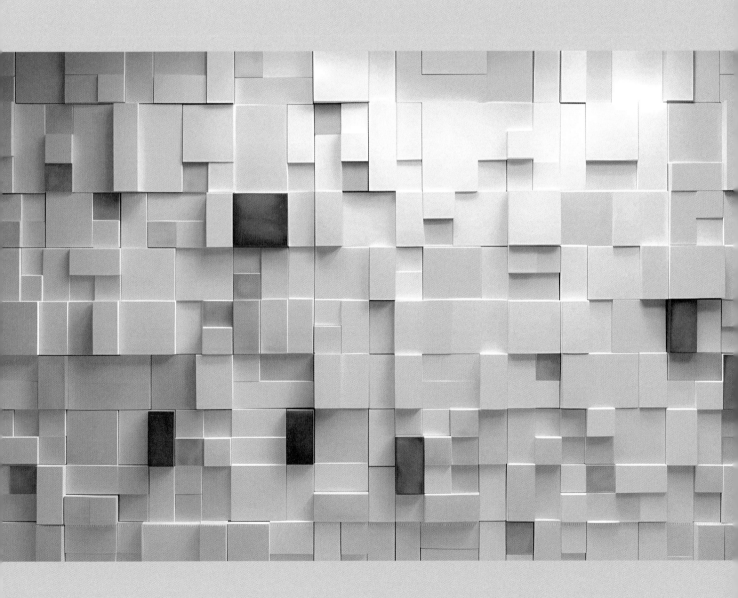

アンケート　看取りと人生会議

　本書執筆にあたり、地域による、人々の看取りと人生会議（ACP）に関する意識を把握するために、岐阜県（都市部）、岐阜県（都市部を除く）、東京都（23区）、全国の4地域に居住する2,002人に対してwebアンケートを実施した。調査対象をこのように設定した理由は、こうした事柄に関する人々の意識は、住む地域の都市化の度合いに影響を受けるのではないかと考えたからである。しかし結果として、これらの地域間の回答のばらつきはさほど大きくはなかった。このため、以下のレポートは特に地域別の表示がある場合を除き、全国の回答結果（サンプル数493）を対象とした分析結果のみを掲載している点にご留意願いたい。

調査要領

1. 調査方法　　webアンケート
2. 調査内容　　看取りと人生会議に関する意識調査
3. 調査期間　　2023年11月7日〜11月9日
4. 回答状況　　有効回答　2,002名　（回答者の内訳は以下の通り）

回答者属性

性別

	岐阜県（都市部）※		岐阜県（都市部を除く）		東京都（23区）		全国		合計	
男性	252	50.4%	251	49.8%	254	50.3%	247	50.1%	1004	50.1%
女性	248	49.6%	253	50.2%	251	49.7%	246	49.9%	998	49.9%
合計	500	100.0%	504	100.0%	505	100.0%	493	100.0%	2002	100.0%

※ 岐阜県(都市部)は、岐阜市、各務原市、大垣市、多治見市の4市

年齢

	岐阜県（都市部）				岐阜県（都市部を除く）				東京都（23区）				全国				合計			
	男性	女性	計	構成比	男性	女性	計	構成比	男性	女性	計	構成比	男性	女性	計	構成比	男性	女性	計	構成比
20-39歳	61	61	122	24.4%	61	62	123	24.4%	61	60	121	24.0%	61	60	121	24.5%	244	243	487	24.3%
40-49歳	65	63	128	25.6%	66	64	130	25.8%	64	63	127	25.1%	63	62	125	25.4%	258	252	510	25.5%
50-59歳	64	63	127	25.4%	61	63	124	24.6%	65	66	131	25.9%	60	63	123	24.9%	250	255	505	25.2%
60歳以上	62	61	123	24.6%	63	64	127	25.2%	64	62	126	25.0%	63	61	124	25.2%	252	248	500	25.0%
合計	252	248	500	100.0%	251	253	504	100.0%	254	251	505	100.0%	247	246	493	100.0%	1004	998	2002	100.0%

職業

	岐阜県（都市部）				岐阜県（都市部を除く）				東京都（23区）				全国				合計			
	男性	女性	計	構成比	男性	女性	計	構成比	男性	女性	計	構成比	男性	女性	計	構成比	男性	女性	計	構成比
会社員	105	41	146	29.2%	109	50	159	31.5%	94	71	165	32.7%	89	45	134	27.2%	397	207	604	30.2%
会社役員・管理職	22	9	31	6.2%	25	3	28	5.6%	48	6	54	10.7%	35	2	37	7.5%	130	20	150	7.5%
公務員・団体職員	26	10	36	7.2%	20	11	31	6.2%	19	7	26	5.1%	20	10	30	6.1%	85	38	123	6.1%
自営業	17	6	23	4.6%	17	8	25	5.0%	17	7	24	4.8%	13	7	20	4.1%	64	28	92	4.6%
自由業・専門職	3	5	8	1.6%	6	6	12	2.4%	3	8	11	2.2%	6	12	18	3.7%	18	31	49	2.4%
派遣・契約社員	7	10	17	3.4%	5	9	14	2.8%	20	24	44	8.7%	12	21	33	6.7%	44	64	108	5.4%
パート・アルバイト	15	70	85	17.0%	16	80	96	19.0%	19	55	74	14.7%	23	54	77	15.6%	73	259	332	16.6%
学生	2	1	3	0.6%	5	1	6	1.2%	0	1	1	0.2%	4	5	9	1.8%	11	8	19	0.9%
専業主婦・専業主夫	1	81	82	16.4%	1	62	63	12.5%	2	52	54	10.7%	3	62	65	13.2%	7	257	264	13.2%
無職	50	13	63	12.6%	41	19	60	11.9%	27	14	41	8.1%	38	25	63	12.8%	156	71	227	11.3%
その他	4	2	6	1.2%	6	4	10	2.0%	5	6	11	2.2%	4	3	7	1.4%	19	15	34	1.7%
合計	252	248	500	100.0%	251	253	504	100.0%	254	251	505	100.0%	247	246	493	100.0%	1004	998	2002	100.0%

未婚・既婚

	岐阜県（都市部）				岐阜県（都市部を除く）				東京都（23区）				全国				合計			
	男性	女性	計	構成比	男性	女性	計	構成比	男性	女性	計	構成比	男性	女性	計	構成比	男性	女性	計	構成比
既婚	152	176	328	65.6%	134	167	301	59.7%	160	131	291	57.6%	127	146	273	55.4%	573	620	1193	59.6%
未婚	100	72	172	34.4%	117	86	203	40.3%	94	120	214	42.4%	120	100	220	44.6%	431	378	809	40.4%
合計	252	248	500	100.0%	251	253	504	100.0%	254	251	505	100.0%	247	246	493	100.0%	1004	998	2002	100.0%

世帯人数

	岐阜県（都市部）				岐阜県（都市部を除く）				東京都（23区）				全国				合計			
	男性	女性	計	構成比	男性	女性	計	構成比	男性	女性	計	構成比	男性	女性	計	構成比	男性	女性	計	構成比
独り暮らし	48	21	69	13.8%	54	30	84	16.7%	73	81	154	30.5%	62	39	101	20.5%	237	171	408	20.4%
独り暮らし以外	204	227	431	86.2%	197	223	420	83.3%	181	170	351	69.5%	185	207	392	79.5%	767	827	1594	79.6%
合計	252	248	500	100.0%	251	253	504	100.0%	254	251	505	100.0%	247	246	493	100.0%	1004	998	2002	100.0%

調査結果の概要

・死が近いと知ったとき、6割程度が「積極的な治療」を希望するものの、9割近くは「延命処置」を望んでいない。

・6割程度が自宅で看取られることを望みつつ、結果としては6割程度が医療機関で看取られることになると考えている。自宅外で看取られることになると考える理由として、「自宅で死ぬことは家族に迷惑がかかるという意識」や「（医療機関などにおける）医療サービスに対する大きな期待」が挙げられるが、在宅医療（介護）に関する認知度は約4割と高くないため、理解が進めば「自宅で看取られることができる」と考える人は増える可能性がある。

・人生会議（ACP）については、多くの人がその考え方に共感し必要性を認めつつ、まだ先のことと捉えている人や、実行したくても切り出せない人が多い。

3.1. 看取りに関する意識

3.1.1. 治療方針（死が近いと知ったとき）

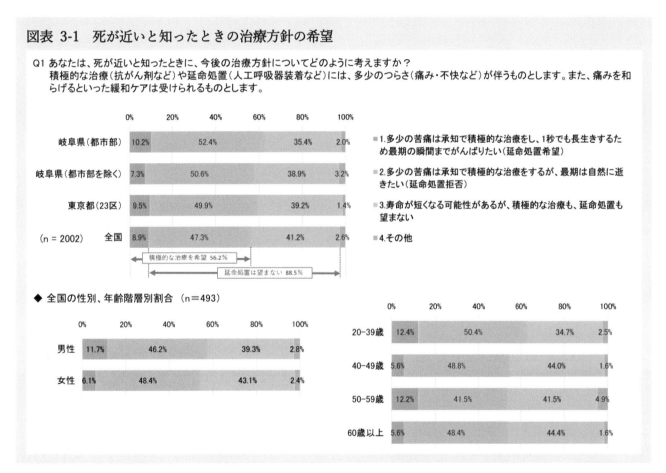

図表 3-1 死が近いと知ったときの治療方針の希望

Q1 あなたは、死が近いと知ったときに、今後の治療方針についてどのように考えますか？
積極的な治療（抗がん剤など）や延命処置（人工呼吸器装着など）には、多少のつらさ（痛み・不快など）が伴うものとします。また、痛みを和らげるといった緩和ケアは受けられるものとします。

死が近いと知ったとき、今後の治療方針についての考え方を尋ねたところ、地域や性別、年齢による差は大きくなく、約半数が「2.多少の苦痛は承知で積極的な治療をするが、最期は自然に逝きたい（延命処置拒否）」と回答し、「3.寿命が短くなる可能性があるが、積極的な治療も延命処置も望まない」が4割程度、「1.最期の瞬間までがんばりたい（延命処置希望）」は1割程度であった。全国のデータでは、全体の6割程度（56.2％）が多少の苦痛は承知で「積極的な治療」を望むものの、9割近く（88.5％）は死を目前にした「延命処置」を望んでおらず、自然な形で看取られたいと考えている人が非常に多いことがうかがえる。

3.1.2. 最期の瞬間までを過ごす場所（看取られる場所）

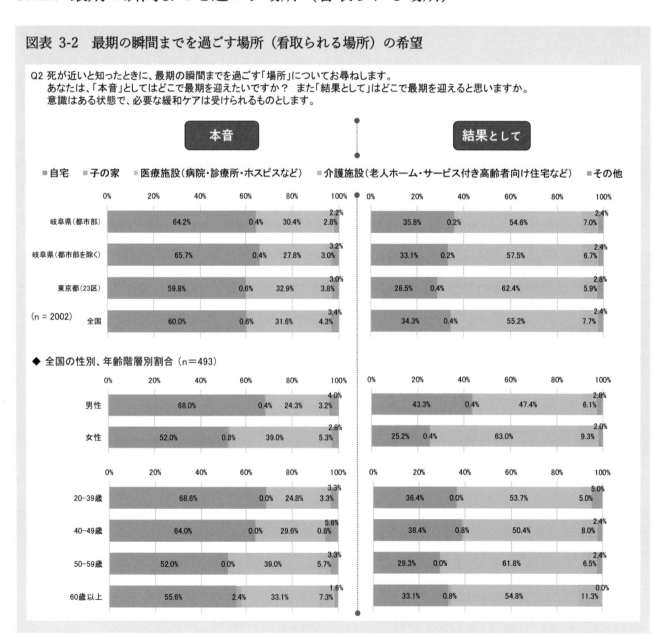

図表 3-2　最期の瞬間までを過ごす場所（看取られる場所）の希望

　死が近いと知ったときに、最期の瞬間までを過ごす「場所」、つまり看取られる場所の希望について尋ねたところ、「本音」では地域差はさほど大きくなく、6割程度が「自宅」、約3割が「医療施設」と回答した。一方「結果として」は、逆に6割程度が「医療施設」、3割程度が「自宅」で看取られることになると考えており、本音では自宅で看取られたいと考える人の約半数は、諸事情により、結果としては自宅外（多くは「医療施設」）で看取られることになると考えているようだ。

　「結果として」で「自宅」と回答した割合は、岐阜県（都市部）、岐阜県（都市部を除く）、東京都（23区）の順に高かったが、これは都市化の度合いの順ではなく、サンプルの既婚者の割合が高い順、独り暮らし以外の人の割合が高い順となっていることから、同居人がいると自宅を選択しやすくなるなど、家族構成（配偶者、同居人の有無）の影響が大きいものと考えられる。

　本質問については性別による差が見られ、「本音」、「結果として」ともに、男性の方が女性より「自宅」と回答した割合が高く、「医療施設」と回答した割合が低かった。男性の場合、自宅療養中は妻が自分の看護（介護）をしてくれると漠然と考える人が多いが、女性は自分が自宅療養した場合、夫が看護（介護）と仕事・家事を両立させていくのは難しい（あるいは申し訳ない）と考え、現実的な判断から「医療機関」と回答した人の割合が相対的に高いのではないかと考える。

　年齢別に見ると、49歳以下では、「本音」では自宅で看取られたいと考える人が50歳以上に比べて多いが、「結果として」では年齢による差は大きくはなく、年齢を問わず「病気になったら、自分は結果として医療機関で看取られる」と考える人は過半数を占めた。

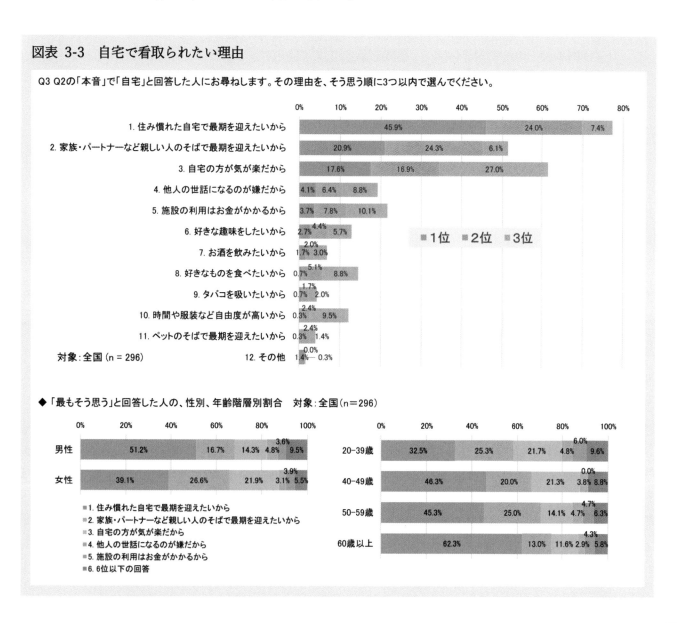

図表 3-3　自宅で看取られたい理由

Q3 Q2の「本音」で「自宅」と回答した人にお尋ねします。その理由を、そう思う順に3つ以内で選んでください。

対象：全国（n = 296）

◆「最もそう思う」と回答した人の、性別、年齢階層別割合　対象：全国（n=296）

前問で、「本音」では自宅で看取られたいと回答した全国の人（493人中296人）を対象に、その理由を尋ねたところ、「1.住み慣れた自宅で最期を迎えたいから」、「2.家族・パートナーなど親しい人のそばで最期を迎えたいから」、「3.自宅の方が気が楽だから」と回答した人が圧倒的に多く、中でも「1.住み慣れた自宅で最期を迎えたいから」を1位に挙げた人は45.9%と高い割合を占めた。

　「1.住み慣れた自宅で最期を迎えたいから」を1位に挙げた人の割合は、女性より男性の方が高く、年齢別では高齢になるほど高くなる傾向が見られた。男性ほど、また長く居住するほど、自宅に対する思い入れが大きいからであると考えられる。また、女性は「2.家族・パートナーなど親しい人のそばで最期を迎えたいから」と回答した割合が男性よりも高く、人との繋がりをより大切にする傾向が見られる。

　年齢別に見ると、若年層ほど「3.自宅の方が気が楽だから」と回答した割合が高かった。比較的自由な生活を送る若者ほど、起床・就寝時間や食事などの制限が多く自由が限られた入院生活より、自宅において自由で気楽な生活を送ることを重視する人が多いようだ。

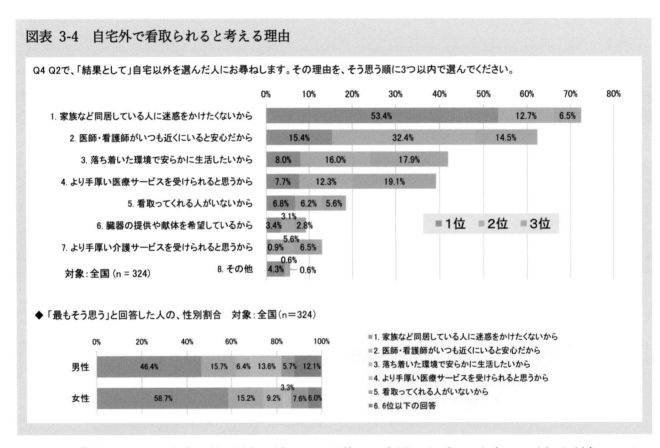

図表 3-4　自宅外で看取られると考える理由

　Q2で、「結果として」自宅以外で最期を迎えると回答した全国の人（493人中324人）を対象に、その理由を尋ねたところ、「1.家族など同居している人に迷惑をかけたくないから」、「2.医師・看護師がいつも近くにいると安心だから」、「3.落ち着いた環境で安らかに生活したいから」、「4.より手厚い医療サービスを受けられると思うから」の順に回答した割合が高かった。「1.家族など同居している人に迷惑をかけたくないから」を1位に挙げた人の割合は53.4%と半数を超え、男性より女性の割合が高かった。死に直面した時でさえも、同居する家族への気遣いを忘れない人が多いのと同時に、①「自宅で死ぬことは家族に迷惑がかかるという意識」を持っている人が非常に多いことがうかがえる。この意識が、本音では自宅で看取られたいが、結果としては「医療機関」で看取られることになると考える主な原因になっているものと考えられる。また、「2.医師・看護師がいつも近くにいると安心だから」や「4.より手厚い医療サービスを受けられると思うから」など、②「医療サービスに対する大きな期待」も、自宅外（主に医療機関）を選択する主な理由になっていることがうかがえる。

「結果として」自宅外での最期を選択することになる理由として挙げた、①「自宅で死ぬことは家族に迷惑がかかるという意識」、②「医療サービスに対する大きな期待」、という点について考察すると、①については入院でも家族には相応の負担がかかることや、②については在宅医療（介護）でもそれなりに手厚い医療・生活支援サービスが受けられること（地域差はある）を認識している回答者はそれほど多くないと考えられる（Q7では、在宅医療（介護）について「知っている」と回答した割合は全体の約4割にとどまる）。このため、人々の入院や在宅医療（介護）に対する認識・理解が今より進んだ場合、「結果として看取られる場」として「自宅」を選ぶ人の割合が高まる可能性がある。

3.1.3. 家族が自宅でのターミナルケア（終末期医療）を望んだ場合

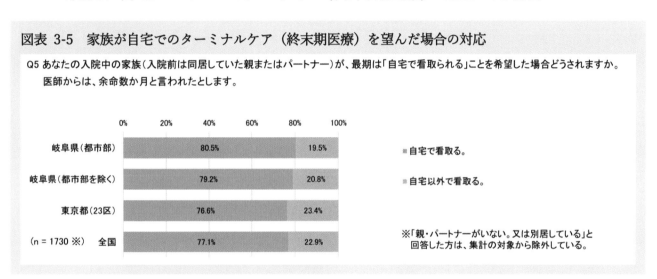

図表 3-5　家族が自宅でのターミナルケア（終末期医療）を望んだ場合の対応

Q5 あなたの入院中の家族（入院前は同居していた親またはパートナー）が、最期は「自宅で看取られる」ことを希望した場合どうされますか。医師からは、余命数か月と言われたとします。

ターミナルケア（終末期医療）とは、余命宣告をされた人が平穏に過ごせるように身体的・精神的苦痛を取り除くケアのことであり、本問は家族が、自宅でのターミナルケアを望んだ場合の対応について尋ねたものである。結果は、地域や性別、年齢による差はあまり見られず、約8割が自宅で、約2割が自宅以外で看取ると回答した。

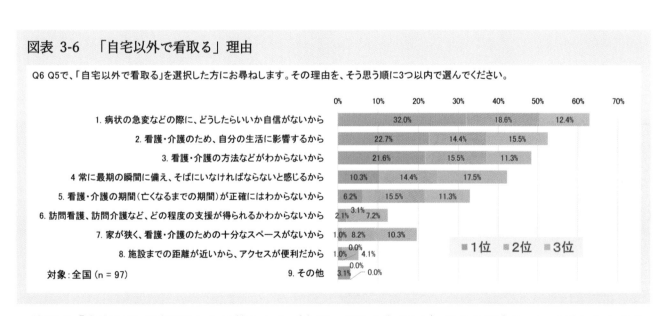

図表 3-6　「自宅以外で看取る」理由

Q6 Q5で、「自宅以外で看取る」を選択した方にお尋ねします。その理由を、そう思う順に3つ以内で選んでください。

前問で「自宅以外で看取る」と回答した人（全国：423人中97人）にその理由について尋ねたところ、「最もそう思う」と回答した人の割合においても、1位～3位までの合計においても、「1.病状の急変などの際に、どうしたらいいか自信がないから」が1位、「3.看護・介護の方法などがわからないから」が3位となり、自宅でケアを行うことへの不安を理由として挙げる人が非常に多かった。また、「2.看護・介護の

ため、自分の生活に影響するから」が2位、「4.常に最期の瞬間に備え、そばにいなければならないと感じるから」が4位、「5.看護・介護の期間（亡くなるまでの期間）が正確にはわからないから」が5位になるなど、看護者となる自分が従来通りの生活を送れなくなることを心配する人も多かった。

こうした不安や心配は、在宅医療（介護）に対する情報や知識が十分でないところから生じている面もあると思われる。Q4で述べた通り、人々の在宅医療（介護）に対する理解が今より進んだ場合、本人が望むなら「自宅」で看取ることができるかもしれないと考える人が増える可能性がある。

3.2. 在宅医療（介護）と人生会議

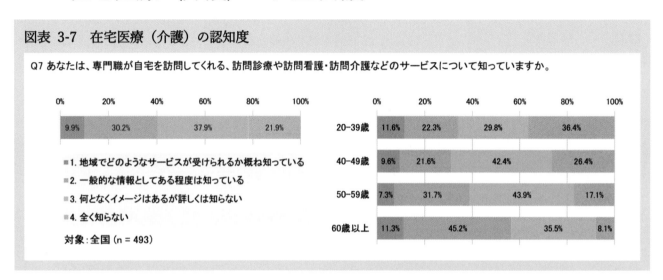

図表 3-7　在宅医療（介護）の認知度

Q7 あなたは、専門職が自宅を訪問してくれる、訪問診療や訪問看護・訪問介護などのサービスについて知っていますか。

■ 1. 地域でどのようなサービスが受けられるか概ね知っている
■ 2. 一般的な情報としてある程度は知っている
■ 3. 何となくイメージはあるが詳しくは知らない
■ 4. 全く知らない

対象：全国 (n = 493)

在宅医療（訪問診療や訪問看護）、訪問介護などの認知度は、地域や性別による差はあまり見られず、「1.地域でどのようなサービスが受けられるか概ね知っている」（9.9%）と、「2.一般的な情報としてある程度は知っている」（30.2%）を合わせた約4割が「知っている」と回答した。残りの約6割は詳しくは知らないか全く知らないと回答しており、国民の半数以上が正確な情報を持ちあわせていないことがうかがえる。

40歳から介護保険料の徴収が始まること、高齢になるほど在宅医療や訪問介護がより身近な話題となることなどから、20〜39歳では「4.全く知らない」が36.4%と約3分の1を占めるのに対し、60歳以上では「4.全く知らない」は8.1%と少数であり、「1.地域でどのようなサービスが受けられるか概ね知っている」（11.3%）と「2.一般的な情報としてある程度は知っている」（45.2%）を合わせた56.5%が、「知っている」と回答している。

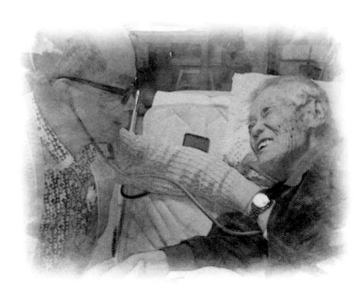

図表 3-8 人生会議 (ACP) の認知度

Q8 あなたは「人生会議(ACP)」を知っていましたか。

「人生会議(ACP)」の概念を説明します。「人生会議(ACP)」とは、もしもの場合(自分の死)に備え、どのような医療・介護を受け、どこで、どのような生活をし、最期はどこでどのように看取られたいかといった事を前もって考え、その気持ち(自分の人生観や価値観を)、大切な人(家族や友人、医療関係の人々など)と繰り返し話し合い、共有していくプロセスです。「人生会議」を行うことで、人生の最期の期間を満足な状態で過ごすことができ、仮に自分が意思表示できない状態となっても、自分の望む最期の迎え方を周囲の人(家族など)が選んでくれるといったメリットがあります。

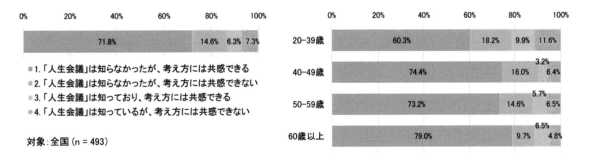

- 1.「人生会議」は知らなかったが、考え方には共感できる
- 2.「人生会議」は知らなかったが、考え方には共感できない
- 3.「人生会議」は知っており、考え方には共感できる
- 4.「人生会議」は知っているが、考え方には共感できない

対象：全国 (n = 493)

以下は、「人生会議(ACP)」を知っていいるか否か、考え方に共感できるか否かに分けて集計したものである。

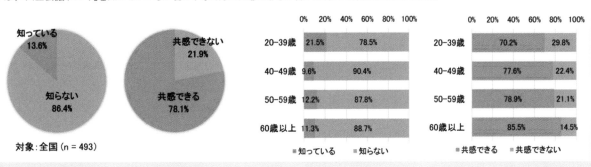

対象：全国 (n = 493)

人生会議（ACP）の認知度も、地域や性別による差はあまり見られず、約7割が「1.人生会議は知らなかったが、考え方には共感できる」と回答した。知っているか否か、共感できるか否かに分けて集計すると、人生会議を知っている人は 13.6%と認知度は低いものの、78.1%が「共感できる」と回答しており、日本人には受け入れやすい考え方であることが分かった。

共感できるか否かを年齢別に見ると、年齢が上がるにつれて共感できる人の割合が高まる傾向が見られた。本アンケートにおける全国の「結婚している人」の割合は、20〜39歳で34.7%、40〜49歳で53.6%、50〜59歳で59.3%、60歳以上で73.4%と、高齢になるほどパートナー（家族）を持つ人の割合が高い。人生会議は、自分の人生観や価値観を大切な人と共有していくプロセスであり、歳を重ねるにつれて、こうした自分の気持ちを家族と共有したいと考える人が多くなると思われることから、高齢になるほど人生会議に共感できる人の割合が高くなると考えられる。

図表 3-9 人生会議 (ACP) の実施率

Q9 あなた自身、「人生会議」のように自分自身の最期の迎え方について、家族など親しい人と考えを共有したことがありますか。

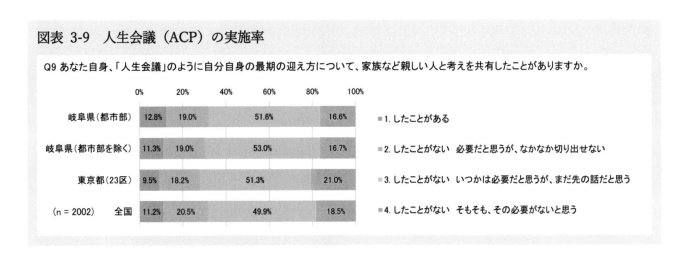

- 1. したことがある
- 2. したことがない 必要だと思うが、なかなか切り出せない
- 3. したことがない いつかは必要だと思うが、まだ先の話だと思う
- 4. したことがない そもそも、その必要がないと思う

人生会議（ACP）の実施率は、地域や性別、年齢による差はあまり見られず、約1割が「1.したことがある」と回答しており、実際に人生会議をした経験がある人は少ない。しかし、「4.したことがない。そもそも、その必要がないと思う」は約2割にとどまり、残る約8割は人生会議の必要性を感じている。

「3.したことがない。いつかは必要だと思うが、まだ先の話だと思う」は約5割と、概ね半数の人は、今すぐに取り組む必要性を感じていない。若い人や高齢でも健康な人は、自分が死ぬのはずっと先であり、高齢になってから、または死を意識した時に行えばよいと考えているからと思われる。また、「2.したことがない。必要だと思うが、なかなか切り出せない」が約2割と、センシティブな内容であるため、話を切り出すことが難しいと感じる人も少なくないことが分かった。

▅コラム▅　平常時にこそ人生会議を

多くの人が「まだ先の話」と考えている人生会議であるが、死を意識するような状況でなくても、家族がお互いの「人生の最終段階の生き方に対する希望や価値観」を共有しておくことに意義があるのではないかと私は考える。人が亡くなる原因は病気だけではなく、誰もが突然、事故などによって瀕死の状態になる可能性があるからである。延命処置を行うか否かの瀬戸際で、患者本人が自分の希望を伝えられるようなケースは多くないという。また、病気であっても終末期に入ると、家族の側から人生会議を提案することは簡単ではないように思われる。

昨年11月に父が亡くなった。約半年にわたる終末期の闘病期間において、私はいつか人生会議をしたいと考えていたものの、結果としてそれを切り出すことはできなかった。父の受け止め方次第で、「生きよう」と一生懸命な父の気持ちに水を差してしまうことになるのではないかと懸念したからである。結果として父は「入院はしたくない」とはっきり言っていたため、はじめから在宅医療を選択できたことに加え、想定された余命よりも早期かつ突然に亡くなったため、延命処置をするか否かで家族が悩むことにはならなかった。しかし、もし父の意識がなくなり、延命処置をするか否かを私たち家族が決断しなければならない状況に置かれた場合、人生会議をしなかったことを後悔することになったと思う。どのような選択が、父の希望を叶えることになるのか、私たちは知らなかったからである。患者や家族の性格にもよるが、「その時」が来てから「家族側から」人生会議を切り出すことは、なかなか容易ではない。そして「まだその時ではない」と思っていても、「その時」がいつ来るかは誰にも分からないのである。

まさに人生会議を行うかのように、人生の最終段階の生き方を含む個人の価値観を、参加者同士が共有できるゲームがある。在宅医療の取材時に、医療法人かがやきの平田総合プロデューサーから教えていただいた「もしバナゲーム」というカードゲームであるが、余命半年という想定で大事にしたい言葉を選びながら「もしものための話し合い（＝もしバナ）」を行うもので、iACP（亀田総合病院（千葉県）の医師らにより設立された一般社団法人）がオリジナルの英語版を翻訳して開発した。家族団らんの折に、妻と中学生の息子との3人でプレイしてみたところ、楽しみながらも家族の人生観や価値観に触れることができ、非常に有意義であった。また私も、自分の人生の最終段階の生き方に対する希望を、ゲームの中で家族に伝えることもできた。面と向かって話を切り出しにくい場合、こうしたツールを使うのもひとつの方法だと思う※。

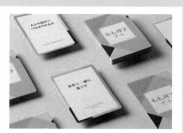

写真：　もしバナゲーム
出所：　iACP HP

もしバナゲーム HP
https://www.i-acp.org/game.html

※ iACPにおすすめの使い方を聞いたところ、「人生会議は無理強いするものではないし、もしバナゲームをやりたくない人に使うとゲームにならない。あまり目的を持たずに仮想現実のゲームとして遊ぶことで、価値観の多様性や揺らぎの体験と対話を楽しんでいただければ。」とのことであった。

参考文献

1　会田薫子, 甲斐一郎. "末期患者における人工呼吸器の中止－救急医に対する質的研究－". 日本救急医学会雑誌20巻（2009）1号, p.16-30.　https://www.jstage.jst.go.jp/article/jjaam/20/1/20_1_16/_article/-char/ja/

第4章

地域医療問題への対応

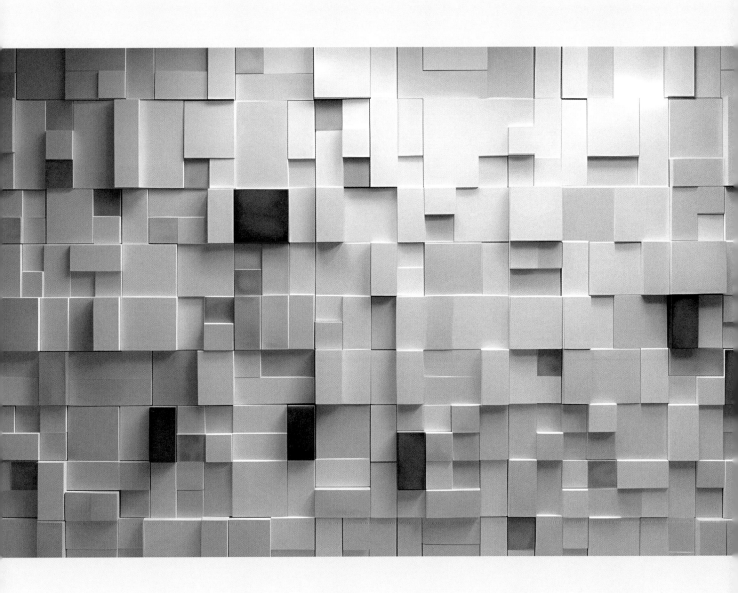

地域医療が抱える問題の多くは決して今に始まったものではなく、地域医療体制を維持していくためのさまざまな工夫、努力が従前から続けられてきた。本章では、地域の医療機関や国・自治体による取組みを以下の5つの方向性に分類し、実例も交えながら紹介する。

図表 4-1　地域医療問題への取組み

連携する
・医療機関同士の連携や共同体化、地域医療連携推進法人制度の利用（4.1.1.）などにより、限られた医療資源を有効に利用する。

集約する
・医療機関の集約化・統合・再編（4.1.2.）などにより、地域の医療提供体制を最適化し持続可能性を高める。

分担する
・日常的な健康問題や緊急性の低い疾患などにおけるかかりつけ医の利用促進（1.5.3.）、在宅医療の推進（4.1.3.）などにより、病院に集中する負荷を地域で分担する。

効率を上げる
・タスクシフト・タスクシェアや医療DX（4.2.）などにより、医療サービスの効率化を図る。

育てる
・自治医科大学（2.3.2.）、地域枠（2.3.3.）の創設。次世代の地域医療を担う人材を戦略的に育成（4.3.）する。

十六総合研究所作成

4.1. 医療機関の連携・集約化と在宅医療の推進

　地方における医療提供体制の充実は誰もが望むものであるが、人口減少により過疎化が進む地域は今後も増え続けることが予想され、人材も予算も限られる中、医師・看護師や設備などの医療資源を無尽蔵につぎ込める状況ではない。むしろ、今ある資源をどうしたら有効に利用でき、患者の満足度や、その地域で生活することへの安心感・満足感を維持できるかを考えていかざるを得ない。

　ここでは、医療の効率化を目指した取組みとして、医療機関の連携、集約化、在宅医療について述べる。

4.1.1. 連携の推進

　過疎化による人口密度の低下は医療の効率を低下させ、医療機関の経営を圧迫する。加えて、若い医師は研修環境に優れ症例も豊富な都市部に集中し、地方やへき地における医療従事者が不足するなど、医療提供体制の存続自体が困難な地域も出始めている。そこで医療機関同士が連携し、人材を中心とした限られた医療資源を共有することで利用効率を上げ、地域の医療を守っていく取組みが行われている。

（ア）診療所同士の連携

　複数の医療機関が連携し、「共同体」として一体的に運営することで効率化を実現し、限られた医療資源で地域を支えていくことを可能にした、南高山地域医療センターの例を紹介する。

　高山祭や古い町並みなど、世界から多くの外国人観光客が訪れる岐阜県高山市は、2005年に10市町村が合併して誕生した日本一広大な市である。面積の約92%を山林が占め、標高差は約2,700mとその地形は変化に富んでいる。人口密度は低く、過疎化とともに高齢化が進行している。

　高山市には6か所の診療所があり、いずれも無床、医師1人体制で人口減少が著しいへき地の医療を支えている（加えて6か所の出張診療所もある）。ここで紹介する南高山地域医療センターは、高山市南東部に所在する3つの診療所（朝日診療所、高根診療所、久々野診療所）の共同運営体の名称であり、センターという名称の建物があるわけではない。3拠点は機能的に一体化（共同体化）されており、3人の医師が各自の専門性を活かした医療を展開、24時間365日対応可能な体制を整えている。

　2005年の「平成の大合併」により、市南東部にあたる旧久々野村、旧朝日村、旧高根村の国保診療所は、合併以降高山市の運営となり、引き続き地域の医療を支えてきたが、2012年、高根診療所の常勤医師が退職するにあたり、後継医師の確保が困難な状況が生じた。少子高齢化と過疎化が進む高根地区の人口は既に500名以下となっており、存続の是非が問われる中、高山市は、医療提供体制の維持が地域の維持そのものに影響する可能性を重視し、「複数の診療所が共同体として協力して地域全体を支えていく体制」の構築に着手。2014年、常勤医師1人（川尻医師）を確保し、

図表 4-2　高山市内の国保診療所

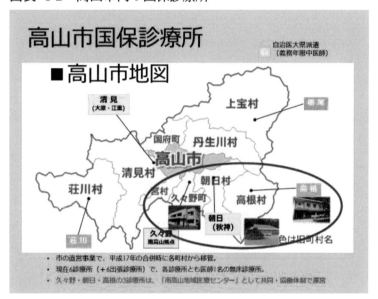

資料提供： 南高山地域医療センター　川尻宏昭医師

南高山地域医療センターとして、3人の医師が3拠点（3つの診療所）をカバーする広域連携運営体制を発足させた。

　運営面での特徴は、センターに所属する医師は1か所の診療所に固定して勤務するのではなく、ローテーションで3拠点どの診療所にも勤務する体制とし、また看護師や事務職についても、3拠点での交代勤務を導入したことである。その際に情報の共有が課題となったが、共通電子カルテの導入による医療事務の標準化、週1回の定期カンファレンス、全職員と高山市行政職員による月1回のミーティングなど、コミュニケーションを強化することによりこれを克服した。また、外部研修や急病、休暇などで医師や看護師が不在となっても、診療所間で人員を融通し合うことが可能となり、特定行為研修や地域ケアスキル等の研修を修了した看護師が誕生するなど、働きながらキャリアアップもできる環境が整った。

　このような体制変更は、へき地における医療サービスの安定的な供給を目指したものであるが、地域の住民に受け入れられなければ意味がないため、「南高山の医療を考える会」を企画し、地域住民に情報提供を行うと同時に意見交換をするなど、地域に溶け込む努力も行っている。

　2025年には、老朽化した久々野診療所と高根診療所の移転新設を予定しており、その際、久々野診療所は人員のバックアップ機能を備えた拠点診療所へ、高根診療所は高根支所と一体化した地域の新たなサービス拠点へと生まれ変わる予定である。

「ひとりで全てを背負わない」医療の共同体化

南高山地域医療センター（岐阜県高山市）

南高山地域医療センターを構成する3つの診療所は、元は合併前の各町村に1か所ずつ設置された国保診療所である。久々野診療所は市中心部から比較的近く、リハビリ施設、歯科診療施設などを有する。朝日診療所は山間部に位置し、敷地内に訪問看護ステーションを備える。高根診療所は市中心部からかなり離れた、高齢化率50％超の過疎化が進むエリアにあり、週3日の診療を行っている。

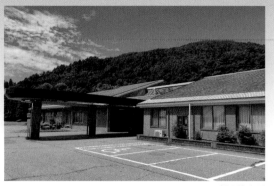

朝日診療所

人口減少による医療需要の減退と医師・看護師不足により、へき地診療所の存続が危ぶまれている地域もあるなか、本センターは「組織の共同体化」によって、過疎地における一次医療提供体制を維持している。高根診療所の所長であり、高山市の医療技監でもある川尻宏昭先生にお話を伺った。

（聞き手　主任研究員　小島一憲）

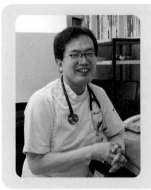

高山市役所市民保健部医療技監兼
高山市国保高根診療所所長　川尻宏昭 先生

高山市出身、徳島大学医学部卒。同年、佐久総合病院（長野県）での初期臨床研修の後、病院附属の有床診療所に2年間勤務。その後、名古屋大学附属病院総合診療部での院外研修、佐久総合病院総合診療科、名古屋大学地域医療センター、諏訪中央病院総合診療部、国立病院機構名古屋医療センター総合内科を経て2013年より現職。
日本プライマリケア連合学会認定医・指導医、日本専門医機構 総合診療特任指導医、徳島大学臨床教授、高山市医師会理事

地域をひとりで背負う

都市部の病院と比べると、へき地での勤務はどのような点が大変でしょうか。

一番は孤独感ですね。診療所は医師1名体制の所が多いです。そこでは基本的に自分ひとりで決断して、自分ひとりで責任を取らなければなりません。「地域をひとりで背負う」という感覚です。でもそこからくる責任感は、一方では「やりがい」にも通じています。

自分自身の健康管理も大切です。自分がいなくなると、その地域の医療が1から0になってしまう。診療所の医師として、常にそんなプレッシャーを感じていました。

ただ昔に比べれば、孤独感からくる大変さは改善されてきているとは思います。インターネットがない時代は、情報を得るために学会や勉強会に出かける時間の確保や、本や雑誌を買うための金銭的な負担が大変でしたが、最近はwebで情報が取れるし、研修会や勉強会にもwebで参加きるようになりました。

「1か0」のへき地医療

共同体化（3診療所のセンター化）して、良かったと思うことを教えてください。

医師もスタッフも、誰かが欠ければ地域の医療が1から0になる。それを共同体化により回避できたことですね。

この地域は人材不足で、医師も看護師も事務員も、1人欠けたら医療を提供できなくなってしまいます。他に医療機関がないへき地において、安定的に医療を提供していくためには、連携によるスタッフのバックアップ体制が重要です。私は昨年、病気の

ために何か月か仕事を休んだのですが、他の診療所の医師がバックアップしてくれたので、この地域で診療が止まってしまうことにはならなかった。住民の方の満足度にどれぐらい寄与できたかはわかりませんが、共同体で運営してきたことによって、この10年間で医師が不足していた時期においても、地域の医療が0になることはなかったと思います。このように、へき地の医療を持続可能なものにするためには、「ひとりで全てを背負わない」状態を作ることが有効だと思います。

写真：朝日診療所の掲示板。非常勤含め4名の医師が、日替わりで診察にあたる。

「目指す姿の共有」が大事

共同体化にあたり大事なことは何ですか。

3つの拠点がそれぞれ独立していて、何かあったときに協力するのではなく、拠点間をスタッフが移動したり、定期的に情報交換したりすることで、3拠点が共同体として、コミュニティとして、組織として一体的に機能する必要があります。その際、「最終的に自分たちは何のために医療をやっているのか」という目的・目標を統一することにより、目指す姿をみんなが共有することが1番大事だと思います。コンセプトなり考え方なり、あるいは自分たちはこういうスタンスで仕事をする、というような部分を、いかに共有できるかということですね。

ところが3診療所は、元は「各村の診療所」であり、それぞれの村の考え方や価値観、文化の上に成り立っている。当然、目指すところにもそれぞれの想いがあって、そうしたものをひとつにしていく事は簡単ではありませんでした。

「目指す姿を共有」して、お互いを尊重しながら医療を提供していく、そういう組織・チームをいかに作っていくかは大きな課題です。理想を失うと、現実がどんどん良くない方向に向かってしまう可能性がありますから。理想を掲げ続けながら現実と向き合い、「自分たちが目指すところはここだよね」と、常に確認しながら、迷った時にもそれを目指して頑張れるチーム、組織を作っていくことが永遠の課題です。

どのように共同体化を進めたのですか。

毎週1回、コアメンバーの医師と看護師で、各診療所それぞれの事情などの情報を交換するほか、月1回、全看護スタッフによるカンファレンスを実施しています。スタッフは、以前は毎日決まった診療所に通勤していたのですが、今日はこの診療所、明日は別の診療所というようなシフト制にしました。毎日のように勤務地が変わるのは、スタッフにとってはそれなりに大変な部分ではありますが、他の診療所の状況を直に知ることができ、また、チームで医療をやるという感覚が醸成される中で、各自が「ここで働くことの意義」を考えるようになったため、みんなが主体的に運営に関わってくれるようになりました。

価値観、文化の差異を大切にする

異なる組織をひとつにまとめるには、かなりの苦労があったのではないですか。

私たちは「ではの神」と呼びますが、「私の診療所ではこうやっている」という意見がぶつかり合い、それを話し合いの中でまとめていくのが結構な負担でした。地域の特性に合わせて各診療所がそれぞれにやっていることも多いので、事情を汲み取りながら、共通化した方がよい部分は統一し、それぞれのやり方を残した方がよい部分は、その違いをお互いに認め合うようにしました。

職員が移動した際も、「私は普段は別の診療所にいるけど、この診療所の患者さんに合わせた診療もちゃんとできます」というように、職員全員が全体をカバーし、一方でそれぞれの地域にも適合できることが必要ですが、これはなかなか難しいですね。

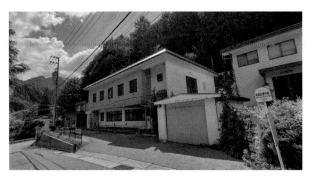

写真：高根診療所。地区の人口は 300 名を下回る。

トップダウンで、全てを統一するという方法は取らなかったのですね。

やり方も含めて全てを統一してしまうと、それぞれの地域に存在している価値まで失うことにもなりかねないので、共有している「目指す姿」や統一した考え方と、ローカルな価値観とをうまくミックスしていくことが重要なのですが、これにも苦労しました。

先ほども述べましたが、地域によって考え方や価値観、文化が異なります。どのような仕事をしている人が多いかによって、生活のスタイルが異なり、病気や怪我の傾向も異なることから医療に対する要望も違ってくる。診療所で求められるのは、患者さんの生活に密着した医療なので、そういった差異にしっかりと向き合っていかなければならないのです。

診療所は、この地域の事情の中で、そこに住んでいる人たちの生活を支えているという側面があるので、単に病気を治して終わりということではありません。介護の相談や、子育ての相談にも乗るなど、いろいろな意味でよろず相談所的なところがあるため、地域特有の事情、考え方とか価値観を尊重した上で、医療の側面から、ここをこうした方がいい、ああした方がいいといったようなことを、患者さんなどと相談しながら決めることが大切です。

複数の医師が地域を診ることの良さ

診察にあたる医師が日によって替わることになるのですが、住民の人たちの反応はどうでしたか。

当初は患者さん側にも不安感というか、戸惑いがあったと思います。現在は曜日ごとに医師を固定し、複数主治医制のような形を取っています。「自分の主治医はこの先生で、基本その曜日に診察を受けるが、都合でその医師が来られないときは、臨時に別の医師が診る」という仕組みですね。医師側としても1人だけに負担がかからず、つまり「ひとりで全てを背負う」ことなく、患者さんにとっても、「自分の先生はこの人」ということがある程度明確になり、安心して診察を受けてもらえるようです。

電子カルテは3診療所で共通化しており、カンファレンスなどにより患者さんの情報も共有しているので、代診の医師も「初めて対面するかもしれないけど、あなたのことを私は知っていますよ」というメッセージを、患者さんに伝えることができます。

これも共同体化のメリットですね。

別の視点から言えば、人間同士なので、やはり医師と患者の関係にも相性があります。患者側としては、もし医師と関係がうまくいかなくなったら、この地域では医者にかかれないことになり、まさに1が0になってしまう。しかし、診療所に3人の医師がいれば、別の曜日に来れば別の医師の診察を受けられるわけで、複数の選択肢があることは、患者さんにとってもいいことだと思います。

また医師側からみても、コミュニケーションが難しいと感じる患者さんもいるのですが、それをカンファレンスで話すと、別の医師が「その患者さん、僕の方で診ましょう。」と言ってくれたりする。お互いにそういう提案ができるので、「ひとりで全て背負わない」状態に繋がります。

出張診療所の廃止はより良い医療のため

久々野の出張診療所を廃止すると伺いましたが、医療サービスの低下にならないでしょうか。

久々野診療所は、令和7年に新たに移転、新築で開業する予定ですが、それにあわせて、2つの出張診療所を廃止します。

出張診療所には、現代の医療水準から見て十分な検査機器がありません。昔なら医師が話を聞くだけでも良かったかもしれませんが、医療技術が進歩

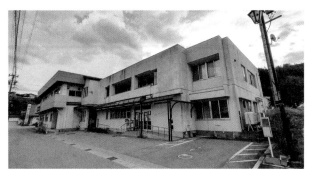

写真：久々野診療所。歯科保健センターを併設している。

した今、昔のスタイルのままの診療を続けることに、医療提供側として限界を感じていました。

一昨年、市の医療課の職員と久々野診療所長と私で、住民の集会や町内会長の集会など各地区を回り、そうした出張診療所の現状と課題を、住民のみなさんに丁寧に説明しました。あわせて久々野診療所を拠点として充実させることや、拠点診療所への交通アクセスの改善、移動診療車の導入といった代替案を示すことで、市の方針に同意を頂くことができました。

移動診療車は将来構想です。専用の車に医療機器を積んで、例えば公民館などへ出向いて車内で診療する。今はオンラインが使えるので、例えば医師がすぐ行けない時でも、看護師と運転手が移動診療車で現地に出向いて、医師は遠隔地からリモートで診察や検査を行う、そんな使い方もできると思います。

市職員との二足の草鞋（わらじ）

川尻先生は診療所の医師であるのと同時に、高山市の職員もされていますね。

高山市の医療技監として、週に1日か2日は市役所に出勤し、システム作りや医療連携、今後の医療体制の在り方を住民と一緒に考える仕事などに携わっています。初めは少し難しいと思うこともありましたが、医療現場で患者さんの声を常に聞きながら、一方でそれを行政に生かすことが出来るようになってきた気がします。

医療計画の立案など、医療は基本、都道府県の管轄であり、市町村には医療に関する法的義務があまりありません。でも一方で、住民の声は身近な市町村の方によりダイレクトに伝わるため、市町村として主体的に考え行動することで、地域の人たちにとって、より良い医療が提供できるようになるかもしれないと考えています。もう少し言えば、住民の方から医療へ参加する、「自分たちはこんな医療が欲しくて、そのためには自分たちもこういうことをしたい」というような動きがあれば、それを行政に繋げていくことが出来るかもしれない、そういう可能性も感じています。

人材確保と教育の重要性

人材育成のための活動に積極的ですね。

高山市内の医療機関や診療所では、岐阜大学をはじめ、多くの研修生や実習生を受け入れています。地元の看護学校の学生も、診療所へ研修に来ています。

へき地の医療体制を持続させていくためには、それを支える医療人材をしっかりと確保していかなければなりません。そのためには、メディカルハイスクールのような機会を設けて高校生にアプローチしたり、高山市全体として医学生や研修医、看護学生たちに、この地域で実習や研修をしてもらったりする取り組みを、大学や看護学校、行政などと協力しながら推進しています。医療を目指す若者に、若いうちからこの地域を知ってもらう、そして、教育の機会に私たちも参加し一緒に成長する。そうした地域医療の魅力を伝える取り組みが、将来の医療人材確保に繋がるものと考えます。

将来への「種まき」ということですね。

誰かが何かを与えてくれるのを待つのではなく、自分たちに必要なものは自分たちで生み出していくという発想が大切ですね。医療もそうで、医師を確保するために、これまでは大学の医局に一方的に派遣をお願いしていました。それは無駄ではないし、必要なことだとは思いますが、一方でそれだけに頼るのではなく、自分たちで地域を支える医療人材を

生み出していくことが大切だと思います。

同時にさまざまな機会をとらえて、若い人に「この地域で、こんな医療を求めている、あなたたちを待っている現場がある。そのために住民も一丸となって、皆さん方を応援したいと思っている」というメッセージを発信していくことも大切ですね。

医療人材の育成には非常に時間がかかります。今は公費で、メディカルハイスクールや、医学生・研修医の実習費の支援などをしていますが、その結果が出るのはかなり先になるし、それが全く無駄になってしまうかもしれません。しかし将来的に、100人のうち1人でもいいから、へき地医療に携わる人が出て来てくれれば、これらは非常に意味のある取り組みではないかと思っています。

教育や人材育成の成果は数値だけでは測れないので、単なる損得勘定ではなく未来への投資として、これからもこうした活動に力を入れていきたいと思っています。

DXへの期待

DXはへき地医療と相性が良いような気がします。

医療機器やデジタル技術の進歩により、今までは病院でしかできなかったことが院外でもできるようになってきています。高山市は日本一広い自治体なので、移動診療車やDXを上手く使っていく事が、今後はとても重要になってくるでしょう。

そのひとつが遠隔診療。例えば心臓が悪く、通常は診療所で診察を受けているが、3か月に1回は遠くにある大病院の専門医に診てもらっている患者さんを例に取ると、診療所の医師と大病院の専門医がオンライン（遠隔診療）で繋がり、そこに自分が同席すれば（D to P with D）、高度な医療を診療所で受けることが出来るし、診療所の主治医とも情報を共有できます。田舎の診療所は大病院と同じにはなりませんが、DXを使うことでそれぞれの役割をうまく分担して、患者さん中心の、より適切な医療を届けることができるようになると期待しています。

DX時代のへき地医療はどうなりますか。

診療所は第一線と言うべき、患者さんに一番密着した存在です。「何かあればとりあえず診療所に駆け込もう」、「診療所に来て相談すれば、何かしら方向性を示してくれる」と感じてもらえれば、それだけでも安心感に繋がり、この地域に住むことに対する心の支えになると思います。

遠隔医療は、今後広まっていくと思いますが、やはり患者さんと直に接して、顔を見て話すことが重要です。医療においても、人と人との関係が根本にあり、これは時代が変わっても変わらない、変えてはいけないところだと思います。こういった基本の部分と、DXなど従来の発展形のような部分をどう組み合わせていくかが大切だと思います。

へき地医療の魅力

先生にとってへき地医療の魅力は何ですか。

患者さんとの距離感、大病院とはまた違う距離感で、地域の人たちの生の声を聞きながらお付き合いができることです。また、さまざまな症状の患者さんが来るため、今まで都市部の病院で経験してきたことも役に立つし、医師としても勉強になるため自分の能力をいっそう高められる、そういう環境が大きな魅力です。今、自分がこれまでやってきたことの集大成のようなことができるフィールドで、仕事をさせてもらっていることにとても満足しています。

（イ）自治体の枠を越えた連携

　公立の病院や診療所は自治体の運営方針の影響を受けるため、自治体をまたぐ医療機関同士の連携や統合は一般的にハードルが高いとされる。しかし、それらを乗り越えることで医療の最適化が実現すれば、複数の自治体をまたぐ地域全体に恩恵が及ぶ。3つの自治体に点在する複数の医療機関が広域医療ネットワークを組み、安定的な医療サービスの提供を続けている例として、県北西部地域医療センターを紹介する。

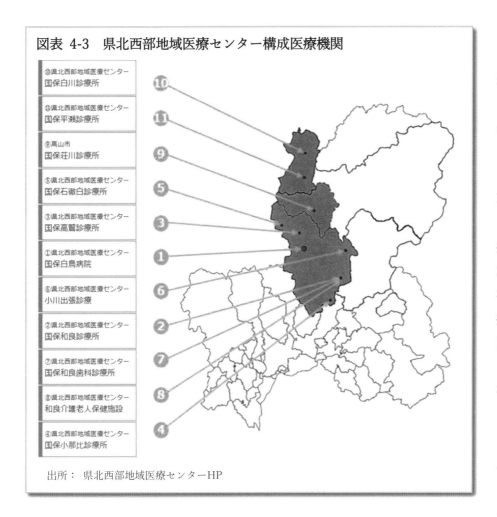

図表 4-3　県北西部地域医療センター構成医療機関

⑩県北西部地域医療センター 国保白川診療所

⑪県北西部地域医療センター 国保平瀬診療所

⑨高山市 国保荘川診療所

⑤県北西部地域医療センター 国保石徹白診療所

③県北西部地域医療センター 国保高鷲診療所

①県北西部地域医療センター 国保白鳥病院

⑥県北西部地域医療センター 小川出張診療

②県北西部地域医療センター 国保和良診療所

⑦県北西部地域医療センター 国保和良歯科診療所

⑧県北西部地域医療センター 和良介護老人保健施設

④県北西部地域医療センター 国保小那比診療所

出所： 県北西部地域医療センターHP

　県北西部地域医療センターは、国道156号線沿線の郡上市・高山市荘川町・白川村の2市1村が基礎自治体の枠組みを越えて2015年4月に立ち上げた、国保白鳥病院を基幹医療機関とした複数の医療機関で構成される医療ネットワークである。2019年11月には、一般社団法人県北西部地域医療ネット設立社員総会を開催し、郡上市・高山市・白川村を社員とする一般社団法人を設立、翌年4月に岐阜県下初、全国17番目の地域医療連携推進法人（後掲のコラム参照）として「県北西部地域医療ネット」が岐阜県知事より認可され、相互の連携強化がよりいっそう図られた。当センターの前身となる組織は郡上市地域医療センターであり、2004年、郡上郡の八幡町、大和町、白鳥町、高鷲村、美並村、明宝村、和良村の7町村が合併し、新たに「郡上市」となった際、各町村に置かれた公立の病院、診療所はそのまま残されたが、同年に開始された新医師臨床研修制度の影響のひとつである全国的な医師不足と、急速に進む人口減少の中で、これらへき地に位置する診療所を継続的に運営するために設立され、その後段階的にネットワーク化を進めてきたという歴史がある。

　現在は16人の医師（中核の白鳥病院に12人 + 白川、荘川、高鷲、和良の診療所に常勤医各1人）が広域の医療を支えている。このネットワークの基幹医療機関である白鳥病院は46床全病床が地域包括ケア病床※で、軽症から中等症の急性期疾患の入院治療や、病状が安定した患者に対するリハビリや退院支援、在宅復帰支援あるいは在宅療養継続のための支援を中心に行っており、主に急性期医療に対応するもうひとつの市内公立病院である郡上市民病院と役割を分担している。

※ 病状が安定した入院患者に対し、退院後も在宅や介護施設で安心して生活できるよう、リハビリや退院支援を中心に行う病床

図表 4-4　構成医療機関の変遷

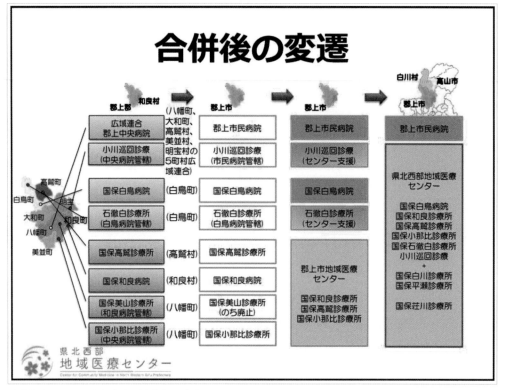

資料提供： 国保白鳥病院　後藤忠雄病院院長

県北西部地域医療センターの特徴として、以下の３点が挙げられる。

・基幹病院と診療所群とのネットワーク化により、広域的に地域医療をサポート
・臓器専門医を集めてへき地医療を支援するのではなく、へき地を支えることができる総合診療医が
運営の中心
・基礎自治体の枠組みを越えた連携による住民サービスの提供

　へき地の医師偏在対策として、中核病院からへき地の診療所へ一方向的に医師を派遣するスタイル
が一般的である中、バッファー機能を持たせるために中核の白鳥病院に医師を集めつつも、診療所に
所属する医師が病院業務にあたるなど相互に補完し合い、一体となって地域を診ていくという体制が
うまく機能している。この結果、診療所の常勤医不在時に病院医師が診療や看取りの対応をしたり、
病院の当直を診療所医師が行ったりするなど効率的かつ柔軟な運用が可能となり、医師の働き方の調
整にも一役買っている。

　広域的な医療ネットワークの構築にあたっては、エリアを構成する各地域の医療提供体制へ少なか
らず影響が及ぶことになり、場合によっては診療日・診療時間の変更・縮小など、地域住民に負担が
生じることも考えられる。特に医療資源が限られた地域においては、医療提供側の希望や事情だけで
決めていくのではなく、地域の事情への配慮や、行政・議会・地域住民の理解が不可欠である。

地域医療連携推進法人制度

　医療機関相互間の機能分担や業務連携の推進を目的とし、地域医療構想を達成するためのひとつの選択肢として2017年に始まった制度である。病院等に係る業務の連携を推進するための方針（医療連携推進方針）を定め、医療連携推進業務を行う一般社団法人を、都道府県知事が認定（医療連携推進認定）する。

　本制度では、病院や診療所、介護事業等に係る施設または事業所などを開設する法人や、大学等の医療者養成機関、地方独立行政法人や自治体等が参加法人となり、各々独立性を保ちながら、医薬品等の共同購入や参加法人間の病床融通のほか、医療従事者等の人事交流や共同研修等を行うことができる。2024年4月からは、個人立の医療機関等が地域医療連携推進法人に参加できる仕組みを導入すること、出資や貸付を行わない場合には外部監査等を不要とすること、地域医療連携推進法人の代表理事再任時の手続きを緩和することなどが予定されている。

　地域医療連携推進法人は、地域包括ケアシステムの実現や医療・介護従事者等の人材確保の観点からも、有効な選択肢のひとつとして注目される。

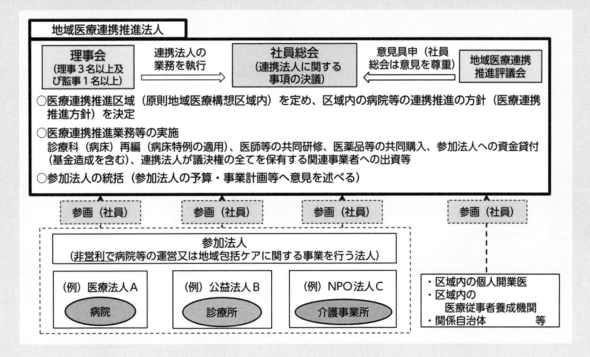

出所：　令和5年度厚生労働白書

自治体の枠を越えた 広域医療ネットワーク

県北西部地域医療センター 国保白鳥病院
（岐阜県郡上市）

県北西部地域医療センター国保白鳥病院は、岐阜県下初、全国で17番目の地域医療連携推進法人として2019年に認可された「県北西部地域医療ネット」の基幹医療機関である。国道156号線沿線の郡上市・高山市（荘川町）・白川村の2市1村に点在する公立の病院、診療所がネットワークを組み、相互に連携しつつ、人口減少が顕著な当地域に医療を提供している。

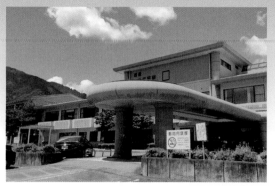

国保白鳥病院

当センターのような広域医療ネットワークは、地域医療が抱える多くの問題を同時に解決する手段として注目されている。センター長の後藤忠雄先生にお話を伺った。　　　　（聞き手　取締役社長　佐竹達比古）

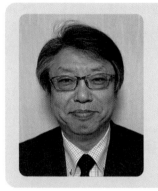

県北西部地域医療センター センター長
国保白鳥病院 病院長　後藤忠雄 先生

自治医科大学卒業。2年間の初期研修後、22年間和良病院（岐阜県和良村）にて地域医療に従事。2007年に複数医師でへき地診療所を管理運営する「郡上市地域医療センター（2016年から県北西部地域医療センターへ拡大）」を立ち上げ、2015年に同センターの基幹医療機関となる白鳥病院の病院長に就任。

地域医療は「地域志向型総合診療」

先生にとって、地域医療とは何でしょうか。

地域医療を「地域の中で行われる医療」（Medicine in Community）と、「場所ベース」で捉える考え方もありますが、私たちは「地域志向型総合診療」（Community oriented MedicineまたはCommunity based Medicine）といって、地域に根差した医療、つまり住民の皆さんと行政、そして我々医療人の三者による「地域包括ケア」であると考えています。予防医学やヘルスプロモーションなども含む幅広い概念であるため、医療機関に来ない人も対象になりますし、医療介護関係者だけではなく、地域住民や行政もネットワークに取り込んで、連携して対応していくことが大事です。例を挙げれば、十六銀行の窓口に定期的に来店する独り暮らしのおじいさんを見て、窓口担当者が「最近何か挙動が不自然になった」と感じたら、認知症を疑って医療介護関係者に繋げる、そんなイメージですね。

別の言い方をすれば、住民も含め、地域のありとあらゆる地域資源が参加することで生まれる「地域での生活のしやすさ」を追求する事が私たちの考える地域医療であり、医療に患者さんを巻き込むのではなく、患者さんの生活や人生に医療を組み込んでいくというイメージになります。

目指すは「切り取らない医療」

総合診療においては、「切り取らないこと」を大事にしていると伺いました。

地域医療は「地域志向型総合診療」とお話ししましたが、その「総合診療」という言葉も実は定義があいまいで、プライマリー・ケア、家庭医、かかりつけ医などといった表現もあります。私たちは、総合診療を「切り取らない医療」であると考えていますが、これには以下の三つの側面があります。

①身体から切り取らない・・・臓器別に複数の医師

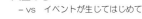
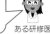
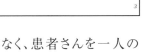

す。

今の総合診療医には、幅広い患者の訴えから病気の原因を探り、適切な1次医療を提供できる力があります。地域の医療資源を有効に利用するためにも、住民のみなさんもアンテナを張って、医療のさまざまな変化について理解を深めていただけるとうれしく思います。

地域の個性を大事にする

地域の個性、ユニークな点を大事にするのはなぜでしょうか。

地域により地理的な環境や文化、文脈などが異なるため、そこに住む人々が大切にしていることや、政策の優先順位が異なります。このため全国一律の価値観を持ち込むと、地域とのミスマッチが生じる恐れがあります。例えば禁煙教育をするときに、その地域の主産業がタバコの葉の栽培だった場合、医学的に正しいことを伝えるだけではなく、その地域ならではの配慮が必要になります。

医師・看護師不足

へき地では、医師や看護師などが足りないという話を聞きます。

人口減少により、特にへき地では医師や看護師の不足が深刻です。ひとつの診療所に一人の医師ではやはり負担が大きいですし、今は「チーム医療」なので専門医が一人いても多様な健康問題に対応するのは難しいこともあり、へき地勤務を自ら志願する医師は多いとは言えません。働き方改革が導入されると、中小規模の病院では24時間365日の対応のために、医師や看護師が不足する危険性が高くなります。医師免許は年齢に上限がないため、定年延長による医師確保も一つの方法ですが、ベテランの医師が長く頑張ってきた地域を、若手の医師がどの程度継承したいと思うでしょうか。後進に道を譲っていくことも重要な課題です。

がバラバラに診るのではなく、患者さんを一人の「人」として医師が診て、必要に応じて専門医につなぐ。

②生活から切り取らない…例えば入院中の生活環境は普通の生活からかけ離れている。治療も生活の一部であり、生活から切り取ることなく、その人の生活・QOL（生活の質）を大切にする。

③人生から切り取らない…親や祖父母あるいは子や孫といった世代間の繋がりや、自分が生まれてから今に至る、あるいはこれからの将来へつながる連続的な時間経過などを総合的に捉え、患者さんの背景、人生、今後目指すものなどを念頭に、幅広い視野をもって関わっていく。

医療はどんどん細分化、専門化しています。特化していくことを否定するつもりはないし、それも大事ではあるけれども、一旦細分化、専門化された医療を「人」を中心に再びまとめる必要があると感じています。

総合診療医

総合診療医という言葉が、まだ耳慣れません。

専門医制度により総合診療医が19番目の新しい領域となりましたが、地域医療やへき地医療の専門性がやや軽視される傾向があるためか、総合診療医の社会的地位はまだ十分高くないと思います。子どもが熱を出すと、診療所の総合専門医より、町まで出て小児科に診てもらおうとする人もいるようで

地域医療連携推進法人

岐阜県下初、全国で17番目の地域医療連携推進法人と伺いましたが、どのような仕組みなのですか。

私たちのネットワークは、郡上市、高山市、白川村という三つの自治体、中濃と飛騨という二つの医療圏にまたがっているため、立ち上げ当初、どこかの自治体の方針が変われば活動に影響が出ることが心配されました。そこで組織の安定化、さらには人事交流のための法律的な問題をクリアするために、2020年に法人化を実施しました。

ネットワークの形成の仕方にはいろいろな類型があります。よく見られるのが大病院プラス小規模医療機関の連携【図中モデル①】で、中核病院に医療資源を集めて小規模医療機関の支援を行うものですが、大病院の医師は臓器専門医が多いためへき地のニーズに応えられないことが危惧されます。一方で小規模病院と診療所の連携という私たちのモデル【図中のモデル②】では、小規模病院に総合診療医を多く集め、診療所の総合診療医と互いに助け合うことで地元のニーズに合った医療を提供するもので、人口が少ない地域で有効な仕組みであると思います。

この類型化に似て、地域医療連携推進法人においても、その法人内の構成施設で高度急性期・急性期から在宅までの機能分化を行う型もあれば、法人内では限定された役割・機能を担い、法人外の施設との役割分担・機能分化を行う型もあります。

私たちのセンターでは、白鳥病院を基幹として、連携する医療機関同士が相互支援する、つまり病院が医師派遣などで診療所を支援するだけではなく、診療所も病院の外来や当直医を担当するなどして病院を支援する仕組みです。管理栄養士や療法士、看護師など医師以外のスタッフに関しても、一時的な欠員が出た場合、人材を臨時に派遣することで対応しています。

課題も多いオンライン診療

コロナ禍で広まったオンライン診療は、へき地医療の救世主となるでしょうか。

ケースバイケースですね。少なくとも、高齢者の方々はデジタル機器の扱いが得手とは言えないので、D to P with N（医師 対 患者＋看護師）やD to P with other Staff（医師 対 患者＋他の医療介護職）のような環境が整わないと現状では難しいと思います。また、オンラインよりも在宅医療として「直接、診に来て欲しい」というニーズも大きいと思います。「オンライン診療はへき地こそ重要だ」と国も言っていますが、全国的に見て、今後外来患者が減少していくという予測もあり、医療ニーズと医療・介護職員数のバランスによっては、オンライン診療に頼らなくても済んでしまうかもしれません。オンラインをドライに割り切って使えるかと言えば、今の若い世代がどう思うかは分からないですが、まだそこには至っていないと思います。一方で交通弱者が増えることも予想されますので、地域地域の状況に応じて、うまくオンライン診療を使っていくことが求められるのではないかと思います。

また別の問題もあります。今後オンライン診療の規制が緩和されると、いずれは誰もが日本全国どこの病院にかかることもできる時代が来るかもしれません。すると、へき地に住む人が東京の病院のオン

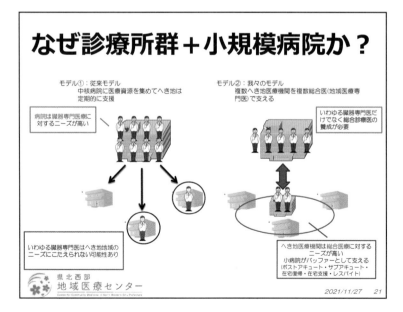

県北西部 地域医療センター

ライン診療を受けることも可能となりますが、その逆は考えにくいので、へき地にある診療所の経営が打撃を受ける恐れがあります。規制の緩和にあたっては、こうした点への配慮も必要です。

デジタルでは解決できないもの

金融の世界でもDXが急速に進んでいます。今後医療はデジタルに置き換わるのでしょうか。

基本的には医師と患者の関係性において、どのようにその地域を診ていくかということの方が大切です。形式的なことなら、DXは「ツール」として使えるでしょうが、人の意思とか価値観は一律ではありません。医療は価値観が大事なのです。

例えば同じ胃がんでも、「手術はいやだ」とか、「やれるだけのことはやってくれ」などいろいろな価値観があって、それもまた揺れ動くため、現状デジタルでは容易に解決できないでしょう。そういうことも含めて対応しなければならないのが難しいところです。やはり健康問題だけでなく、自分の生活や人生なども含めて相談できる「かかりつけ医」のような存在をしっかり持って欲しいし、生活に密着した部分で日常的な健康問題に対応することは、臓器専門性よりも、そういった部分まで幅広く診られるという特性を持つ医者であった方がいいと我々は思っています。いずれはそこまで人工知能（AI）が読み取る時代がくるのかもしれませんが。

広域連携の重要性

人口減少、少子高齢化が進行するなかで、地域の医療を守っていくためには何が必要でしょうか。

今、地域医療がその存続のためにできることはネットワーク化、それも小さなネットワークではなく、広域的なネットワーク化だと思います。例えば運営が厳しい診療所だけをネットワーク化しても、5つの診療所に5人の医師ではバッファー機能がないし、誰かが辞めると言い出したらたちまち成り立たなくなるため、組織の不安定性が解消されません。高度な症例を単に専門医に繋ぐだけでは良い人材が集まら

ないし、地域医療のニーズは多様なので、臓器専門医だけでは太刀打ちできません。ネットワークも、基礎自治体や医療圏に縛られていては、人材の有効活用に繋がらない。こうした問題を解決するために、私たちは医療圏をまたいだ広域ネットワークを組成したのです。

地域医療のあり方は地域全体で決めていく

今後の地域医療体制について、立場の違いを超えて話し合う必要があると伺いました。

今まで経験したことがない少子高齢化・人口減少と、それに伴う医療人材確保が困難な時代が到来し、今後どこまでの医療を提供していくか（セーフティネット）を、行政・住民を含めた議論の中で考えていく必要があります。なぜかと言えば、その解は、地域の置かれた環境によって異なってくるからです。

しかし、行政、住民、医療提供者の意見が、はじめから一致することは稀です。例えば、医者や病院は多いにこしたことはないため、住民はそれを望みます。政治家は立場上、そうした声を実現しようとします。しかし国や行政は先を見通して、人口も医療資源も予算もこの先厳しくなることは分かっているので、地域医療構想や医師偏在対策などにより地域医療を縮小しようとする。一方で、多くの医療・介護スタッフは「人口減少」と言われてもピンとこないし、今が回っているのならこのままで良いと考えがちです。こうした立場や考え方の違いを乗り越えるためには、地域を構成する全てのメンバーが十分に話し合いを重ね、少しずつやれるところからやるしかないと思います。

右肩上がりの時代は、地方においても、最新医療へ無尽蔵に資源をつぎ込むことができましたが、これからはそうはならないのです。将来の地域の医療をどのようにしていくかという議論に、住民の皆さんもいっそう関心をもって積極的に参加していただけたらと考えています。

※本コーナー内の資料提供：国保白鳥病院　後藤忠雄病院長

4.1.2. 集約化（病院統合・病床再編）の推進

　人口も税収も増加する「右肩上がり」の時代においては、地域に不足する医療資源の確保が政治的に重要な意味を持ち、特に地方においては、医療機関の新設（増設）や医師の確保が優先課題とされた。しかし、人口が減少に転じ、税収も伸び悩む「右肩下がり」の時代が始まると、従来は拡大志向にあった医療の規模を適正な水準へ縮小していく必要が生じる。地域医療構想で求められる病床削減は、医療機能の集約化（病院統合・病床再編）を促し、需要に対し過剰となった医療提供体制を、右肩下がりの時代に対応した持続可能なものへ組み替えていく取組みと言える。医療提供体制の量的な縮小を伴う集約化には、以下のようなメリットとデメリットが考えられる。

	集約化のメリット	集約化のデメリット
患者	・診療機能の充実により、質の高い医療を受けることができるようになる。	・病院へのアクセスが悪化する患者がいる。 ・専門診療や手術が簡単に受けられない。
医師	・1病院当たりの医師数が増えるため、当直回数の減少など、医師への負担が減る。 ・医師の働き方改革を実現する手段となり得る。	・病院の巨大化により1病院当たりの患者は増え、当直が忙しくなる。
病院	・医療需要や施設の規模に応じた、効率的な設備・人員の配置が可能となる。 ・医師の働き方改革を実現する手段となり得る。 ・集約化により人員シフトに余裕ができ、救急科や外科、産科などにおいて安全性が高まる。 ・運営コストの削減。	・新病棟の建設を行う場合は新たなコストが生じる。 ・組織やシステムの統合が課題となる。
地域	・地域内での医療施設配置の適正化。	・医療空白地帯が生じる懸念がある。

　集約化による最大のメリットは、地域における医療提供体制の持続可能性が高まると同時に、提供する医療の質も向上する期待が持てることにある。人口減少地域では、医療需要が減少する中、今後も医師の確保がますます困難になっていくことが予想され、特に救急科、外科、産科などにおいて、少人数の医師で24時間の対応を行う場合、医師の健康や医療の質（安全・安心）の面において問題が生じることが懸念されている。限られた医療資源を集約し、安全安心な医療の提供を優先していくことが、地域にとっては最良の選択になると考えられる。

　例えば、4地域から成るエリアの各地域の病院に産科医を2人ずつ配置した場合と、1か所の拠点（センター）に8人をまとめて配置した場合とでは、後者の方が医療の安全性は高まる。前者の場合24時間対応は不可能であり、特定の医師に業務が集中すると過労で医療ミスが誘発される可能性が生じるが、センターで交代勤務を行えば、24時間、同時に複数の出産にも対応でき、妊婦さんにとっても、より安全安心な出産が可能となる。医療はチームで行う時代であり、病院に腕利きの医師が1人いれば何とかなるというものではないのである。

　一方で、縮小・廃止される医療機関に通院している人や、その地域の住民にとっては、医療へのアクセスが悪くなることは大きなデメリットでもある。公共交通機関の充実や地域のかかりつけ医との連携、遠隔診療の併用など、地域全体の課題として住民の利便性低下を最小限に抑えていく対策が必要である。

　近年における医療機関の再編は、地域医療構想の実現を目指したものも多く、地域全体では過剰気味となった高度急性期・急性期病床の削減や、不足気味の回復期病床の充実、病院ごとの役割の明確化（例：

高度医療を行う病院、リハビリに特化した病院）など、病床再編を同時に実現している。その好例として、西濃厚生病院（岐阜県揖斐郡大野町）の事例を紹介する。

　西濃厚生病院は、揖斐厚生病院（揖斐郡揖斐川町）および西美濃厚生病院（養老郡養老町）を再編し、西濃医療圏の地域医療構想に沿った形で病床再編を行った上で、2023年10月に揖斐郡大野町に開院した。既存の2病院が抱えていた、医師確保の困難や施設の老朽化といった課題を解消し、将来にわたり持続可能な医療体制を構築するものであり、これにより揖斐厚生病院（281床）は閉院、西美濃厚生病院は医療機能・規模を縮小の上、介護医療院を併設した回復期・慢性期機能を担う病院として診療を継続している。なお、揖斐厚生病院の施設の一部は、同年11月に揖斐川町が開設した「いびがわ診療所」として利用されている。

　病床再編は2段階で行われ、2020年4月のステップ①で揖斐厚生病院と西美濃厚生病院の連携強化（岐阜・西濃医療センター化）と西美濃厚生病院の病床機能見直しを、2023年10月のステップ②で新病院への機能集約（病院間の役割分担）を実施した。

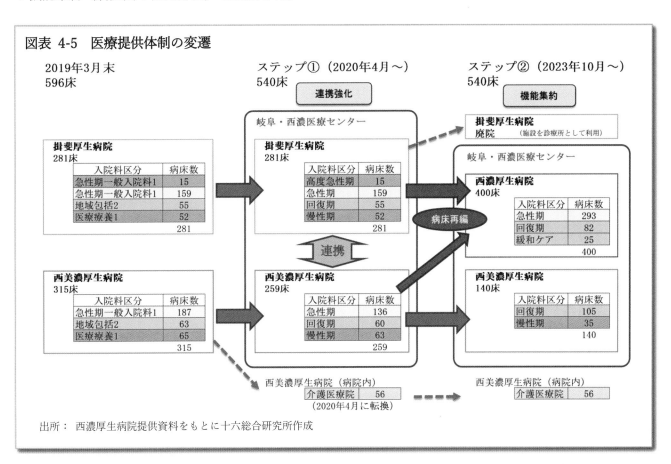

図表 4-5　医療提供体制の変遷

出所：　西濃厚生病院提供資料をもとに十六総合研究所作成

2病院の病床再編により地域医療体制の充実を図る

岐阜・西濃医療センター　西濃厚生病院

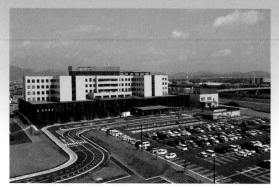
西濃厚生病院

　西濃厚生病院は、揖斐厚生病院および西美濃厚生病院の病床再編を行い、2023年10月に岐阜・西濃医療圏の基幹病院として開院した、東海環状自動車道、大野神戸インター直東に位置する400床の総合病院である。急性期病床293床の他、回復期リハビリテーション病床、地域包括ケア病床、緩和ケア病床を有し、急性期のみならず回復期や終末期の医療も行っている。DMAT隊を結成し災害時の医療に対応するほか、最新のAIを用いた内視鏡診断装置をはじめ、PET-CTや放射線治療装置も整備し、がんの早期発見・診断から高度な治療、緩和医療までを包括的に行っている。一方で、地域の開業医や山間部の診療所と連携し、医師派遣や人事交流を行うなど地域完結型の医療を行っている。

　人口減少や医師不足といった厳しい環境下において、地域の医療提供体制の充実を図るため、西濃医療圏内の2病院を病床再編、機能強化し誕生した西濃厚生病院の西脇伸二病院長にお話を伺った。

（聞き手　リサーチ部部長 主席研究員　永井則夫）

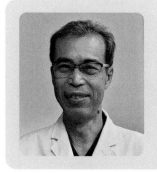

西濃厚生病院 病院長　西脇 伸二 先生

岐阜大学医学部卒。第一内科（消化器専門）に入局。以後消化器病の臨床と研究を中心に診療を行い、1993年に厚生連養老中央病院（現西美濃厚生病院）に赴任。2020年より揖斐厚生病院院長、2023年10月より現職。
日本内科学会認定内科医、日本消化器病学会消化器病専門医・指導医、日本消化器内視鏡学会専門医・指導医、日本消化器がん検診学会認定医、日本静脈経腸栄養学会認定医、日本医師会認定産業医

医療提供体制の最適化

　2つの病院で病床再編を行った理由を教えてください。

　病床再編を行った理由は、三つあります。

　一つ目は、揖斐厚生病院、西美濃厚生病院は、ともに、山間部に近い人口減少が著しい地域にあり、高齢化率が上昇し、外来患者数が減少するなど、今後、急性期の大きな病院を維持することが困難になることが予想されたためです。

　二つ目は、医師確保が非常に困難になってきたことです。患者が減り、急性期の診療体制の維持が難しくなってくると、大学からの、急性期医療を担う若い医師の派遣が困難になります。医師の確保には、それなりの規模と診療体制が必要です。

　三つ目は両病院とも築50年ほど経過しており、施設の老朽化が進んでいたことです。耐震基準も満たしていなかったため、仮に施設を維持するとしても大幅な改修が必要となり、相当な費用がかかることが分かったからです。

　病床再編により、病床や地域の診療体制はどのように変化したのですか。

　西濃医療圏全体では、急性期病床と慢性期病床は過剰であって、回復期病床は不足している状態です。地域医療構想の実現のために、新病院は、病床再編前の2病院の病床数の合計に対し、急性期は少し減らし、回復期を増床し、慢性期は減らすことで病床再編を進めました。

　新病院は、揖斐厚生病院からは車で約10分あまりと、車で十分通院できる距離ですが、西美濃厚生病院からは、高速道路を利用しても25分あまりかか

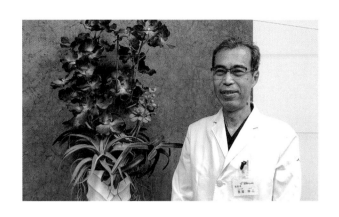

ります。このため、揖斐厚生病院は診療機能を全て新病院に移設し、西美濃厚生病院は、地域包括ケア病床や療養病床など、地域に密着した医療機能と外来機能を残しました。

二次医療圏で完結する医療

地域医療体制への影響はありましたか。

西濃医療圏では、大垣市民病院と当院が2大基幹病院となります。大垣市民病院は非常に大きな病院ですが、患者さんがどうしても集中してしまいます。溢れてしまった場合、周辺の病院だけではカバーしきれず、患者さんの一部は岐阜医療圏に行かざるを得ないといったこともありました。当院の開院により、そういった患者さんを受け入れることができるようになり、地域全体でバランスのとれた医療提供体制になったと思います。

病床再編によるメリット・デメリット

今回の病床再編によるメリットを教えてください。

メリットとしては、それぞれの病院単独では難しかった診療ができるようになったことが挙げられます。主に急性期医療のなかでも、高度な手術や放射線の治療などです。がんの治療に使う放射線治療装置は、この辺りでは今まで大垣市民病院にしかなかったため、待ち時間も長く、皆さんに治療を受けていただくということが難しかったのですが、当院でも治療ができるようになりました。これにより、この地域で放射線治療が必要な患者さんに対応できるようになりました。

緩和ケア病床も新設しました。今までは、西濃地区に緩和ケア病床がなかったので、岐阜市方面まで行って入院される方が多かったのですが、今後は当院に入院していただくことができます。回復期リハビリテーション病床やリハビリ施設も西濃地区には少なく、多くの方は岐阜医療圏まで行っていましたが、この地域で治療ができるようになりました。他の地域まで行かなくても、この地域で完結した医療が提供できる、それが非常に大きなメリットですね。

手術支援ロボット・ダヴィンチも導入しましたが、そうした高度な医療を実践できる病院となったため、若い医師も少しずつ増えています。医学部の学生実習に来る学生さんもとても増えました。

デメリットや、苦労した点がありましたら教えてください。

デメリットは、やはり病院がなくなった揖斐川町では、新病院までの通院が困難な方がいることです。バスを乗り継いで通院するのは高齢者の方には大変であり、不便をかけていると思います。また、病院が広くなったため動線が長くなりました。患者さんも移動で迷われますし、特にお年寄りの中には、受付から診察、検査など、広い院内を移動するのに苦労される方もみえます。

組織の統合にも苦労しました。新病院のスタッフは、揖斐厚生病院の全スタッフと、西美濃厚生病院の一部のスタッフ、そして新たに雇用した人たちから構成されています。それぞれの病院で診療に対するマニュアルなどが異なり、開院当初は 診療体制がうまく回らないこともありました。手術において

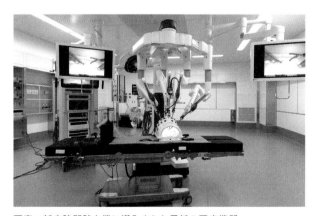

写真：新病院開院を機に導入された最新の医療機器

も、揖斐厚生病院と西美濃厚生病院では、段取りや方法が違うこともあります。そこでトラブルを避けるため、統合前から医師や看護師の交流を行い、なるべく円滑に診療が行えるように準備しました。

システムの面では、両病院とも同じメーカーの電子カルテを使っていましたが、統合時にバージョンアップを行ったことや、リハビリ、検査などいろいろな部門のサブシステム、新しいシステムなどを、電子カルテと紐付けして統合したため、当初は接続の問題や不具合などが頻発しました。

医療サービスの低下は最低限に

病床再編に際し反対意見はありましたか。また、どのように納得していただいたのですか。

病院がなくなる揖斐川町の不満や、地域住民の方々の不安は非常に大きいものでした。そこでJA岐阜厚生連・揖斐川町・地域医療振興協会の三者で協議を重ね、病院跡地に揖斐川町が小規模な診療所を新設し、そこで行う振興協会の診療に対して新病院が支援するということでご理解を得ました。病院閉院後1か月のブランクはありましたが、公設民営の「いびがわ診療所」が開業し、継続的に地域の一次医療を支える体制が出来ました。また、山間部にある久瀬診療所へは、引き続き医師を派遣するということで、揖斐川町と地域住民に理解、納得していただきました。

西美濃厚生病院に関しては、新病院まではやや距離がありますので、外来機能をなるべく残すようにしました。新病院の医師も外来診療の応援に行っています。西美濃厚生病院と当院の間には、シャトル

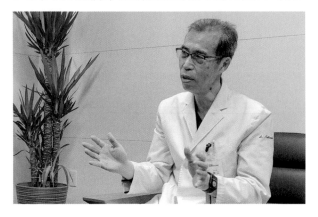

バスを1日5往復走らせており、西美濃厚生病院の駐車場に車を置いて、当院へ通院できるようにするなど、患者さんに出来る限り不便をかけないようにしました。

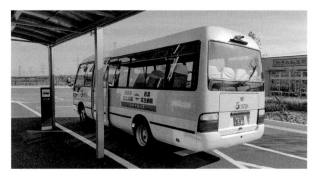

写真：西美濃厚生病院との間を結ぶシャトルバス

病床再編に際しては、地域住民との間で話し合いが何度も行われ、厚生連本部の担当者が、地域の協議会等に参加して病床再編について説明し、理解を頂けるよう努力しました。

地域の人、一人ひとりを大切にする

今後、どのようなことを実現したいですか。

高度で先進的な医療を提供できる医師の確保や体制の充実も重要ですが、医師派遣などを通じた地域の診療所との連携、総合診療的な医療にも力を入れていきたいと考えています。もう少し医師や看護師などの人材が集まれば、西濃地域における医療過疎地の医療を、この病院が手助けできるのではないかと思っています。

最後に、先生が大切にされていることを教えて下さい。

やはり患者さんとのコミュニケーションや対話が何より大事だと思います。私たち医療スタッフが、患者さんと同じ立場に立って、同じ目線で考えるということですね。年齢も同じ、症状も同じ患者さんでも、その人の生活環境や家庭の状況、考え方などにより治療方針が変わることはよくあります。本当にケースバイケースです。人それぞれに応じた診療こそ、一番望まれる診療だと思いますし、そんな医療を提供していきたいと思います。

4.1.3. 在宅医療の推進

医療は、診察や治療を受ける場所によって、「外来医療」、「入院医療」、「在宅医療」の３つに分かれ、さらに「在宅医療」は、その役割により「往診」と「訪問診療」に分かれる。前者は患者の求めに応じて、後者は定期的、計画的に医師が患者宅を訪問し医療行為を行うものであり、その仕組みや診療料が異なる。往診は以前からあったが、患者の状態が落ち着いている時でも定期的に在宅ケアが受けられる訪問診療が、病状の悪化や再入院を

図表 4-6　訪問診療を行う医療機関数の推移

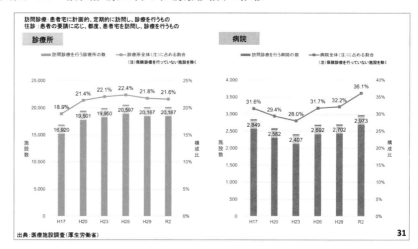

出典：医療施設調査（厚生労働省）

出所：厚生労働省 中央社会保険医療協議会 総会（第549回）資料

防ぎ、自宅での穏やかな療養期間を支えてくれるものとして注目を集めている。訪問診療に対応する医療機関の数は、2020 年時点では診療所で全体の 21.6%、病院では全体の 36.1%である（図表 4-6）。

在宅医療では、退院時の支援から慢性期における日常のケア、急変時の対応、看取りまで、自宅療養におけるあらゆる状況に即したケアが提供される。サービスの利用は、診療所から 16km 以内、独歩での通院が困難な人に限られる。医師、看護師、薬剤師、理学療法士、歯科医師、ケアマネジャー、介護職（ヘルパー等）や場合によっては地域のボランティアなどがチームを組んで、患者の生活を支えることになるため（これを「地域包括ケアシステム」（1.5.5.参照）と言う）、退院時には、こうした多職種から成るスタッフと患者、家族が顔を合わせて、情報共有や今後の治療方針の確認をする「退院カンファレンス」が行われる。

退院後は治療方針に従い、訪問診療を行う医師や看護師が定期的に患者宅を訪問し、必要な医療処置を行うが、24 時間対応する在宅医療支援診療所も増えており、介護する側の安心に繋がっている。「最期は自宅で看取られたい」と考える患者に対しては、本人もその家族も安心して「看取り」ができるようケアが受けられ、条件が合えば、独居の人も「看取り」を含む在宅医療サービスを受けられる。

病院での医療は病気を「治す」ことに力を注ぐと言われるが、在宅医療は、自宅における患者の生活や人生を、医療・介護の多職種で「支えていく」というイメージで捉えてよいだろう。

図表 4-7　「在宅医療に関する普及・啓発リーフレット」ひな形

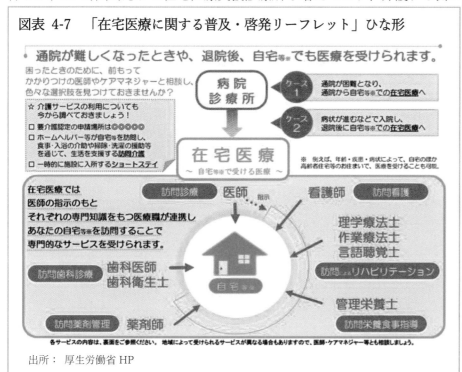

出所：厚生労働省 HP

日本では 2005 年に死亡者数が出生者数を上回り、総人口は既に減少に転じているが、死亡者数は今後も増え続け、そのピークは 2040 年頃になると予想されている（図表 4-8）。また、日本人の死亡場所は、1950 年頃は 8 割以上が自宅であったが、現在、自宅で亡くなる人は 2 割に満たず、約 7 割の人が病院や診療所で亡くなっている（図表 4-9）。一方で、十六総合研究所が 2023 年 11 月に実施した調査では、看取られる場所（人生の最期の瞬間までを過ごす場所）の希望として、全国に住む 20 歳以上の 6 割が「自宅」と回答している（図表 4-10）。これらより、以下 2 つの問題が生じる。

【問題1】 このままでは、終末期を病院で迎える患者が増え続け、地域によっては、病床不足や病院の負担増が懸念される。

【問題2】 6 割の人が自宅で看取られることを希望する一方、実際に自宅で亡くなるのは 2 割に満たないことから、多くの人が不本意にも病院等で亡くなっている。

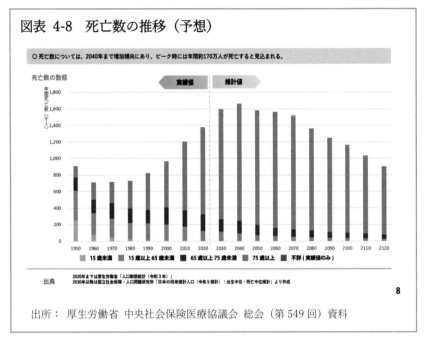

図表 4-8　死亡数の推移（予想）

出所：　厚生労働省 中央社会保険医療協議会 総会（第 549 回）資料

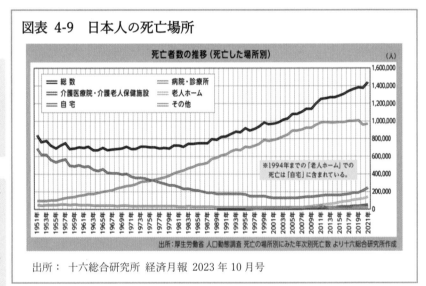

図表 4-9　日本人の死亡場所

出所：　十六総合研究所 経済月報 2023 年 10 月号

在宅医療には、以下のようなメリットが考えられ、国も訪問診療専門の診療所を解禁するなど、在宅医療の普及・啓発に力を入れている。

・病院に集中する医療負荷の分散… 【問題1】への対応：
　長期的に人口減少が続く中、目先、死亡者数のピークに合わせ病院のベッドを増床することは困難であり、在宅医療は、増え続ける看取りの有力な受け皿となり得る。

・「住み慣れた自宅で看取られたい」というニーズへの適応…
　【問題2】への対応：　終末期においては、病院で過ごした人より自宅で過ごした人の方が、生活の満足度が高くなる傾向があるという報告もあることから、「最期は住み慣れた想い出のある自宅で、好きなものを食べて、やりたい

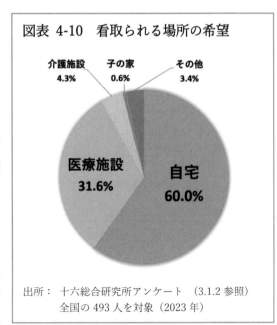

図表 4-10　看取られる場所の希望

出所：　十六総合研究所アンケート　（3.1.2 参照）
　　　　全国の 493 人を対象（2023 年）

ことをやって、家族やペットと一緒に過ごしたい」というような希望を可能な限り叶えることが、患者本人のQOL（生活の質）の向上に繋がるものと考える。もちろん、病院で最期まで病気と戦いたいと考える人は入院を選択するのが最良であるが、自宅で看取られたいというニーズが高いにもかかわらず、病院で亡くなる人が多い理由のひとつには、在宅医療という選択肢があることや、そのメリットが十分に周知されていないため、病気の進行に漠然と不安を感じる患者本人や家族が、消極的に病院での死を選択しているような例が少なくないものと思われる。

・**再入院の予防による健康的な生活の維持**：　救急外来へ搬送された人が入院し、治療後退院するものの、退院後の自己管理が不十分で再入院に至る例が少なくない。病院は入院期間を短くする努力をしているが、再入院となると患者の負担も病院の負担も増加する。退院後に在宅医療で自己管理のフォローを行うことにより重症化を予防し、再入院を回避することが期待される。

・**自宅で看取りが可能**：　在宅医療を受けている患者が自宅で亡くなった場合、仮に死亡時に医師が立ち会っていなくても、普段から継続的に診察を行っている在宅医に死亡診断書を書いてもらうことができ（かかりつけ医でも可）、救急車や警察を呼ぶ必要がない。

・**医療費の節減と危機対応能力の向上**：　建物の維持管理コストがかからない分、入院より在宅医療の方が必要な医療コストを抑えることができると言われている。また、病院のベッドに余力が生まれれば、緊急時への危機対応能力が向上する。

　メリットが多い在宅医療であるが、地域資源の制約などから、全国どこでも全く同じサービスを受けられるわけではない。少人数の医師・看護師で、在宅医療を24時間365日提供していくことは容易ではなく、対応できる医療機関が限られるほか、24時間対応と言っても「夜中は電話相談のみ」という場合もある。地域包括ケアシステムの充実度も地域によってばらつきがある。このため在宅医療の利用を考える際は、患者の住む地域で受けられるサービスの内容をよく確認し、介護期間や介護する家族の負担を十分に検討することが大切である。

　在宅医療は、自宅で治療を受けたい・療養したいという患者の希望を叶えるものであり、治療・療養方針を決める際には、人生会議（ACP）を行うことが推奨される。人生会議については、5.1.4.を参照いただきたい。

　次ページからは、岐阜県初の在宅医療専門クリニックとして、地域のニーズに合わせたさまざまな取組みを行う、医療法人かがやきの市橋亮一理事長へのインタビュー※を掲載する。

※ 十六総合研究所「経済月報」2023年10月号の特集記事を、一部修正の上掲載。

参考文献

1　小谷和彦. 在宅医療に従事する医師. 地域医療白書 第5号, 随想舎（2023）, p.38-46.
2　永井康徳. "在宅医療. 地域医療学入門", 診断と治療舎（2019）, p.92-99.
3　厚生労働省. 在宅医療の推進について.
　　https://www.mhlw.go.jp/stf/seisakunitsuite/bunya/0000061944.html
4　市橋亮一, 紅谷浩之, 竹之内盛志. 在宅医ココキン帖, へるす出版（2019）.
5　小笠原文雄. なんとめでたいご臨終, 小学館（2017）.
6　小笠原文雄. 最期まで家で笑って生きたいあなたへ, 小学館（2023）.
7　十六総合研究所. 経済月報 2023年10月号. p.6-13.

新しい地域医療のかたち　在宅医療専門クリニック

医療法人 かがやき（岐阜県羽島郡岐南町）

岐阜県初の住宅医療専門クリニックとして2009年に開業。「地域にないものを提供する」という考えのもと、開業以来、音楽療法の開始、食楽支援チーム・地域看護チーム・小児リハビリチームの開設、小児に特化した特定医療型短期入所施設の開業など、地域のニーズに合わせ、業務の範囲を拡大してきた。

ティーチングホスピタル（教育的医療機関）としての側面を併せ持ち、日本中、世界中に「在宅医療」を、教育を通じて広めていく活動を積極的に行っている。

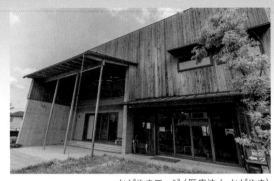

かがやきロッジ（医療法人 かがやき）

開業当初は医師1名、非常勤看護師2名でスタートしたが、現在ではスタッフ68名、累積在宅患者数2,300名を数えるまでになった。また岐南町、名古屋市に加え2024年1月には岐阜県美濃市にクリニックを開設し、3拠点体制となった。病状の急変に24時間365日対応する「かけがえのない医療機関」として、また住民の「交流・憩いの場」として地域に親しまれている。

「かがやき」は在宅医療を中心とした「地域医療サービス」とともに、充実した研修環境のもと「人材育成サービス」を提供するユニークな医療機関である。理事長の市橋亮一先生にお話を伺った。

（聞き手　主任研究員　小島一憲）

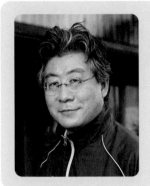

医療法人かがやき 理事長　市橋亮一 先生

名古屋大学医学部卒業後、「35歳で自分のチームをつくる」という目標を掲げ、1年間全科ローテート研修、2年で内科全科（8科）＋ICUを数カ月ずつ、次の2年を名古屋第二赤十字病院血液内科で骨髄移植に従事、認定内科医取得。その後、名古屋大学病理学教室に戻り、3年間病理解剖、2年間神経病理を選択し病理専門医を取得。内科で得た治療技術と、病理で得た診断技術をもとに36歳、2009年に総合在宅医療クリニックを岐阜県羽島郡に開設した。総合在宅医療クリニック院長。

【専門分野】総合内科、血液内科、病理学
【職種】在宅医、内科医・日本内科学会認定医・日本病理学会専門医

地域に足りないものを提供する

岐阜県下初の在宅医療専門クリニックを開設された理由を教えてください。

地域に既にあるものはお任せして、地域に足りないものを提供していこうと考えたからです。音楽療法、食楽支援チーム、医療的ケア児・重症心身障害児の医療型短期入所施設なども、地域に足りないと思ったので始めました。開業から15年経過し、スタッフは68名（7人の総合診療医と14人の各科の専門医を含む）まで増加、医療機関としてのクオリティを保ちながらも24時間対応する「在宅医療の総合病院」の形が整ってきました。

かがやきロッジ（在宅医療の研修機関）

在宅医療は診察室がいらないと思うのですが、立派な居心地の良い建物（かがやきロッジ）を造られたのはなぜですか。

24時間365日対応は非常に大変なので、患者さんに「いつでも呼んでね。僕たちは全然平気だから」と言うためには十分な人的資源が必要となります。そのためには「かがやきで働きたい」と思う人の「ウエイティングリスト」ができるくらい「医師や看護師が集まる」必要があります。私たちは、医学生や卒後研修生などに対する医療研修に力を入れており、例えば20人の研修生を受け入れると、1人ぐらいは「こ

音楽療法

音楽には心身を癒す力があると言われており、音楽療法士の資格を持つプロのヴァイオリニストが奏でる音色は、認知症の方や、言葉でうまくコミュニケーションがとれない方に癒しの時間を提供する。音楽療法という言葉が生まれたのは戦後だが、その歴史は古く、音楽が治療に用いられるようになったのは古代エジプト時代とも言われている。

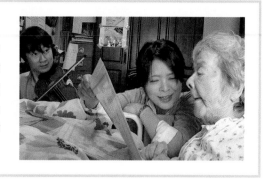

こで働きたい」という人が出てきます。それなら、医師が10人必要なら200人の研修生を受け入れればいい。そのためには普通の診療所では手狭なので、多くの人が学び合える研修センターとして、2017年にこの「かがやきロッジ」を作りました。

医療の研修は大学病院でするのではないですか。

在宅医療については、まだまだ教育の場が足りないと感じています。大学の医学部でも在宅医療の教育の必要性を感じてくれている先生は、学生研修の場として選んでくれています。また総合病院や大学で初期研修中の研修医が、地域医療研修の一環で送られてくることもあります。「かがやき」では、国内はもとより海外からも研修を希望する方々を受け入れており、若い学生や医師がOJTで診療に同行するのは日常的な風景です。

地元の医大生もたくさん研修に来ているようですね。

「成績が良いから医師になる」という学生もいますが、人の幸せやQOLといった視点を大切にする医師に育ってもらいたいと思っています。そのためには、若い学生のうちから在宅医療・地域医療のような世界があることを知ってもらうことに、大きな意義があると考えます。

看取りと人生会議 (ACP)

「かがやき」では、自宅でお看取りする家族向けの冊子を作成し、既に25000冊も読まれていると聞きました。病院ではなく、自宅で最期を看取って欲しい

というニーズは大きいですよね。

「最期の瞬間を看取ること」が私たちの目的ではありません。むしろ患者さんの「どこで生きていきたいか」という気持ちを大事にしたいと考えます。今は医療が「持ち運び可能」になったこともあり、死の瞬間まで、病院の中で生きていきたい人は病院で、施設の中で生きていきたい人は施設で、自宅で生きていきたい人は自宅で過ごすことができます。自宅で生きる「在宅医療」というオプションがあることを知らない人も多いので、もっと一般的になって欲しいと思います。

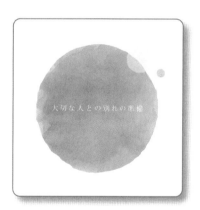

家族向け冊子
「大切な人との別れの準備」

最近、人生会議(Advance Care Planning)という言葉を耳にします。

死が迫った患者さんに限ったことではないのですが、人の生きざまというか、「どう生きていきたいのか」という想いを、家族など自分の大切な方と共有することはとても大切だと考えます。患者さんには、辛くても1日でも長く生きるために治療を続けるのか、治療をやめて残りの時間をゆっくり過ごすのか、

食楽支援

　歯科衛生士は物を食べられる歯や口になるように、言語聴覚士は飲み込む力が伸びるように指導し、管理栄養士は食べられる食形態を提案・支援する。在宅生活の中で「1日3回の食事」は大きな楽しみであると共に、体調や状況の変化などによって変わっていくものであるため、患者のQOL（生活の質）を高めるためにもプロがチームで支援を行っている。

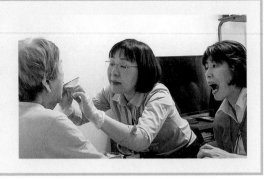

それを決める権利があると思います。自然な会話の中で、患者さんの本音を、家族、ペット、医療・介護に携わる方たちと共有して、有意義な時間を過ごして頂くことが大切です。これを人生会議と言いますが、私たちも専門家として、よき相談相手になれるよう努力しています。

多職種連携と地域包括ケア

　地域包括ケアという観点からすると、地域にない職種を「かがやき」が提供しているイメージでしょうか。

　そうですね。それまで地域になかったということは、難易度が高いとか採算がとれないといった理由があるので、いろいろと工夫しています。多職種が職場内で当たり前のように連携していますし、地域の他職種の方々とも良好なチームワークを築いて、一体となって患者さんのケアにあたっています。

地域医療は「ローカル＆グローバル」

　先生にとって、地域医療とは何ですか。

　地域医療は基本的には地域完結型と考えられます。地域のことは地域の人が一番知っていますから。でも人口が減少し世の中がコンパクトになっていくと、地域の資源だけに頼っていてはベストの状態にはならないのです。特に人口減少地域では人的リソースが確保できないため、広域での連携が必要となります。「かがやき」が大都市にも小都市にも拠点を持つのは、「ローカルはそれぞれローカルでがんばるが、必要な時はもっとグローバルな単位でお互いに助け合う・協力し合う体制が不可欠」と考えたか

らです。今はかつてほど地域の資源が豊富ではないため、BCP的な観点も含めて、より広域の資源を繋ぎ合わせて使っていかないといけないのです。

　足りない部分は互いに協力し合う、まさに「かがやき」のコンセプトそのものですね。

　そのとおりです。また、人材は国内に限る必要はありません。例えば、オンラインの技術を利用して、海外に住む医師が、夜間のコールをテレビ電話で受ける仕組みはできないでしょうか。日本では夜中でも現地は昼なので、日本での夜間の人員不足を補うことができ、医師の働き方改革にもなります。今後は遠隔診療やロボット・AIを利用した医療なども普及してくるでしょう。新しい技術を含む「地域外の資源」をどのようにクリエイティブに繋げるかは自分たち次第なので、有効な活用法をいつも考えています。

医療の継続性へのこだわり

　「かがやき」は医療機関であると同時に「教育機関」なのですね。

　私たちは「継続性」を大切にしています。つまり若者への投資、次の世代を創るということですね。樹齢100年の杉を海外から買おうとすると結構な値段になります。それならば自分たちで育てたほうが、良質な木材を安いコストで手に入れることができます。医療も同じで、長期的な視野でより良い医療人を効率的に育てることが大切であり、クオリティの高い医療を継続させていくためには「教育する力」を持ちたいのです。研修に来る医学生のうち、在宅医療へ進むのは20人のうち1人くらいです。でも、残り

かがやきキャンプ

0〜6歳の重度の身体・知的障がいがある子どもや、医療的ケアを必要とする子どもと、その家族のための医療型短期入所施設。子どもたちの「食べる」「寝る」「遊ぶ」力を養い、「誰とでも・どこでも、食べて・寝て・遊べる子ども」の育成を目指している。

学齢期以降の肢体不自由児者を対象としたフィットネスジム（かがやきフィットネス）を併設し、プール、マシントレーニング、週末集中コースなどの幅広いメニューを用いて、無理のない運動機会を提供している。プールへは、NPO法人Ubdobeと共同開発した「無重力デジリハ」を導入し、「自分から体を動かす、動く楽しさを知る」リハビリテーションを実践している。

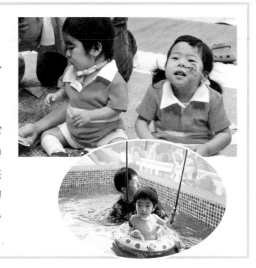

19人のおそらくは病院に勤務する医師たちも、研修を通じて在宅医療をよく理解してくれていれば、病院から在宅医療への連携が円滑に進むわけです。患者にとってみれば、在宅医療というオプションが活きるわけで、それは我が国の良質な医療を、長期にわたって継続していくうえでの大きな力になると思います。

在宅医療の未来

今後、在宅医療はどうなるのでしょうか。

在宅医療は世界的に見ても、日本においてもまだ始まったばかりで、国も積極的に推進しています。

私たちが名古屋に拠点を開設したのは、「人口減少地域の在宅医療が足りない」と感じており、人口減少地域に安定して医療人材を供給するためには、比較的人材が豊富な大都市に拠点を持ち、志ある人材を集めるのがよいと考えたからです。今では、やる気のある若いドクターが、「かがやき」で働きたいと大勢集まってきます。半分くらいはお断りせざるを得ないのですが、意欲のある医師に機会を渡せないのはもったいないと感じており、今後人口減少地域に若い人たちを配置しながら、在宅医療の広域ネットワークを作りたいと考えているところです。毎年1拠点新設できるなら、10年で10か所ぐらいの広域在宅医療ネットワークを作ることができるかもしれません。

高齢化は進み、病院に通院することが困難な人はますます増加するため、在宅医療自体は今後も広まっていくと思います。ただし、医師が同行する頻度は減少し、看護師とAIとか、看護師と遠隔診療というように看護師の役割が大きくなっていくでしょう。

地域の医療ニーズは時代とともに変わっていくかもしれませんが、私たちは常に「地域に足りないものを提供する」ことで、地域医療に、そして地域に住む皆さんの幸せに貢献していきたいと考えています。

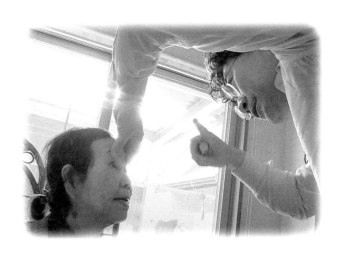

4.2. タスクシフトと医療DXによる効率化

　医療業界の人材不足は大きな問題となっており、有効な対策を講じることができなければ今後いっそう深刻化し、誰もがいつでもどこでも、安心して医療を受けられる体制が維持できなくなる恐れがある。タスクシフトと医療DXは、医療の効率化を推進する手段として注目されている。

図表 4-11　医療・福祉分野の就業者数の見通し

	2018年	2025年	2040年	
	【実績】	【実績・人口構造を踏まえた必要人員】	【実績・人口構造を踏まえた必要人員】	【経済成長と労働参加が進むケース】
医療福祉分野の就業者数（かっこ内は総就業者数に占める割合）	826万人（12%）	940万人（14〜15%）	1,070万人（18〜20%）	974万人（16%）

資料：「2040年を見据えた社会保障の将来見通し（議論素材）」に基づくマンパワーシミュレーション（2019年5月厚生労働省）を基に作成。

図表 4-12　医療福祉分野の就業者数シミュレーション

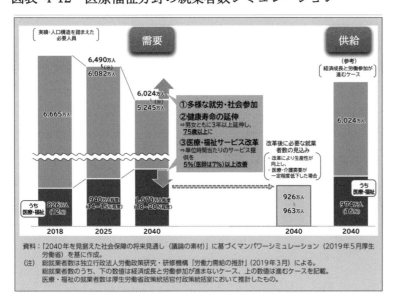

出所：　厚生労働省　令和4年版厚生労働白書（一部加筆）

　少子化により、今後国内の就業者数は減少傾向となる一方で、高齢化により医療需要は増加するため、医療福祉分野の就業者が大幅に不足することが懸念されている。

　厚生労働省職業安定局「雇用政策研究会報告書」（2019年）によれば、2040年の医療・介護サービスの需要から推計した医療・福祉分野の就業者数は1,070万人（総就業者数の18〜20%）必要になる。これに対して、経済成長と労働参加が進むと仮定した場合でも、2040年の総就業者数は6,024万人、うち医療・福祉分野の就業者数は974万人（総就業者数の16%）と推計されており、必要とされる就業者数に対し96万人の不足が生じる（図表4-11）。

　一方で、医療・福祉分野の生産性向上などの改革を実施すれば、2040年に必要となる医療・福祉分野の就業者数を926万人〜963万人まで抑えることは可能と見込まれており、そのための有力な手段として、国および国内の多くの医療機関でタスクシフトと医療DXに向けた取組みが行われている（図表4-12）。

　また、個別の医療機関の経営状況に目を向けると、売上を構成する診療報酬は公定価格であり、これを増やす手段は限られる一方、人員配置基準などにより一定水準以上の医療スタッフを確保する必要があり、また、光熱費・資材費の高騰や、医師の働き方改革を背景とした人件費の増加などが収益を圧迫するなど、厳しい状況に置かれている医療機関は少なくない。このため、業務の効率化と生産性・付加価値の向上を実現し、収益を確保していくことが不可避であり、根本的な変革が求められている。

4.2.1. タスクシフト・タスクシェア

医療業界におけるタスクシフト・タスクシェアとは、医師に偏在している業務の一部を、合意の上で他の職種へ移管（シフト）したり共同実施（シェア）したりする取組みのことである。タスクシフトは医師の働き方改革の文脈で、医師から看護師・薬剤師・臨床検査技師・臨床工学技士・診療放射線技師・助産師・救急救命士・医師事務作業補助者（医療クラーク）・看護補助者（看護助手）などへの業務移

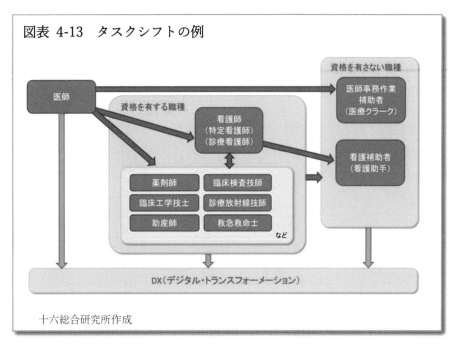

図表 4-13　タスクシフトの例

十六総合研究所作成

管を意味することが多いが、看護師から看護補助者など医師以外の職種間の業務移管を意味することもある。タスクシフト・タスクシェアは、医師以外の医療従事者がそれぞれの専門性を活かせるように業務分担を見直すことで、医師の負担軽減だけでなく、チーム医療の水準の向上、業務の効率化を実現する有効な手段である。厚生労働省は、タスクシフト可能な範囲の周知、各種法令の改正、研修・養成制度の創設などにより、医療機関におけるタスクシフトを促進しており、日本看護協会もガイドラインを公表し、タスクシフトを進める上での基本的な考え方や事例を周知している。

図表 4-14　現行制度下で医師から他職種へのタスクシフト/タスクシェアが可能な業務の具体例

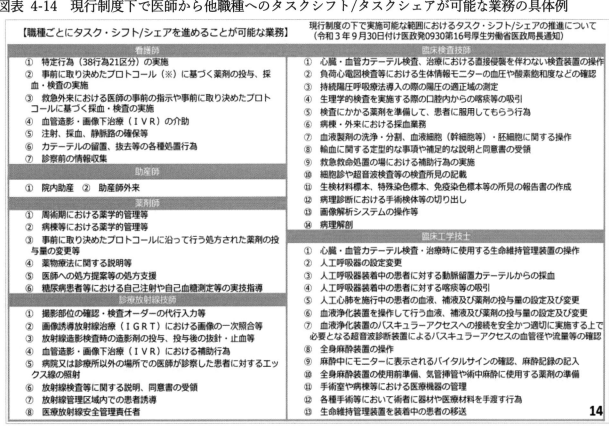

出所： 中央社会保険医療協議会 総会（第546回）資料 2023.6.14

タスクシフト・タスクシェアには、①専門性の高い業務の一部を他の「資格を有する職種」も担う方法と、②有資格者が専門的業務に集中できるよう、補助的業務を一定の研修等を受けた「資格を有さない職種」に移管する方法がある。

　①については、看護師など専門職の業務範囲の明確化・拡大により、医師が行っている業務をシフト・シェアしていくもので、シフト・シェア先の代表的な職種は以下の通りである。

特定看護師	2015 年に創設された、「特定行為に関わる看護師の研修制度」の研修を終了した看護師の通称である。研修の内容によって、人工呼吸器からの離脱や気管カニューレの交換、インスリン等薬剤の投与量の調整などの特定行為（38 行為 21 区分）を手順書に従って行うことができ、医師の負担軽減への効果は大きいとされる。制度の認知度が低く、研修に費用や時間がかかる割には、研修後のメリットが不明確である点が指摘されており、同研修の修了者は 2023 年 3 月時点で 6,875 人と、2025 年までに 10 万人を養成するという当初の目標を大きく下回っている。タスクシフトの推進のためにも、特定看護師の養成が課題と言える。
診療看護師	ナースプラクティショナー（Nurse Practitioner：NP）とも呼ばれる、大学院修士課程を修了し、日本 NP 教育大学院協議会の資格認定試験に合格した看護師である。特定看護師に認められる全ての特定行為を含む、全ての診療の補助を医師の包括的指示で行うことができる。日本で養成が始まったのは 2008 年であり、現在認定された診療看護師は 759 名（2023 年 4 月）と少数にとどまる。
薬剤師	調剤だけでなく病棟や外来での服薬指導など、病院内薬剤師の活躍の場を広げることで、医師や看護師の負担軽減と医療の質の向上、インシデントの低減などが期待される。既に多くの医療機関で、医師から薬剤師へのタスクシフトが進められている。チーム医療の推進による薬剤師の業務範囲の拡大に伴い、診療報酬（調剤報酬）上の各種指導料が新設・上乗せされている。 　2006 年度から、薬学部のカリキュラムのうち薬剤師を養成することを主な目的とする課程の修業年限が 4 年から 6 年に延長され、薬剤師国家試験を受験するには 6 年制のカリキュラムを履修することが必要となっている。
臨床検査技師 臨床工学技士 診療放射線技師	2021 年の法改正で、臨床検査技師、臨床工学技士、診療放射線技師の業務範囲の見直しが行われたことで、静脈路の確保とそれに付随する業務など 20 の行為が実施可能になり、各専門業務をよりスムーズに実施できるようになった。
助産師	厚生労働省は、助産師のいっそうの活躍を促すため、助産師外来と院内助産を推進しており、日本看護協会は、2018 年に「院内助産・助産師外来ガイドライン 2018」を公表した。助産師外来は、助産師が産科医師と役割分担し健康診査や保健指導を行うもので、院内助産は、助産師が妊娠から産褥（さんじょく）1 か月頃まで正常・異常の判断を行い、助産ケアを提供する体制を意味する。いずれも、緊急時の対応が可能な医療機関において、妊婦とその家族の意向が尊重されることが重要であり、助産師が専門性を発揮しチーム医療を推進することで、医療の質の向上とタスクシフトによる医師の業務負担軽減を実現するものである。
救急救命士	2021 年の法改正で、救急救命士の業務範囲が拡大され、これまで病院に搬送される前に限定されていた心臓マッサージや静脈路確保などの救急救命処置が、救急外来においても実施できるようになった。

　②については、主に医師をサポートする医師事務作業補助者や、看護師をサポートする看護補助者の活用促進の取組みが行われている。

医師事務作業補助者 （医療クラーク）	医師の指示の下、診断書等の文書作成補助、診療記録への代行入力、医療の質の向上に資する事務作業（診療に関するデータ整理、院内がん登録等の統計・調査、教育や研修・カンファレンスのための準備作業等）、入院時の案内等の病棟における患者対応業務及び行政上の業務（救急医療情報システムへの入力、感染症サーベイランス事業に係る入力等）など、専門の資格がなくてもできる、さまざまな業務を行っている。国は2008年、診療報酬に「医師事務作業補助体制加算」を設定し、医師事務作業補助者の配置を促進している。 　医療クラークとして働くために特別な資格や免許は不要であるが、人命や健康に関する情報を取り扱う場合もあり、研修やOJT※を行うなど、その質を担保する取組みが行われている。 　※ On the Job Training（オンザジョブトレーニング）の略で、実務経験豊かな上司や先輩が、新入社員や後輩に対し、現場での実務を通じて業務知識やスキルを教えること。
看護補助者 （看護助手）	看護師の補助として、患者の世話や病院の環境整備を行う職種で、特別な資格は不要である。そのため、医療行為を行うことはできず、患者の着替えの手伝いや検査の付き添い、食事や排せつ、入浴の介助、医療器具の準備・片付け・洗浄・管理、病室や診察室の清掃、シーツの交換など、補助的な業務が中心となる。

　厚生労働省の「令和4年度入院・外来医療等における実態調査」によれば、所属している診療科で既に実施している医師の負担軽減策として、薬剤師による投薬に係る患者への説明（47%）、医師事務作業補助者の外来への配置・増員（43%）、医療業務の特定行為研修修了者である看護師との分担（25%）など、タスクシフト・タスクシェアに該当する項目が多くを占めた。タスクシフト・タスクシェアは、医師の働き方改革の取組みの一環として幅広く行われているとともに、まだ取組みの余地があることも推察される（図表4-15）。

図表 4-15　医師の負担軽減策の実施状況

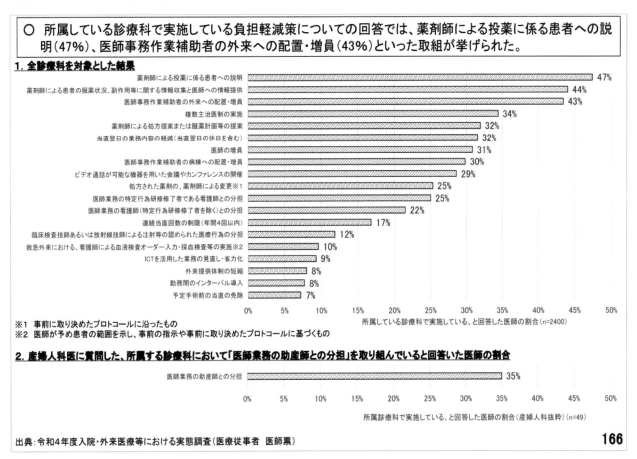

出所： 厚生労働省　中央社会保険医療協議会　総会（第547回）資料 2023.6.21

後述する医療 DX（デジタル・トランスフォーメーション）は、医療従事者が行っていた業務の負担を ICT（情報通信技術）の力で軽減することがその第一歩とされており、他業種へのタスクシフトと同様な効果が期待できる。医師から看護師へタスクシフトが進むと、看護師の業務が増える。看護師から他職種へタスクシフトが進むと、移管を受けた職種の業務が増え、最後には医師事務作業補助者や看護補助者などに負荷が集中することも考えられる。このため、業務の平準化や効率化を達成していくためには、タスクシフト・タスクシェアと医療 DX を、同時に推進していくことが大切である。

> ### コラム　身近にあったタスクシフト
>
> 　筆者が通う病院では、副作用の管理が必要な薬の処方について、主治医の診察を受ける前に薬剤師による面談が実施されている。この章を書き始めてから、これが「タスクシフト」であることに気付いた。従来は患者との面談は医師のみが行っていたが、4～5 年ほど前から薬剤師も患者と面談し薬剤の説明や副作用の確認をしたり、医師へ対処方法の提案をしたりするようになったという。そういえば、以前入院し、副作用の管理が必要な点滴を打った際にも、同じ薬剤師が私のベッドまで、薬剤の説明に来てくれていたことを思い出した。
>
> 　患者の立場からすれば、薬剤師には薬の効果や副作用の状況など、医師には検査結果や病状、治療方針など、2 人の専門家それぞれの得意分野に関する相談ができ、非常に心強いと感じている。また、薬剤師との面談で多くの相談事項が解決するため、主治医と話す時間は、薬剤師との面談がない場合に比べ明らかに短くなっており、医師の働き方改革の良い例と言えるだろう。このようなタスクシフトなら、患者としても大歓迎である。

参考文献

1　厚生労働省. "現行制度の下で実施可能な範囲におけるタスク・シフト/シェアの推進について". (2021.9.30).
　　https://www.hospital.or.jp/pdf/15_20210930_01.pdf
2　厚生労働省. "勤務環境改善に向けた好事例集（令和 5 年 3 月）".
　　https://www.mhlw.go.jp/content/10800000/001128611.pdf
3　日本看護協会. "看護の専門性の発揮に資するタスク・シフト/シェアに関するガイドライン及び活用ガイド".
　　https://www.nurse.or.jp/nursing/shift_n_share/guideline/index.html
4　青柳智和. "看護師特定行為で拓く道「止めろ！医療崩壊、進め！タスクシフト」". 医療白書 2022, ヘルスケア総合政策研究所（2022）, p.126-134.

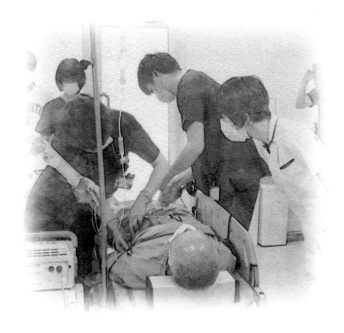

4.2.2. 医療 DX

近年、ICT の進化やデータ通信速度の高速化により、さまざまな業界で、デジタル技術を利用した社会的・組織的な変革が起こっており、DX（デジタル・トランスフォーメーション）と呼ばれている。DX は 3 段階に分類される「デジタル化」の最終段階に区分されるが（下表）、現在、紙を用いて行っている業務を単に電子化する（デジタイゼーション）だけでは効率化・生産性向上の程度は限定的であり、これをきっかけにビジネスや社会、人々の生活の形・スタイルをより良く変えていくこと（DX）が、デジタル化の最終的な目標とされる。

デジタル化の分類	概　要	医療機関の例
デジタイゼーション	紙を使用した事務を電子化するなど、アナログな情報をデジタル形式に変換し、効率化することを目的とする。	カルテの電子化、デジタルサイネージによる順番表示、自動精算機の導入など、部分的・局所的に業務のデジタル化を行う。
デジタライゼーション	デジタイゼーションを通じて、組織のビジネスモデル全体を見直し、一連の業務フローや業務プロセスの生産性を向上させることを目的とする。	Web 予約から電子カルテ、レセプト※（診療報酬明細書）発行、会計に至る、院内業務全体の業務効率化を図るとともに、ビジネスモデルの高度化、拡張を図る。
DX（デジタル・トランスフォーメーション）	デジタル化の最終段階であり、デジタライゼーションを通じて、競争上の優位性を確保するとともに、人々の社会生活を豊かにすることを目的とする。	デジタルを活用した新しいビジネスモデルを生み出し、病院・診療所の経営革新を通じ、患者や地域社会にプラスの影響を及ぼす。

※ 医療機関が健康保険などの報酬を公的機関に請求するための書類

医療の世界は複雑系（数多くの要素で構成され、それぞれの要素が相互かつ複雑に絡み合う）であり、汎用性の高いプログラムや統一規格の導入の遅れ、デジタル化へのコスト高、厳しい法規制への対応、機微情報を扱う上での情報セキュリティ面での懸念などにより、DX の取組みの遅れが指摘されているが、それ以前にデジタイゼーション（電子カルテの導入など）と無縁な医療機関もあるなど、デジタル化の足並みもそろっていない。デジタル化の遅れは、国レベルでは医療の高度化や持続可能性の向上、医療機関・医師レベルでは、業務の効率化・生産性の向上を阻んでおり、医師の長時間労働や国民医療費増加の原因にもなるため、国全体で早急な対応が必要である。

※　　　　　　　※　　　　　　　※

医療 DX とは、「保健・医療・介護の各段階（疾病の発症予防、受診、診察・治療・薬剤処方、診断書等の作成、診療報酬の請求、医療介護の連携によるケア、地域医療連携、研究開発など）において発生する情報やデータを、全体最適された基盤を通して、保健・医療や介護関係者の業務やシステム、データ保存の外部化・共通化・標準化を図り、国民自身の予防を促進し、より良質な医療やケアを受けられるように、社会や生活の形を変えていくこと」と定義される（厚生労働省）。

国は医療 DX を重要な施策のひとつに位置付け、その推進を図っている。近年の動きを見ると、2022 年 5 月に、日本の医療分野における情報のあり方を根本から改革するために、自由民主党政務調査会から「医療 DX 令和ビジョン 2030」が提言された。2022 年 6 月には、「経済財政運営と改革の基本方針 2022」が閣議決定され、全国医療情報プラットフォームの創設、電子カルテ情報の標準化等、診療報酬改定 DX の取組みなどを推進するため、政府に内閣総理大臣を本部長とした「医療 DX 推進本部」を設置する方針が

示された。医療 DX 推進本部は 2023 年 6 月に「医療 DX の推進に関する工程表」を公表し、基本的な考え方として、医療 DX に関する施策の業務を担う主体を定め、その施策を推進することにより、①国民のさらなる健康増進、②切れ目なく質の高い医療等の効率的な提供、③医療機関等の業務効率化、④システム人材等の有効活用、⑤医療情報の二次利用の環境整備の 5 点の実現を目指していくことを公表した（図表 4 16）。

図表 4-16　医療 DX の推進に関する工程表

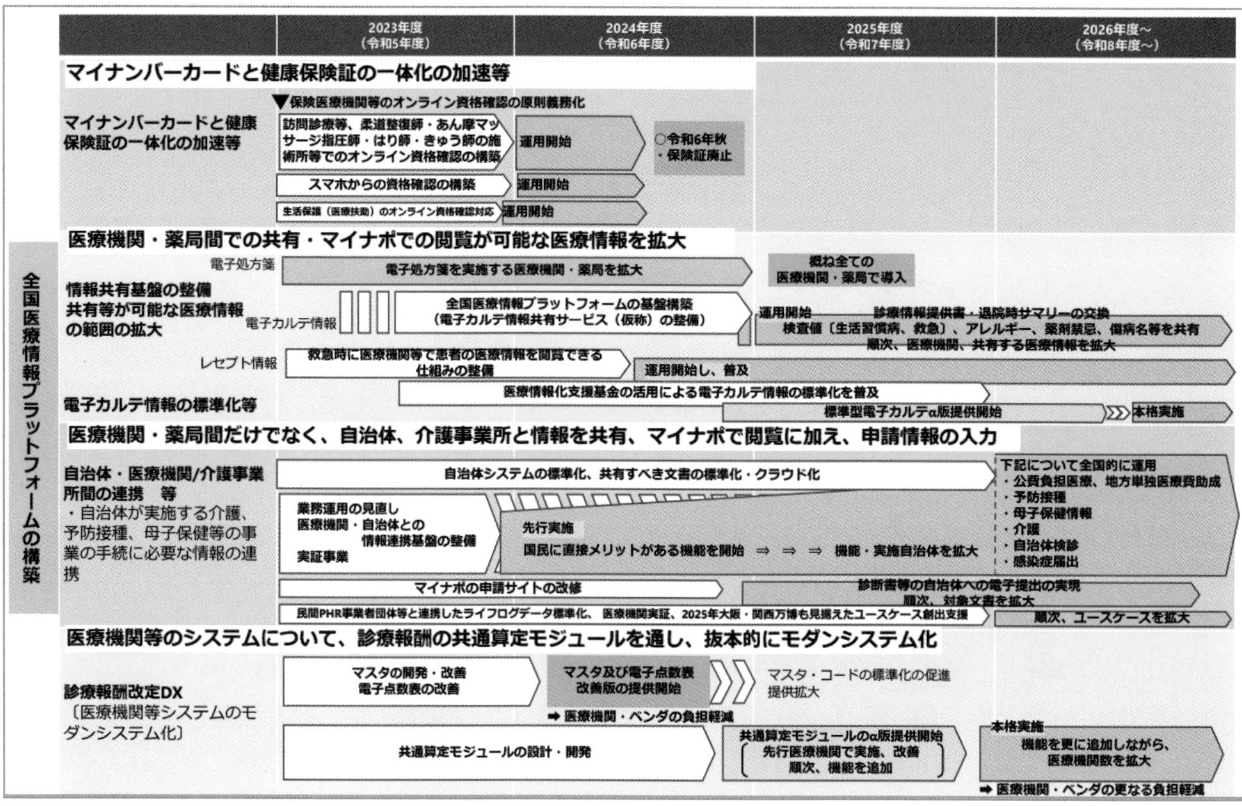

出所：　内閣官房 医療 DX 推進本部（第 2 回）（2023.6.2）

医療 DX の各種施策やトピックについて、代表的なものを以下にまとめる。

全国医療情報プラットフォーム	オンライン資格確認等システムを拡充し、保健・医療・介護の情報を共有可能な「全国医療情報プラットフォーム」を構築する。（4.2.3.参照）
オンライン資格確認	国民皆保険制度により日本のほぼ全ての国民が公的医療保険に加入しているが、国民健康保険は自治体が、後期高齢者医療保険は都道府県ごとに設立された広域連合が、被用者保険は健康保険組合（大企業）や全国健康保険協会（中小企業）、各種共済組合（主に公務員）が運営するなど、国が統一的に管理できる仕組みとはなっていない。医療機関や薬局では、健康保険証により患者が加入している医療保険を確認する必要があり、この作業が「資格確認」と呼ばれているが、他人による「なりすまし」や、資格過誤によるレセプト返戻といった問題が少なからず生じている。 　オンライン資格確認とは、健康保険証として利用できるよう紐づけを済ませた患者のマイナンバーカード（マイナ保険証）を、顔認証付のカードリーダーで読み取り、オンラインで資格確認を行うものであり[※1]、2021 年 10 月に本格運用がスタート、2023 年 4 月より導入が原則として義務化された。これにより、医療機関や薬局では来院患者の保険資格を即時確認できるため、資格過誤によるレセプト返戻が減少し窓口業務が効率化することに加え、既に 3 年間分の診療・薬剤情報や、5 年間分の特定健診等情報が閲覧可能となっており[※2]、より多くの情報をもとにした診療や服薬指導を行うことができる。

	※1 現在は健康保険証の記号・番号による方式も併用されている。 ※2 診療情報は 2022 年 9 月以降、薬剤情報は 2021 年 9 月以降、特定健診情報は 2020 年度以降の情報が対象。
マイナ保険証	2024 年 12 月に現行の保険証の新規発行が停止され、原則マイナ保険証へ移行される（1 年間の猶予期間あり）。しかし、マイナ保険証の利用は、2023 年 11 月時点で 4.3％と極めて低調であり、政府は医療機関に支援金を給付するなど利用拡大に努めている。マイナンバーに別人の情報が紐づけられるトラブルが相次いだこともあり、マイナ保険証の普及のためには、マイナンバーの管理・運用における信頼回復が課題となっている。 　訪問診療・訪問看護等、柔道整復師・あん摩マッサージ師・はり師・きゅう師の施術所等でのオンライン資格確認の構築、マイナンバーカードの機能の搭載によるスマートフォンでの健康保険証利用の仕組みの導入等の取組みが進められている。
電子カルテ情報の標準化	日本の電子カルテはベンダー（メーカー）ごとに情報の入出力方式が異なり、異なるベンダーの電子カルテを導入している医療機関の間で情報を共有することが難しい。医療連携に必要な医療情報の共有や交換を全国単位で行うために、また、情報の質の担保や利便性、正確性の向上のために、厚生労働省はまずは 3 文書 6 情報※について情報の共有にあたっての標準規格を決定するなど、電子カルテ情報の標準化を進めている。2024 年度中には救急時に有用な情報等の拡充を進めるなど、順次、対象となる情報の範囲を拡大していく予定である。 ※ <table><tr><td>3 文書</td><td>①診療情報提供書（紹介状）、②退院時サマリー、③健診結果報告書</td></tr><tr><td>6 情報</td><td>①傷病名、②アレルギー情報、③感染症情報、④薬剤禁忌情報、⑤検査情報（救急、生活習慣病）、⑥処方情報</td></tr></table>
電子カルテ情報共有サービス（仮称）	電子カルテ情報共有サービス（仮称）は、各医療機関が保有する 3 文書 6 情報を標準化（HL7 FHIR 準拠）のもと共有することで、全国の医療機関・薬局で患者の電子カルテ情報を閲覧できると同時に、患者本人も自身の電子カルテ情報（6 情報）を閲覧できる仕組みであり、医療機関同士が 3 文書（診療情報提供書、退院時サマリー、健診結果報告書）等の文書情報を電子上で送受信することもできるようになる。2023 年度中に仕様の確定と調達を行い、システム開発に着手するとともに、2024 年度中に、電子カルテ情報の標準化を実現した医療機関等から順次運用を開始する。
標準型電子カルテ	電子カルテ情報の標準化等に併せて、小規模の医療機関向けに標準規格に準拠したクラウドベースの電子カルテ（標準型電子カルテ）を開発し、2024 年度中に一部の医療機関で試行を開始する予定である。遅くとも 2030 年には、概ね全ての医療機関において電子カルテの導入を目指している。
電子処方箋	電子処方箋とは、従来は紙で発行していた処方箋を電子化したもので、2023 年 1 月に運用が開始された。患者が電子処方箋を選択し同意することにより、医師や薬剤師は、複数の医療機関・薬局で処方・調剤した薬剤の情報を参照することができるため、重複投薬や飲み合わせのチェックが可能となるなど、より質の高い医療の提供が実現する。一部国からの支援はあるものの、システム導入の費用がかかるため、医療機関への導入はあまり進んでいない。
診療報酬改定 DX	現状、2 年に一度の診療報酬改定においては、短期間での改定作業に相当数のデジタル人材の投入が必要であり、医療機関においても負担が大きい。2024 年度に医療機関等の各システム間の共通言語となるマスタおよびそれを活用した電子点数表を改善・提供、2026 年度に共通算定モジュールを本格的に提供することで、医療機関等の費用負担や作業負荷の軽減を図る。

このように国全体で医療DXを推進することにより、以下のようなメリットが考えられる。

国民	・切れ目なく質の高い医療サービスの提供が可能… 本人同意の下で、全国の医療機関が必要な診療・薬剤情報を共有することにより、患者本人が記憶していない検査結果情報、アレルギー情報等が可視化されることで、紹介時や入退院時だけでなく、救急時や災害時、感染症危機においても、切れ目なく質の高い医療サービスを受けることが可能となる。 ・PHRの活用による健康寿命の延長や国民医療費の削減… 個人の健康・医療・介護に関する情報	図表 4-17　マイナポータルの「わたしの情報」 出所： マイナポータル画面

（PHR：パーソナルヘルスレコード）は、PCやスマートフォンなどの端末から、マイナポータル（マイナポ）を通じて閲覧が可能となっている（図表 4-17）。また、そうしたデータを民間事業者のアプリやWebサイトへAPI連携で提供することにより、妊娠・出産・子育て支援や、疾病・介護予防、生活習慣病重症化予防など、さまざまなサービスを容易に受けられる。健康な若年層も含め、PHRを国民一人ひとりが自ら生涯にわたって管理・活用することにより、利用者がいっそう自身の健康に関心を持ち、日常生活の改善や疾病予防など、健康増進に繋がる行動を取ることで、健康寿命の延長や国民医療費の削減が期待される。

医療現場	・業務効率化とコスト削減… 窓口における本人確認や情報登録、医療物品の在庫管理や診療報酬明細書の作成、経理関連の業務といった業務の事務コストや作業ミスを減らすことができ、限られた医療人材を有効に活用することができる。 ・診断や治療の精度・スピードの向上… 患者の医療情報をデジタル化し、他職種とリアルタイムに共有することができ、診断や治療の精度・スピードが向上する。
自治体サービス	・自治体の業務効率化と利用者の負担軽減… マイナンバーカードを、子どもの医療費助成の受給者証や予防接種の接種券として利用することで、予防接種の予診票等の記載をスマートフォンでの入力で済ませることが可能となるなど、必要な書類等の作成・管理の負担を軽減できる。自治体が実施する事業に係る手続きの際、提出が必要となる診断書等についても電子による提出が可能となり、対象を順次拡大していくことで、行政手続きの業務効率化と利用者の負担軽減を実現する。
社会全体	・医薬産業やヘルスケア産業の振興… 医療保険データの二次利用により、治療の最適化やAI（人工知能）等の新しい医療技術の開発、創薬、治験等、医薬産業やヘルスケア産業の振興が期待される。プラットフォームに蓄積された膨大なビッグデータを利用して、例えばAIがベテランの医師も気付かないような病気を発見したり、治療方針を提案したりするようなサービスや、個人の健康上の問題を早期発見し、医療機関への受診を促すようなプッシュ型のサービスなどが実現する可能性が高い。

　国が積極的に推進する医療DXであるが、地方自治体における医療DXの取組みは、地域特性や組織体制、自治体の規模などにより、その熱量に差が見られる。特定の人や地域だけでなく、国民や国全体が医療DXによる恩恵を享受するためにも、国、自治体、医療関係者、関係業界が一丸となり、スピード感を持って対応を進めていくことが望まれる。

一方で、医療 DX は身体や健康に関する個人情報を集約し、複数の機関で共有していく側面がある。ハッキングやシステム上の欠陥、事務ミスなどによる情報漏えいが絶対に生じないよう、情報の管理に万全を尽くす必要があることは言うまでもないが、情報共有の目的や共有する項目・範囲（対象者）についても、国民の不利益が生じないよう、十分なコンセンサスを得て決定する必要がある。また、従来をはるかに上回る量の個人情報へのアクセスが可能となるため、医療・介護関係者の ICT リテラシーをいっそう高めていくための教育も欠かせない。

図表 4-18 医療 DX により実現される社会

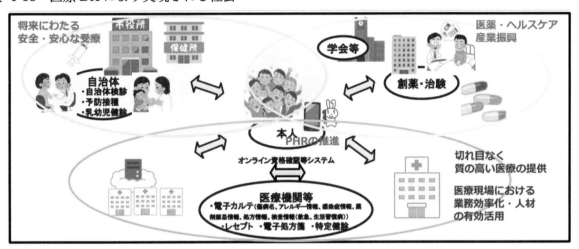

出所： 内閣官房 医療 DX 推進本部（第 1 回）資料

参考文献

1　城克文. "政府が進める医療 DX の取組". 病院. Vol.82 No.4，医学書院（2023），p.294-298.
2　野末睦, 中村恵二. 病院 DX. 秀和システム（2021）.
3　厚生労働省. 令和 5 年度厚生労働白書　https://www.mhlw.go.jp/wp/hakusyo/kousei/22/dl/2-06.pdf
4　厚生労働省. "医療ＤＸの推進に関する工程表について（報告）". (2023.7.7).
　　https://www.mhlw.go.jp/content/12601000/001118552.pdf
5　デロイトトーマツ HP. "医療 DX：全国医療情報プラットフォームの概要".
　　https://www2.deloitte.com/jp/ja/pages/life-sciences-and-healthcare/articles/hc/hc-iryoplatform.html
6　厚生労働省. 中央社会保険医療協議会 総会（第 551 回）資料. (2023.8.2).
　　https://www.mhlw.go.jp/stf/shingi2/0000212500_00199.html
7　厚生労働省. "医療 DX の推進、マイナ保険証の利用及び電子処方箋の導入に関する状況について". (2023.11.17).
　　https://www.mhlw.go.jp/content/10808000/001168765.pdf
8　厚生労働省. "電子カルテ情報共有サービス(仮称)における運用について". (2023.9.11).
　　https://www.mhlw.go.jp/content/10808000/001148129.pdf
9　厚生労働省. "オンライン資格確認の導入について（医療機関・薬局、システムベンダ向け）".
　　https://www.mhlw.go.jp/stf/newpage_08280.html
10　村松容子. "データヘルス改革による健康・医療データ利活用推進の状況". 基礎研 REPORT（冊子版）3 月号
　　vol.312.　https://www.nli-research.co.jp/report/detail/id=74029?site=nli
11　岡島正泰. "多様化する PHR－医療提供体制再構築への活用". 医療白書 2022，ヘルスケア総合政策研究所
　　（2022），p.91-99.

4.2.3. 全国医療情報プラットフォーム

　全国医療情報プラットフォームは、デジタル化による医療の効率化、最適化を推進し、新しい付加価値を実現することで、国民の健康増進とともに切れ目なく質の高い医療やケアを受けられるように、社会や生活の形を変えていく医療DXの基盤となる仕組みである。オンライン資格確認システムのネットワークを拡充し、レセプト（診療報酬明細書）、特定健診情報に加え、予防接種、電子処方箋情報、自治体検診情報、電子カルテ等の医療機関等が発生源となる保健・医療・介護に関する情報についてクラウド間連携を実現し、医師や薬剤師、自治体、介護事業者等の間で、必要な時に必要な情報を共有・交換できる全国的なプラットフォームであり、医療DXの推進に関する工程表（図表4-16）で、段階的に構築を進める方針が示されている。同プラットフォームにより、紹介時や入退院時だけでなく、緊急時や災害時、将来の感染症危機においても、必要な情報を迅速かつ確実に把握できるなど、国民全員がより良い的確な医療を効率的に受けられるようになる。

図表 4-19　全国医療情報プラットフォームによる情報の利活用

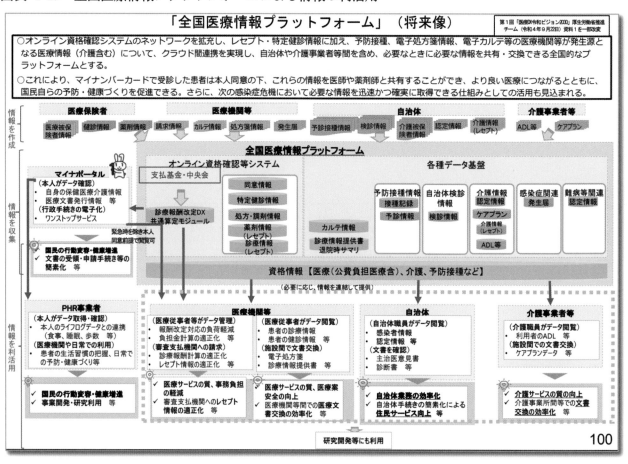

出所：厚生労働省　中央社会保険医療協議会 総会（第547回）資料 （2023.6.21）

　イギリスでは既に20年前に、全国1万人のGP（かかりつけ医）が、病院との間で患者の病歴照会、予約、レポートのやりとりや処方箋の伝送などをオンラインで行える仕組みが導入されており、米国でも20年前には、民間保険会社による会員向けのサービスのひとつとして、電子処方箋の利用が行われている。世界的に見て日本の医療はデジタル化の遅れが指摘されており、スピード感を持って対応を進めていくことが大切であるが、一方で、全国医療情報プラットフォームは全国規模で常時接続となることから、システムの設計、運営にあたっては、情報セキュリティ面での十分な検討、確実な対策が不可欠である。

地域医療情報連携ネットワーク

全国医療情報プラットフォームの構築は近年の動きであるが、医療情報の共有という点では、地域における取組みが先行している。特定の地域内で医療情報を共有する仕組みは「地域医療情報連携ネットワーク」と呼ばれ、2001年の「ネットワーク推進化事業」（通産省）により、全国26地域で、電子カルテをネットワークで結合し診療情報を共有するシステムの運用が始まった。現在は、全国で少なくとも約300のICT（情報通信技術）を利用した地域医療情報連携ネットワークが稼働しているとみられるが、対象となるエリア人口、参加医療機関数、連携する情報の範囲など地域によるニーズの違いもあり、その形態やサービス内容はさまざまである。また、多くは一方向の情報閲覧であること、運用コストが大きいこと、参加施設および患者の参加率が低いことなどがネックとなり、積極的に利用されていない地域も少なくない。

地域医療情報連携ネットワークは、地域内の医療連携や在宅医療対策に重きが置かれるなど、全国医療情報プラットフォームとは導入の目的が異なるものの、機能面や効果面で重複する部分も見られる。日本医師会総合政策研究機構の調査※によれば、全国医療情報プラットフォーム創設の影響により、37.0％の地域医療情報連携ネットワークが今後の継続を心配しており、行政からの補助金縮小や打ち切り、参加施設の退会といった影響を受けたネットワークもある。一方で、30.2％が地域医療情報連携ネットワークと全国医療情報プラットフォームは併存すべきであると考えており、今後の方向性は地域により異なるものになる可能性がある。

※ ICTを利用した全国地域医療情報連携ネットワークの概況（2022年度版）　JMARI

高知県幡多医療圏の「はたまるねっと」

はたまるねっとは、高知県幡多医療圏内の病院、診療所、歯科、調剤薬局、介護事業所等を相互に繋ぐ医療情報ネットワークであり、これまで複数の医療機関に分散されていた患者の医療情報を連携カルテとして共有することで、診断や治療、調剤などを行う際に、より正確な診断や安全な処置を可能にしている。

現在、圏内25の病院と診療所、30の薬局、63の介護事業所や包括支援センター、消防署などが参加し、地域人口の21％にあたる約1万9千人が登録している。参加する施設は、患者の医療情報をクラウド上のシステムで閲覧できるほか、患者は日々のバイタル情報の登録・管理に加え、医療機関への予約情報や処方・検査内容の確認などができるスマートフォンアプリ「はたマイカルテ」を利用でき、地域住民の健康増進に役立っている。

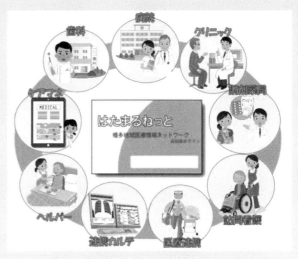

資料提供：　株式会社パシフィックメディカル

参考文献

1　三谷博明. "長期的視野で患者・国民目線に立った医療情報基盤の構築を！". 医療白書2022, ヘルスケア総合政策研究所（2022）, p.43-54.
2　厚生労働省. "地域医療情報連携ネットワークの現状について（2020年度）".
　https://www.mhlw.go.jp/content/10800000/000683765.pdf
3　日本医師会総合政策研究機構. "ICTを利用した全国地域医療情報連携ネットワークの概況 2022年度版".
　https://www.jmari.med.or.jp/result/working/post-3866/
4　厚生労働省. "医療情報連携ネットワーク支援ナビ".
　https://www.mhlw.go.jp/stf/seisakunitsuite/bunya/kenkou_iryou/iryou/johoka/renkei-support.html#renkei-support02

中途半端なデジタル化

　数年前、セカンドオピニオン[※1]をもらうために、隣県の専門病院を訪ねたことがある。筆者の通う病院は、CT、MRI 等の診断画像などを DVD に焼いてくれたのでそれを持参したのだが、DVD の読み込みのために長時間待機した[※2]。映画や個人の動画が当たり前に web で見られる時代、もう少しスマートなデータの受け渡し方法があっても良いのではと思った。

　また、数か月前、父がかかりつけ医に書いてもらった、検査データを含む紹介状を持って大きな病院の診察を受けた。私も付き添ったのだが、病院では紹介状に印刷された検査数値を、電子カルテシステムに手入力[※3]していると聞いた。元はデジタルの診療データを一旦紙に印刷して、再び人の手でデジタル化するとは何と効率の悪いことだろう。病院の先生も「何とかなるといいのですがね・・・」と仰っていた。

　医療機関の業務は確かにデジタル化されてきたと思う。しかし、アナログな業務の一部をデジタルに置き換えただけでは、一連のプロセスのどこかにアナログな部分が残ってしまい、全体で見た効率化は中途半端なものになってしまう。私は今まで「そういうものなのだ」とあまり気にかけていなかったのだが、本章を執筆しながら「デジタイゼーションにとどまらず DX を目指すこと」の重要性を実感している。今後の医療 DX の進展に、一人の患者としても大いに期待している。

※1　診断や治療方針の選択などにおいて、自分の主治医以外の、違う医療機関の医師に求める「第2の意見」のこと。患者や家族が他の医師の見解を知ることにより病気に対する理解を深め、より納得した状態で治療に臨むことができるようになるための仕組みであり、セカンドオピニオンをもらうことは、決して主治医に対する無礼な行為には当たらない。また、セカンドオピニオンは、基本的に公的医療保険が適用されない自由診療（自費診療）となる。
※2　医療データは、画像データ（CT 画像など）が非常に大きく、読み込みに時間がかかる。
※3　デジタイザー（イメージスキャナー）や OCR で読み取っている医療機関もある。

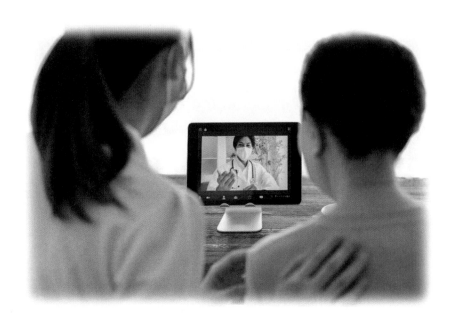

4.2.4. 医療機関におけるDX

前項までは、国レベルでの医療DXの取組みを概観した。本項以降は、医療機関や医師レベルにおける、DXを含むデジタル化の取組みについて述べる。

日本の医療機関は、医師が長時間労働で多くの患者を診ることにより収益を確保している側面があり、労働生産性の低い薄利多売型のビジネスモデルになりやすい。本来、こうした業態こそデジタル化による効率化・生産性の向上の恩恵が大きいと考えられるが、医療業界や医療機関のデジタル化は、以下のような理由から他の業界より遅れていると言われている。

- ・医療現場でのICTリテラシー不足。
  - ・病院内のデジタル化やDXを主導するIT担当者（医療情報技師）の不足。
  - ・医師の高齢化が進んでおり、デジタル化に消極的な医師も少なくない。
  - ・医療現場は、今までと同じやり方を繰り返すことにより安全性を確保しやすく、実績を重んじる傾向があるため、新しいデジタル技術の導入にあまり積極的ではなかった。
  - ・スマートフォンは日常的に使用しているが、PCに触れる機会が少ない。
  - ・PCが使えなくても診療業務は普通にできるという考え方も、一部で根強い。
  - ・臨床現場は多忙であり、デジタル技術の進展（システム更新のスピード）についていけない医療スタッフもいる。
- ・医療は年々複雑化しており、オプションが多いなど全般にパターン化することが難しい。ただし、クリニカルパス（入院から退院までの検査や治療を記載した診療計画表）など、パターン化できる部分をデジタルで管理することは既に行われている。
- ・相応の設備投資が発生するため、費用対効果を考慮すると、小規模の医療機関ほどデジタル化のメリットを感じにくい面がある（患者数が少ない診療所などでは、紙のカルテで十分という考え方もある）。
- ・電子カルテのフォーマットやプラットフォームが各ベンダーやシステムで異なり、共有や互換性を構築するにあたっての障壁となっている。

医療機関におけるデジタル化（DX）の取組みとしては、代表的な電子カルテ（4.2.5.参照）と遠隔医療（4.2.6.参照）のほかに、以下のような例が挙げられる。

業務用スマホ	・スマートフォン（iPhone等）により、電子カルテの閲覧、操作や、音声入力によるカルテへの記入が可能になり、業務の効率化に役立つ。
ビジネスチャット	・院内の情報共有に、ビジネスチャットの利用が注目されている。個人用のSNSに比べセキュリティ機能が強化されたもので、グループチャット、ファイル共有、病院内の他ツールとの連携が取れるものもある。 ・リアルタイムの情報交換、共有が可能であり、電話に比べ相手の都合に遠慮することなく隙間時間を利用できるため、医療関係者同士のコミュニケーションが促進され、働きやすい環境の実現とともに、医療の質の向上に寄与する。 ・業務の効率化が促進され、働き方改革にも寄与する。
問診システム	・診察前にタブレット端末を通じてAIが問診を行うもので、問診結果は自動的に電子カルテに反映されるなど、事務作業の削減、業務の効率化、問診精度の向上に有効である。Webによる診察の予約をするタイミングで、SNS（LINEなど）から入力するWeb問診システムもある。
遠隔医療事務支援	・保険証の資格確認や診療報酬の計算・窓口負担金の徴収など、一部の医療事務は院外へアウトソースすることが可能となり、事務の合理化・効率化を図ることができる。医療事務に精通した人材を確保することが困難な過疎地でも医療の継続性が高まる。

RPAの利用	・RPAは「Robotic Process Automation」（ロボティック・プロセス・オートメーション）の略で、パソコンで行っている事務作業を自動化する技術である。手順が決まった定型的な事務作業を24時間正確に行うことができるため、パソコンを利用する業務の効率化に有効であり、運用の工夫次第で収益性向上や医療の質の改善にも役立つ。将来的には、AIと融合した非定型業務の自動化に期待が寄せられている。
AIの利用	・AIによる画像診断支援の臨床研究・実用化が進められており、AIが放射線科医の画像読影をサポートすることで、読影精度の向上や見落としの防止、読影時間の削減による業務効率化が期待される。

　国の財政がひっ迫する中、今後も診療報酬の大幅な増加は望めない一方、人件費やエネルギーコストをはじめとする物件費は上昇しており、医療機関が経営を続けていくためには、こうしたコストの増加分を何らかの形で吸収していく必要がある。デジタル化（DX）による業務効率化のメリットは今後長期にわたることや、医療の安全性、患者の利便性の向上を考えると、デジタル化（DX）の優先度は高いと考えられる。

愛媛県HITO病院のiPhone活用

　愛媛県HITO病院※では、2018年より業務用スマホ（iPhone）を導入し、業務用チャットを臨床現場に取り入れた。メディカルスタッフは医師への指示確認が頻繁に発生するが、従来の院内PHSでは、外来や手術などで多忙な医師の手を止めてしまうため、日中の連絡が取りづらかった。チャットは時間に縛られず、隙間時間で双方向のコミュニケーションが取れ、「既読」が付くので相手に伝わったかどうかも確認できる。スマホで事前に調べてから意見を述べることもでき、対人ストレスも軽減する。また、一対多の情報伝達にも優れるため、多職種から成るチーム内で円滑な情報共有が行われるようになり、医療の質向上と効率化に貢献している。

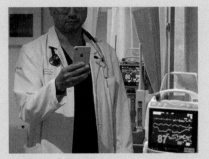

出所： HITO病院HP

　チャット活用と並行して、モバイル電子カルテをカルテベンダー（株式会社ソフトウェア・サービス）と共同開発し、一人1台支給される業務用スマホからのカルテアクセスを実現した。モバイル電子カルテはフリック入力や音声入力等、多彩な入力方法をスタッフが選択可能で、カルテ入力時間の短縮に貢献している。カメラ機能によるカルテへの写真添付、バーコード・二次元バーコード読み取りによる患者認証・注射等の実施確認、配薬時のオーダー参照（指示通りの薬剤であることの確認）もスマホで可能となり、作業が効率化された。

　スマホの持出し許可を受けたスタッフは、モバイル電子カルテへのアクセスが院外からも可能となる。従来、医師は病院の当直医から相談を受けた場合、患者の病状や検査結果を確認するため時間外に出勤する必要があったが、手元でカルテや検査結果を確認して、出勤の必要性を判断できるようになったため、医師の働き方改革にも寄与している。

※ 社会医療法人石川記念会HITO病院： 愛媛県四国中央市に所在する病床数228床の民間病院

参考文献

1　野末睦, 中村恵二. 病院DX, 秀和システム（2021）.
2　土屋裕一朗. "医療DXにより医療従事者の業務改善を実現せよ". 医療白書2022, ヘルスケア総合政策研究所（2022）, p.28-34.
3　森下毅. "RPAを用いた業務削減と新規見える化による医療の質の向上", 病院. Vol.82 No.4, 医学書院（2023）, p.342-345.
4　石川賀代, 神野正博（対談）. "病院の魅力を高める「攻めのDX」". 病院. Vol.82 No.4, 医学書院（2023）, p.279-285.
5　篠原直樹. "スマホカルテ導入による働き方改革". 病院. Vol.82 No.4, 医学書院（2023）, p.318-321.

4.2.5.　電子カルテ

　電子カルテとは、従来は医師が紙のカルテ（診療録）に記入していた患者の診療内容、検査結果（CTなどの画像を含む）、処置や手術、投薬指示などの情報を電子データとして記録したもの、もしくはそのためのシステムを意味する。医療DXを推進するにあたっては、カルテの電子化・標準化は必須であるが、現状は、電子カルテシステムを導入している医療機関が限られること、電子カルテを提供するベンダーが複数存在し、異なるベンダーのシステム間では情報の共有が困難なことなどが、医療DX推進上のネックとなっている。

　日本では、1999年にカルテの電子媒体による保存が正式に認められ、電子カルテの利用が始まった。医療分野のIT化を進めるために、2001年に厚生労働省が策定した「保健医療分野の情報化にむけてのグランドデザイン」の中で、2006年度までに全国の400床以上の病院と全診療所のそれぞれ6割以上へ電子カルテを普及させる目標が掲げられたが、導入は思ったようには進まなかった。令和2年（2020年）

図表 4-20　電子カルテシステム等の普及状況の推移

電子カルテシステム	一般病院(※1)	病床規模別			一般診療所(※2)
		400床以上	200～399床	200床未満	
平成20年	14.2 % (1,092／7,714)	38.8 % (279／720)	22.7 % (313／1,380)	8.9 % (500／5,614)	14.7 % (14,602／99,083)
平成23年 (※3)	21.9 % (1,620／7,410)	57.3 % (401／700)	33.4 % (440／1,317)	14.4 % (779／5,393)	21.2 % (20,797／98,004)
平成26年	34.2 % (2,542／7,426)	77.5 % (550／710)	50.9 % (682／1,340)	24.4 % (1,310／5,376)	35.0 % (35,178／100,461)
平成29年	46.7 % (3,432／7,353)	85.4 % (603／706)	64.9 % (864／1,332)	37.0 % (1,965／5,315)	41.6 % (42,167／101,471)
令和2年	**57.2 %** (4,109／7,179)	**91.2 %** (609／668)	**74.8 %** (928／1,241)	**48.8 %** (2,572／5,270)	**49.9 %** (51,199／102,612)

オーダリングシステム	一般病院(※1)	病床規模別		
		400床以上	200～399床	200床未満
平成20年	31.7 % (2,448／7,714)	82.4 % (593／720)	54.0 % (745／1,380)	19.8 % (1,110／5,614)
平成23年 (※3)	39.3 % (2,913／7,410)	86.8 % (401／700)	62.8 % (827／1,317)	27.4 % (1,480／5,393)
平成26年	47.7 % (3,539／7,426)	89.7 % (637／710)	70.6 % (946／1,340)	36.4 % (1,956／5,376)
平成29年	55.6 % (4,088／7,353)	91.4 % (645／706)	76.7 % (1,021／1,332)	45.6 % (2,422／5,315)
令和2年	**62.0 %** (4,449／7,179)	**93.1 %** (622／668)	**82.0 %** (1,018／1,241)	**53.3 %** (2,809／5,270)

出所：　厚生労働省HP　医療分野の情報化の推進について

における電子カルテシステムの普及率は、一般病院で57.2%と6割に、一般診療所では49.9%と5割に満たない（図表4-20上図）。病床規模別で見ると、400床以上の大病院では9割を超えているものの、200床未満の中小病院では5割を下回っており、小規模な医療機関ほど導入が進んでいない状況がうかがえる。電子カルテに連動して医師による診断や処方の指示を運用するためのオーダリングシステムについても、普及率はそれほど高くない（図表4-20下図）。

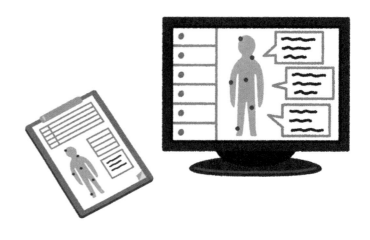

紙のカルテと比べた場合、電子カルテには以下のようなメリット・デメリットが考えられる。

メリット	デメリット
・**業務効率化**… 患者情報の検索が容易になり、診療内容の確認や診療報酬の計算、紹介状や診断書の作成など、業務の大幅な効率化に繋がる。 ・**省スペース**… 紙カルテに比べ保管スペースを取らない。 ・**拡張性**… 医薬品の在庫管理、画像データ・生体モニターなどデータ管理の一元化、スタッフの勤務管理など、さまざまな機能を持つものもある。 ・**ヒューマンエラーの防止**… 文字の誤読や情報の伝達ミスなどを防ぎ、より高い安全性を確保できる。 ・**迅速な情報共有**… 検査結果を取り込むことができるなど、院内のどこにいてもリアルタイムで情報を共有できる。 ・**他機関との情報共有**… 医療機関同士や薬局、行政との情報共有が容易になる。 ・**データの保全**… クラウド型の場合、災害などにより医療機関が被害を受けた場合でも、クラウド上にデータが保存されているため、カルテのデータは失われない。	・**高額な導入コストと維持管理費**… 導入コストの高額化に加え、導入後の保守料や更新料などがネックになり、費用対効果を考えると導入に踏み切れない医療機関も少なくない。 ・**情報セキュリティ**… 個人情報の漏えいや、ランサムウェア等のコンピューターウイルスの感染、サイバー攻撃などへの対策が必要となる。 ・**非常時のリスク**… 災害時や停電時に使用できないリスクがある。 ・**操作の習熟**… 操作を習熟する必要がある。

　電子カルテの普及が進まない主な理由には、上記の高額な導入コストと維持管理費がネックになっていることが挙げられる。また、診療所での普及が遅い背景には、病院に比べ一般診療所の方が医師の平均年齢が高く、紙のカルテが好まれることや、あと何年医師を続けられるか分からない中で、カルテの電子化の優先順位は低くならざるを得ないといった事情もあると考えられる。

　電子カルテについては、医療DXの推進に関する工程表（4.2.2.参照）において、医療機関同士で共有する情報の範囲の拡大や、標準型電子カルテ（小規模な医療機関向けの簡易版電子カルテ）の開発といった方向性が示されており、遅くとも2030年には、概ね全ての医療機関において電子カルテが導入されることが想定されている。

参考文献

1　厚生労働省. 中央社会保険医療協議会 総会（第547回）資料. 2023.6.21.
2　中島直樹. "わが国の電子カルテの今後". 日医on-line. 2023.1.20.
　　https://www.med.or.jp/nichiionline/article/010994.html
3　美代賢吾, 小林光, 北野選也, 笠貫宏. "医療DXを目指す電子カルテシステム改革と標準化". 医薬品医療機器レギュラトリーサイエンス/53巻2号, (2022).
　　https://www.jstage.jst.go.jp/article/pmdrs/53/2/53_100/_article/-char/ja/
4　厚生労働省. 令和5年度厚生労働白書. https://www.mhlw.go.jp/wp/hakusyo/kousei/22/dl/2-06.pdf
5　野末睦, 中村恵二. 病院DX, 秀和システム（2021）.

4.2.6. 遠隔医療

遠隔医療とは、「情報通信機器を活用した健康増進、医療に関する行為」と定義され、その形態により大まかに以下のように分類される。

分 類	形 態	特 徴
①D to P D: doctor P: patient	患者はスマートフォンなどの情報通信機器を用いて、遠隔地にいる医師の診療を受ける。(患者側に医療従事者は同席しない)	・患者の通院に伴う負担を軽減できる。 ・医師も往診による移動の負担を軽減できる。 ・医師が患者に対して非接触下で診療を実施できるため、感染症への感染リスクを軽減できる。
②D to P with N N: nurse	①の患者側に看護師が同席し、医師による診療をサポートする。	・看護師等による情報通信機器使用のサポートにより、患者と医師との間の円滑な意思疎通を可能にする。 ・医師は看護師から、患者の雰囲気や要望など生の情報を得て、診療に活かすことができる。 ・看護師による(医師の指示に基づく)検査や投薬、点滴、処置などの診療の補助行為を行うことが可能である。
③D to P with D	①の患者側に主治医が同席し、遠隔地にいる専門医などが診療を行う。	・医療資源が限られる地域においても、専門医による診療を受けることができる。 ・主治医と専門医との情報共有がリアルタイムに行われる。
④D to D	主に医師－医師間で行われる。	・用途として、へき地診療所の医師が中核病院の専門の医師に診療上行う相談、外科医が大学病院の病理医に病理画像を送り依頼する病理診断、医師間で診療支援等を行う遠隔コンサルテーション等が挙げられる。

厚生労働省「オンライン診療その他の遠隔医療の推進に向けた基本方針」などを参考に作成

(ア) オンライン診療

上表のうち①～③はオンライン診療(遠隔診療)と呼ばれ、以前から対面診療を補完する目的で、離島やへき地において特定の慢性期疾患などを対象に行われていたが、2015 年には全国で実施できることが確認され、2018 年度からは保険適用も始まった。その後も 2020 年の新型コロナウイルス感染症の流行を受け、対象疾患や使用機器の拡大、3 か月ごとに必要とされる対面診断や緊急時の要件緩和、初診でのオンライン対応が認められるなど、段階的に適用範囲が拡大されてきた。

現在では 1 万を超える医療機関がオンライン診療に対応しているが、実際にオンライン診療を行っている医療機関は限られており、一般に広く受け入れられるには至っていない。その理由としては、オンライン診療の報酬が対面診療よりやや低く抑えられていること、システム整備のコストがかかること、患者からの対面診療のニーズが根強いことなどが考えられる。

オンライン診療については、以下のように多くのメリットがある反面デメリットもあり、また、患者ごとの病状や通院状況、地域の事情によっても、その評価は大きく異なると考えられるため、一律に推進するのではなく、ケース・バイ・ケースで、対面診療も含め最適な診療形態が選択されることが望ましい。

オンライン診療のメリット・デメリット

	メリット	デメリット
患者側	・へき地や離島のような医療過疎地における医療アクセスの向上。 ・医療機関への通院負担の軽減。（足腰や体力が衰えた高齢者や、身体の障害・病気により通院が困難な人、難病や慢性疾患で長期にわたり高頻度の通院が必要な人、平日の日中に仕事をしている人など） ・診療の待ち時間の短縮による身体的負担の軽減。 ・感染症にかかるリスクの軽減。 ・自宅でリラックスした状態で診療を受けられること。 ・患者に付き添う人の通院負担の軽減（付き添いのため家族などの介護者が、家事や子育て・仕事を抜ける必要がなくなる）。	・住んでいる地域や通信環境などにより、日本中どこでも利用できるわけではない。 ・情報通信端末の操作が困難な人、難聴・認知症を患っている人や、高齢者の利用が難しい場合がある。 ・医師が得られる情報が限定的であるため、対面診療と比べて、十分な診療を受けられない場合がある。 ・腹痛、頭痛といった急性症状や、検査を必要とする疾患など、オンライン診療に適さない疾患がある。
	②D to P with N の場合、看護師は診療の補助行為ができるため、予測された範囲内の治療行為や、新たな症状等に対する検査などができる。 ・看護師が間に入ることで、患者と医師のコミュニケーションがより正確で充実したものになり、診療の質が高まる。 ・情報通信端末の操作が困難な人、難聴・認知症を患っている人や、高齢者にも対応できる。	
	③D to P with D の場合、地方（過疎地やへき地）に居ながらにして、遠隔地にある大学病院等の専門医の診察を受けられ、かかりつけ医と情報を共有できる。	
医療提供者側	・通院の手間や待ち時間の解消により、治療を継続してもらいやすくなる。 ・往診をオンライン診療で代替することで、患者宅まで移動する時間を節約でき、遠方に住む患者のフォローがしやすくなる。 ・患者の自宅での生活の様子を知ることができる。 ・院内感染のリスクを減らせる。	・住んでいる地域や通信環境などにより、日本中どこでも対応できるわけではない。 ・視診と問診がメインで、触診、打診、検査ができないため、診断が難しい場合がある。 ・緊急事態に対応するのが難しい場合がある。 ・医師・患者間のコミュニケーションが取りにくい場合がある。 ・通信機器の調整・接続待ちや、コミュニケーションなど1人当たりの診療に時間を要し、多数の患者を診ることが難しい場合がある。 ・システム面や設備面での投資が必要。 ・セキュリティ対策に配慮が必要。 ・対面診療に比べ診療報酬が低く抑えられている。

　オンライン診療は、地域医療体制の維持という視点から、特に以下の3点において期待されている。

　一つ目は、人口減少地やへき地での医療提供手段の確保である。高齢化の進行と同時に公共交通の維持が困難となりつつある人口減少地やへき地において、通院負担の軽減が図れるとともに、今後考えられる医療提供体制の縮小（病院や診療所の医師数の減少や、診療日、診療時間の縮小、医療施設の集約化など）による利便性の低下を、ある程度補うことが期待される。

　二つ目は、診療体制の効率化により、医師不足や医師の働き方改革への有力な対応手段となることである。1人または少数の医師で複数の診療所をカバーしているようなケースでは、診療所間でオンライン診療を行うことで、医師の移動の手間や時間を省くことができる。また、在宅医療の一部をオンライン診療で代替することにより、往診・訪問診療に伴う医師の時間的、身体的負担を軽減できる。

　三つ目は、医療資源を柔軟かつ有効に活用できることである。専門医がいない地域においても、都市部にある大学病院や総合病院等の専門医の診療を受けることが可能になるほか、救急医療においても、遠隔地の専門医の助言を受けながら治療を行うことができる（D to D）。また、災害時に局所的に高まる医療需要への対応も可能になる（ただし、通信インフラの確保が前提）。

　このようにオンライン診療が期待されている一方で、対面診療を全てオンラインで代替することは困難という側面もある。慢性疾患の経過観察や精神疾患のコンサルテーションなど、オンライン診療のメリットが大きいようなケースを除くと、オンライン診療の位置付けは、現状はあくまで対面診療の補完にとどまる。また、対面診療との垣根を完全に取り払った場合、地域のかかりつけ医が診療を継続できなくなったり、コンビニのようにほしい薬だけを安易に処方するといった、不適切な医療が行われたりする懸念もある。

　しかし、デジタル技術の発達とオンライン診療の普及は、将来の医療のあり方に変革を起こす可能性を秘めている。スマートウォッチのようなウェアラブルデバイスや、遠隔モニタリング技術が普及することで、心拍，呼吸、体表温、心電図、脳波、血糖値、血中酸素飽和度など、生体情報をリアルタイムで検知、モニタリングできるようになると、オンライン診療で対応可能な範囲が広まることに加え、通常の対面診療においても、より質の高い医療の提供が可能になることが期待できる。また、オンライン診療と電子処方箋、オンライン薬剤配送を組み合わせれば、外出することなく受診から薬の受け取りまで行うことができ、患者にとっては利便性の向上に繋がることも期待される。

和歌山県の遠隔医療支援システム・遠隔救急支援システム

　和歌山県では、和歌山県立医科大学に設置された和歌山県地域医療支援センターにおいて、2014年に「遠隔医療支援システム」を導入し、県内医療機関を結ぶネットワークの構築を通じて、遠隔地に居ながら24診療科の専門医のアドバイスを受けられる「遠隔外来」が可能となった。また、2018年には「遠隔救急支援システム」を導入し、遠隔地で撮影した検査画像を高次救急病院の専門医等と共有することで、救急医療の充実と効率化を図るなど、県内における医療サービスの質の向上に取り組んでいる。これらは、県と県立医大、県内公的病院の連携が早期に行われたことにより、早い段階における県土を網羅するシステムの稼働に繋がった例である。

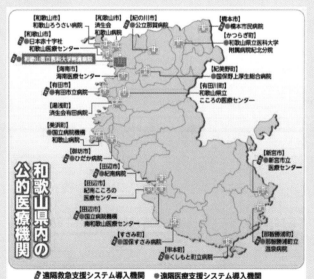

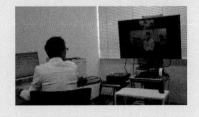

上： 遠隔医療支援システム等の導入機関
　　（出所： 和歌山県地域医療支援センターHP）
左： 遠隔外来の様子
　　（写真： 和歌山県地域医療支援センター）

第4章　地域医療問題への対応

133

福井県のオンライン診療実証

　福井県では2022年から県内4へき地診療所において、オンライン診療の実証を行っている。実証は、①診療所と自宅をつないだオンライン診療（D to P）、②訪問看護時などでの応急対応（D to P with N）、③専門医による診療支援（D to P with D）、④大雪や災害などで現地に医師が来られない場合を想定した代診医派遣の代替措置（D to P with D/N）の4ケースを想定しており、2023年度には参加医療機関を8か所に拡大し、実証を継続している。

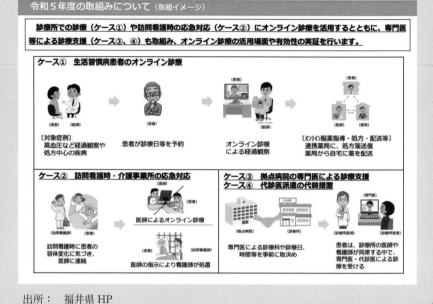

出所：　福井県HP

伊那市の医療MaaS※

　長野県伊那市では、高齢者を中心に、移動困難者が増加傾向にある。この問題に医療MaaSで対応するべく、伊那市はモバイルクリニック事業を行っている。同事業では、看護師を乗せた移動診察車が患者宅付近に出向き、車内のテレビ電話によってオンライン診療サービス（D to P with N）を提供している。現在市内の10医療機関が参加しており、クリニックに居る医師は、現地の看護師に指示を出すことができるため、より安全で質の高い医療を提供できる。

　医療MaaSの導入により、移動困難者の医療アクセスが確保されたことに加え、医師が訪問診療のために要していた移動時間を、外来患者の診察対応にあてることも可能となり、地域にとって、より効率的な医療の提供が可能となった。

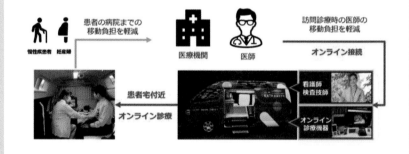

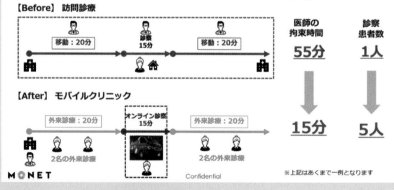

資料提供：　MONET Technologies株式会社

※　MaaS（Mobility as a Service）：情報通信技術（ICT）の発達を背景に生まれた次世代の移動サービス

（イ）D to D

④D to D は、主に医師間（医療機関間）で行われる遠隔医療であり、以下のようにさまざまな用途・サービスに分類される。2020 年の厚生労働省の調査によれば、遠隔画像診断を行っている病院は全病院の 18%、一般診療所は全一般診療所の 1.8%、遠隔病理診断を行っている病院は全病院の 2.6%、一般診療所は全一般診療所の 0.4%となっている。

遠隔画像診断 （遠隔放射線画像診断）	遠隔地の放射線科医と、CT または MRI 等の画像を共有し、画像診断に関する相談を行うもの。画像診断を受託する民間企業も存在する。遠隔画像診断には、医師がリアルタイムで画像を見ながら診断を行うリアルタイム型と、一旦ネットワークサーバーにアップロードされた画像データを、医師がダウンロードして診断を行うネットワークサーバー型がある。
遠隔病理診断 （遠隔病理画像診断）	遠隔地の病理医と、患者から採取した組織または細胞の標本の顕微鏡画像等を共有し、病理診断に関する相談を行うもの。病理医は不足しているが、遠隔病理画像診断の実施件数は遠隔放射線画像診断に比べて少なく、複数の病理医が在籍する大学病院などが中心となっている。
遠隔コンサルテーション	遠隔地にいる専門の医師と診療情報や検査画像等を共有しながら、診断・治療方針等に関する相談を行うもの。
遠隔カンファレンス	多拠点にいる医療関係者がテレビ会議システムを用いて、患者の事例検討等を行うもの。
遠隔救急支援	専門医が在院していない医療機関において、救急対応が必要な患者を受け入れた際に、遠隔地にいる専門医と患者の検査画像等を共有しながら、治療や搬送等に関する相談を行うもの。
心電図伝送	急性心筋梗塞等の患者を救急車（ドクターカーおよびドクターヘリを含む）で医療機関に搬送する際、12 誘導心電図※を搬送先医療機関等と共有し、心臓カテーテル治療の迅速化を図るもの。 ※ 心臓に流れる電流を 12 方向から記録したもので、最も一般的な心電図の検査方法。
遠隔 ICU	複数の ICU（集中治療室）をネットワークで接続し、中心となる基幹施設に設置した支援センターから、集中治療の専門の医師が患者の生体モニターや検査データをモニタリングし、各 ICU の担当医師に対する診療支援を行うもの。
遠隔手術指導	手術中の術野映像、患者のバイタルデータ等をリアルタイムに遠隔地の医師と共有することで、遠隔地の専門医の指導を受けながら手術を行うもの。

厚生労働省「オンライン診療その他の遠隔医療の推進に向けた基本方針」などを参考に作成

遠隔医療における診療報酬は、依頼側の医療機関が請求し、支援側の医療機関へ案分した金額を送っているが、案分の比率は両者の協議に依存している。D to D の遠隔医療の導入には、地域の医療提供体制等の特性や医療従事者・患者等の関係者のニーズ、システムを運営していく際の関係者の協力体制等を考慮し、地域に適した運営体制とシステムの整備を行うことが必要である（厚生労働省「オンライン診療その他の遠隔医療の推進に向けた基本方針」）。

人口減少時代を迎え、過疎化が進んだ地域を含む国土の全域をカバーする医療ネットワークを維持していくことはますます困難になっていく。また、専門医は都市部に集中し、地方やへき地では専門的な医療を受けにくくなるかもしれない。遠隔医療は、距離や時間の問題を解消し、誰もがいつでもどこでも、安心して医療を受けられる現在の医療提供体制を維持していくための有効なツールになり得る。

参考文献

1　厚生労働省. "オンライン診療その他の遠隔医療の推進に向けた基本方針について（令和5年6月）".
　　https://www.mhlw.go.jp/content/10800000/001116016.pdf
2　内閣官房. "医療 DX の推進に関する工程表（2023.6.2）".
　　https://www.cas.go.jp/jp/seisaku/iryou_dx_suishin/pdf/suisin_kouteihyou.pdf
3　大山彦光, 服部信孝. "遠隔医療の在り方", 医療機器学, Vol.92　No.3（2022），p.331-334.
　　https://www.jstage.jst.go.jp/article/jjmi/92/3/92_331/_pdf/-char/ja
4　野末睦, 中村恵二. 病院 DX, 秀和システム（2021）.
5　松本健吾. "遠隔連携で地域医療はこう変わる". 日本フットケア・足病医学会誌4巻3号（2023年），p.129-131.
　　https://www.jstage.jst.go.jp/article/jjsfcpm/4/3/4_129/_pdf/-char/ja
6　土屋裕一朗. "医療 DX により医療従事者の業務改善を実現せよ". 医療白書 2022, ヘルスケア総合政策研究所
　　（2022），p.28-34.
7　長谷川高志. "遠隔医療の医学的価値の評価に向けて". 医療白書 2022, ヘルスケア総合政策研究所（2022），
　　p.75-82.
8　上野雅巳. "地域医療の発展と5G応用 –和歌山県における取り組み–". 日農医誌 69巻6号（2021年），
　　p.568-573.　　https://www.jstage.jst.go.jp/article/jjrm/69/6/69_568/_pdf

4.3. 地域医療を担う医療人材の確保

　2004年度から始まった新医師臨床研修制度や、2018年度に導入された新専門医制度（2.3.4.参照）により、大学病院医局による医師派遣が減少し、地方の医療機関は医師を安定的に確保することが難しくなった。看護師など他の医療職も、慢性的な人手不足に陥っている。医療人材不足は医療機関の存続を困難にし、放置すれば地域医療体制の維持がいっそう困難になることが予想される。このため、地方やへき地においては、医療人材確保に向けたさまざまな取組みが行われている。

4.3.1. 魅力的な教育・研修環境の提供

　都市部の大病院に若手医師の人気が集まる理由として、都市で生活することの魅力もさることながら、高度な手術や最先端の医療に触れることができ、また、専門医の資格の取得に必要な症例を数多くこなせることが挙げられる。一方で、地方やへき地の医療機関では、医師の数が限られる中、あらゆる患者を1人で診る総合診療的な考え方に基づき、幅広い知識や経験を得られる点が魅力である。地方では、医学生や初期研修医に対する教育プログラムや研修環境を充実させることを通じ、総合診療・地域医療の良さや魅力を伝え、これに共感してもらうことで、将来、地域で働く医師を確保していく取組みを行っている医療機関が少なくない。

　また、看護師不足と看護師の高齢化も大きな問題となっている。後述する飛騨市民病院の里山ナース®制度は、地域で働く看護師をブランド化してステータスを確立、地域医療の魅力や素晴らしさを目に見える形で伝えることで、院内看護師のモチベーションの向上と、新規看護師のリクルートの両面にプラスの影響が及んでいる。

4.3.2. 自治医科大学と地域枠の役割

　日本では、医師に勤務地を強制することはできないため、政策的に医療過疎地へ医師を継続して派遣するシステムとして、自治医科大学と医学部の地域枠が重要な役割を果たしている（2.3.2.、2.3.3.参照）。

4.3.3. 学生への啓発活動

　地方では、少子化による医療人材の不足という構造的な問題が生じており、長期的な視点を持って医療人材の育成・確保を行うために、学生を対象とした啓発活動に取り組む自治体や医療機関は少なくない。

　飛騨メディカルハイスクールは、行政（高山市、飛騨市、白川村）と医療機関（高山赤十字病院、久美愛厚生病院、須田病院、飛騨市民病院、地域の診療所や大学医学部等）が協働して、医療に関心がある高校生を対象に、地域医療に接する機会を提供する取組みであり、2021年以来、毎年開催されている。医師や看護師を育成する機関の多くは都市部にあるため、卒業後もそのまま都市で就職して地元に戻って来ない若者も多いと言う。学生を対象としたこうした取組みにより、医療に関心のある若者が、早い段階で地域医療の良さや魅力を実感・理解することにより、出身地に戻り地域医療を支えていく医療人材の確保に繋がることが期待される。

　次ページからは、医療人材の継続的な確保、および学生への啓発活動の好例として、飛騨市民病院（岐阜県飛騨市）と、飛騨メディカルハイスクールの取組みを紹介する。

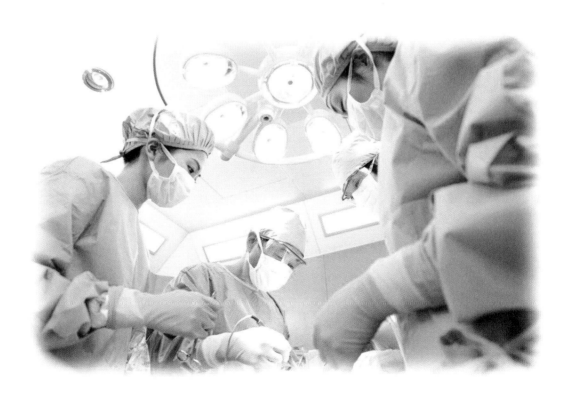

教育と研修で支える 顔が見えるオールインワン医療

飛騨市民病院（岐阜県飛騨市）

飛騨市は岐阜県最北部、富山県との県境に位置し、面積の約93％を山林が占める緑豊かな地域である。飛騨市民病院の診療圏となる飛騨市東部と高山市上宝町及び高山市奥飛騨温泉郷を含めた「高原郷」と呼ばれるエリア（人口約1万1千人）では、飛騨二次医療圏内でも突出して高齢化と人口減少が進行している。病床数は81床（うち地域包括ケア病床20床、療養病床27床）で、「かかりつけ医」としての役割を果たしつつ、救急の受入、急性期、慢性期、リハビリ、在宅医療、看取りまで、オールインワンの医療を提供している。

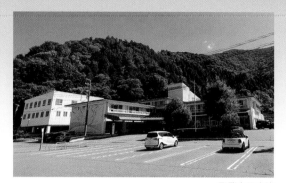

飛騨市民病院

飛騨市民病院は、医師、看護師不足問題に対応するために、「神通川プロジェクト」や「里山ナース®院内認定制度」など、教育・研修に力を入れることで医療人材の誘致を図っている。また小規模病院ならではの良さを生かし、院内のみならず地域の福祉・介護といった多職種間のコミュニケーションがとれた「顔の見える医療」を展開している。同院の黒木院長と岩﨑看護部長にお話を伺った。（聞き手　主任研究員　小島一憲）

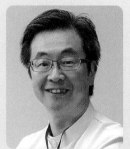 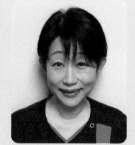

左：黒木病院長
右：岩﨑看護部長

イラストは里山ナース®の
キャラクター「サッチ」

飛騨市民病院 管理者兼病院長　黒木嘉人 先生

高山市出身。富山医科薬科大学（現富山大学）卒業後、富山県立中央病院、富山県済生会富山病院などを経て1996年に飛騨市民病院へ赴任、2005年より現職。
日本外科学会、消化器外科学会、消化器内視鏡学会専門医・指導医、日本緩和医療学会、プライマリ・ケア連合学会認定医・指導医
富山大学医学部・岐阜大学医学部臨床教授

飛騨市民病院 看護部長　岩﨑美幸 看護師

一般病棟（外科・内科・整形外科・小児科などの混合病棟）、手術室、内視鏡、透析、外来など幅広い経験を有する。居宅介護支援事業所と訪問看護ステーション立ち上げに介護支援専門員として関わる。
2009年同院看護師長、2019年より現職。
緩和ケア認定看護師、認定看護管理者

地域の人たちに安心な生活を提供する

飛騨市民病院はどのような存在ですか。

●黒木病院長（以下、敬称略）　地域の人たちが安心して生活していくためには、しっかりとした医療が提供されていることがとても大切です。この地域からは、大きな病院がある高山市まで車で1時間、富山市へも1時間かかるうえ、近隣に同様な医療機関がないため、地域の医療を全て賄っている飛騨市民病院は、地域にとってなくてはならない大切な病院となっています。

新臨床研修制度の弊害による医師不足

医師不足で非常に苦労されたと伺いました。

●黒木　私が院長に就任した2005年当時、常勤医師は12名いたのですが、医師の卒後研修制度の変更の影響で、2013年には3名にまで減少してしまいました。新制度では、医学生は卒業後に全国の希望する病院で研修が受けられるようになったため、地方大学の医学部では卒業生が県内に残らなくなりました。この結果、大学病院の医療体制の維持が困難になってしまい、各地に派遣していた大勢の医師

恵まれた研修環境

入院の主治医担当、一般外来の経験、毎日のカンファレンスと指導、週2回の勉強会、介護施設や訪問診療体験、街中の案内など、研修プログラムを工夫するだけでなく、院内には専用研修室を設置し、ひとりひとりに専用の机、ネット接続可能なPCを配備、医学書、DVD、教材なども豊富に整備した。2020年には研修生用の専用住宅を新築している。

研修医 スケジュール

- 毎朝症例検討会
- 飛騨朝いち3分ミニレクチャー（2回/週）
- 総合診療外来を担当
- 入院患者（内科・外科）の主治医となって担当
- 救急患者の初期対応
- 多職種チームカンファレンスへの参加
- 介護施設、訪問診療、訪問看護、コメディカルの体験
- 特定健診の保健指導
- 毎日夕方常勤医全員と振り返りをし、ポートフォリオの作成
- ライフストーリーレポート
- 町中案内で地域の魅力を伝える。

を大学病院に呼び戻す動きが全国で起こったのです。それまで飛騨市民病院を支えてきた富山大学出身の医師も大学病院に戻ることになり、常勤医師が大幅に減ってしまいました。

医師確保は教育と研修の充実で

どのように医師を確保したのですか。

●黒木　若手医師にとって、成長できる機会とやりがいのある環境が備わった病院にしなければならないと考え、大学などと連携しながら、地域医療を学ぼうとする医学生や研修医に対する教育、研修に力を入れてきました。2012年より岐阜県の資金援助を受けて、富山大学から医学生や初期研修医を受け入れる地域医療実習事業「神通川プロジェクト」や、岐阜大学医学生のM3地域配属実習を始めたことにより、2022年度までに富山大学から152名、岐阜大学から25名もの医学生や初期研修医を受け入れました。

当院で研修を受ける良さが口コミで広がったためか、他の基幹病院からの研修希望者も増え、2023年度には10施設から年間40名の初期研修医を受け入れるなど、応募が多く断らざるを得ないほど人気の研修機関となりました。

こうして大学との連携を強化し、教育・研修に力を注ぐなかで、大学からの常勤医や専攻医、地元出身の医師の赴任が相次ぎ、年間を通じ常時3〜4名は在籍する研修医と合わせて、10名程度の医師を確保するに至りました。充実した研修体験をすること

で、研修期間終了後にそのまま継続して働いてくれたり、大学に戻っても「機会があれば飛騨市民病院なら行ってもいい」と言ってくれたりする医師が増えていくことが、医師の安定確保に繋がっていくと考えます。

また医師確保の結果、病棟主治医チーム制をとることで休暇がとりやすくなり、時間外勤務も減少して「医師の働き方改革」を実践できるようになりました。

他の職種も決して足りているわけではありません。当院は人工透析もやっており、臨床工学技士が必須なのですが、大学との連携により、今年初めて金沢の北陸大学から優秀な卒業生を採用できました。やはり教育機関との連携は大切だと思います。

小さな病院は1つの家族

小さな病院の良さはどこにあるのでしょうか。

●黒木　大きな病院には大きな病院なりの、小さな病院には小さな病院なりの良さがあります。飛騨市民病院は職員数も130名くらいなので、全員が顔と名前、働いている部署はもちろん家族構成まで知っています。1つの家族みたいなものですね。相手が医師だから喋りづらいとか、そんなことは全くなく、和気あいあいとしていて職種を超えていろいろな意見が出てくる。コミュニケーションが円滑にとれているので意思決定も迅速に進められる、これが小規模病院の良さですね。

課題は、看護師不足と看護師の高齢化

看護師の数は足りているのですか。

●岩﨑看護部長(以下、敬称略)　看護師不足は深刻です。この地域には看護学校がないため、看護師を目指す学生は一旦地域を離れることになるのですが、そのまま地域に戻ってこない人が多いです。そのため若手の採用が進まず、約60名在籍する看護師の平均年齢は47歳と高齢化が進んでいます。かつては病院を定年退職した看護師が、近隣の介護施設に再就職して地域を支えてきましたが、今は定年後も病院に残って働いてもらうケースが増えたため、介護施設でも看護師が足りなくなり、地域全体で綱渡りのような状態が続いています。

里山ナース®院内認定制度でモチベーションアップと人材確保

看護師を確保するためにどのような工夫をされているのですか。

●岩﨑　地域のニーズに合致する魅力的な看護師像を可視化し、働く看護師のやりがいと、今後の採用・教育に関する活動に繋げていくことを目的に、「里山ナース®」という独自の院内認定看護師制度を2019年より導入しました。地域のニーズに対応できる看護師の姿を3段階に「見える」化し、その基準を満たした看護師を「里山ナース®」として認定する仕組みで、看護師が看護力の向上を目指し、3段階

のステップを踏みながらレベルアップしていくイメージです。認定基準は日本看護協会のクリニカルラダーに里山エッセンスを+αしたもので、院内から選抜した多職種から成るJIPチーム(人材育成プロジェクトチーム)を中心に、意見を出し合って決めました。知識向上・資格取得などに使用できる助成金が付与されますし、認定を受けると、飛騨市長と院長連名の認定証が授与されるのも大きな励みとなっています。

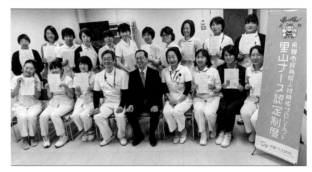

写真：都竹飛騨市長から認定を受ける里山ナース®

導入後は、自己研鑽に励む姿が周囲に認められることで周囲も同調して自己研鑽に励むようになったとか、この病院なら自分が成長できるというイメージが湧き、働いてみたいという気持ちになる、といった声が聞かれます。また北海道出身の新卒看護師が、里山ナース®に共感し「一緒に働きたい」と来てくれるなど、看護師の質の向上と人材確保に繋がっています。

里山ナース®は、この地域で働く看護師の憧れであり、プロジェクトメンバーの発案から、「サッチ」と名

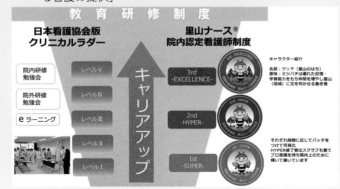

里山ナース® 院内認定制度

定義: 救急から急性期看護、慢性期看護～在宅看護・看取り期まで見据えた「いのち・暮らし・尊厳をまもり支える看護の提供」

認定基準

●**1st(SUPER):** 救急から急性期看護、慢性期看護、慢性期～看取り期の看護を理解する。
　要件:「ICLS」蘇生トレーニングコース、終末期ケア研修会、多職種連携研修会(高原郷ケアネット)など5つの研修会への参加。

●**2nd(HYPER):** 地域の特性を理解し、SUPERで得た知識を基に更に幅広い看護を提供する。
　要件: クリニカルラダーⅡを取得し「急性期」「慢性期」「終末期」「在宅看護」「地域理解」の資格取得および研修会に参加することで、5分野のポイントを満遍なく自律的に取得する。

●**3rd(EXCELLENCE):** 専門性を極め地域住民のいのち・暮らし・尊厳をまもり支える看護の提供ができる。

高原郷ケアネット

2017年、黒木病院長の発案で、当地域にある30カ所以上の事業所から各職種の人々に参加を募り始まった、多職種連携を継続的に発展させるための研修会。

医療と介護・福祉・保健・暮らしを支える「地域包括ケア」を円滑に進めるためには、行政区を越えた多職種連携の強化が大切であるとの考えから、毎回、医療・福祉・介護に関するテーマに沿って関係者が講演し、それを受け数人ずつのグループに分かれて自由に討論することで、相互の理解を深めている。

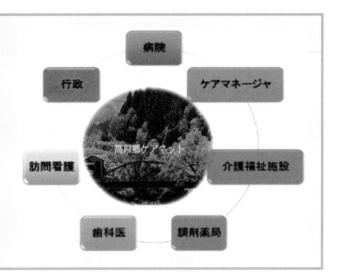

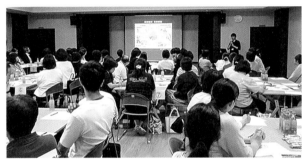

写真：高原郷ケアネットの研修会（コロナ禍中は web 開催）

付けられたキャラクターも誕生しました。認定看護師の制服の肩には「サッチ」のイラストが刺繍されており、皆さんに親しまれています。また当院独自のコンセプトを確固たるものとするため、「里山ナース®」の商標登録も行っています。

「顔の見える関係」の地域包括ケア

医療や介護、福祉、行政などが一体となって、地域の生活を守っていく時代が来ています。

●黒木　病院でのチーム医療はもちろん、介護施設の方やケアマネの方、行政やボランティアの方まで含めて、地域での暮らしを包括的に支えていくことが大切です。人々の暮らしの中で、病気を予防するための保健・予防活動があり、そこで何か調子が悪くなったら医療があり、医療が一段落した後には、病気を抱えながらも今までどおりに生活していくための介護・福祉がある。そのような地域を支えるメンバーが、みんな「顔の見える関係」にある。これが、この地域の強みであり魅力ですね。こうしたメンバーが集う定期的な勉強会「高原郷ケアネット」は、関わる人がお互いを知り「顔の見える関係」を構築する大切な情報交換の場となっています。

最先端の地域医療

高齢者の増加は病院の運営に影響していますか。

●黒木　「団塊の世代」が後期高齢者の年齢に達し、医療負担の急増が懸念される問題を「医療の2025年問題」といいますが、この地区では高齢者数は減少に転じており、2025年問題は既に経験済みです。次に問題になるのが、高齢者数がピークとなる一方、医療・介護を支える世代の人口が減少する「2040年問題」ですが、今まさに私たちはそれに取り組んでいる、つまりここで起きていることが、都会では20年遅れて起こるわけであり、実はこの地域の医療というのは日本の20年後の医療、つまり最先端の医療の姿であると思います。

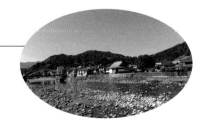

※本コーナー内の写真等の出所
飛騨市民病院HP、Facebook　https://hida-hp.jp/
高原郷ケアネット（一部改変）　https://takaharagocarenet.studio.site/

地域医療を支える 若手人材の育成のために

飛騨メディカルハイスクール

　医療職を目指す飛騨圏域の高校生を対象に、行政と医療機関が一体となって、医療職や地域医療について「知る」「体験する」「目指す」機会を提供し、将来の医療人材の育成・確保につなげるとともに、高校生の「知りたい」「なりたい」を応援する事業である。高山市の主催、飛騨市、白川村、高山赤十字病院、久美愛厚生病院、須田病院、飛騨市民病院の共催で行われた。

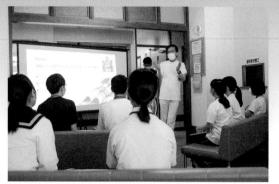

写真：朝日診療所にて

　令和5年度の飛騨メディカルハイスクールは、6月～10月にわたり、計11日間開催された。そのうち、8月19日（朝日診療所）、20日（飛騨市民病院）の回を取材した。

　聴診器や手術器具といった医療機器に触れたり、医療現場の再現シーンを観たり、先輩医師や看護師、他職種の方と直接話をする機会を設けたりするなど、飛騨地域における医療の実態を、医療職を目指す高校生が具体的、立体的に知ることができるよう工夫されていた。本コーナーでは、その一部を紹介する。

国保診療所を知ろう（朝日診療所）

　へき地医療に焦点を当て、住民に寄り添いながら基幹病院と連携して、地域密着型医療を実践する診療所の業務を疑似体験した。

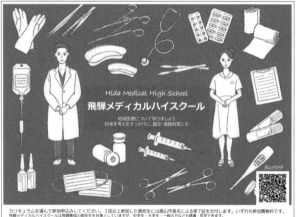

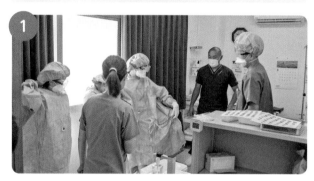

① コロナ対応の防護服着用体験。感染予防のためとはいえ、これを患者ごとに交換するのは大変。

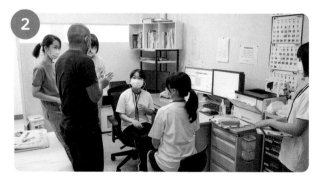

② 聴診器を使った診察体験。患者さんとの距離の近さに驚く。

（取材協力：朝日診療所、飛騨市民病院、高山市医療課、飛騨市地域包括ケア課）

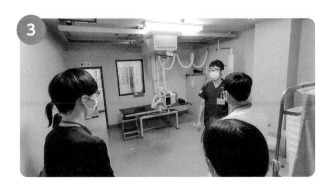

レントゲン（X線検査装置）の説明。診療所ではエコー（超音波診断装置）も含め、すべて医師が操作する。

医療職と医療職を目指す学生の交流会（飛騨市民病院）

救急搬送の受入から診断、家族への説明、手術、入院、リハビリ、退院（地域への引継ぎ）までをひとつのストーリーとして実演、その後の交流会などを通して、地域医療の現状を実感できるプログラムである。

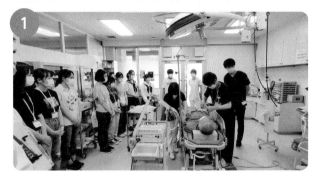

救急搬送の受入の実演。事務局長が自ら患者役を熱演。

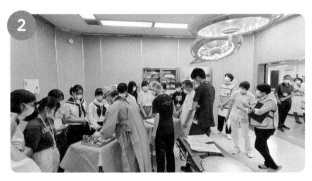

専用スリッパに履き替え手術室で説明を受ける。緊張しながら本物の手術器具に触れる高校生。

※衛生面で十分な配慮がなされています。

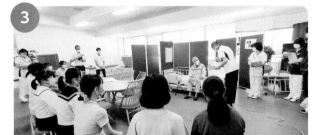

病室でのやりとりの実演。医師、看護師、薬剤師、理学療法士が、患者さんと接する様子を学ぶ。

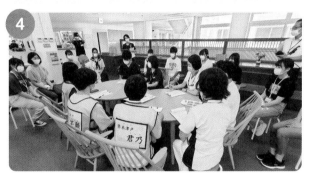

退院カンファレンスの様子。病気や怪我を治すだけではなく、福祉・介護職の方々との連携で、退院後の生活までを考えた地域包括ケアを実感。

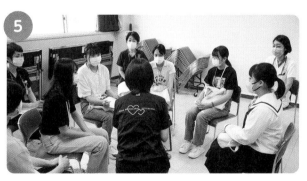

医療職との交流会。和気あいあいとした雰囲気のなか、先輩の生の声やアドバイスは心に響く。

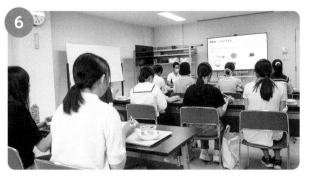

病院食の試食。管理栄養士が解説。

十六総合研究所の取組み ①

十六総合研究所は啓発活動の一環として、本書の趣旨を地域の皆さまに知っていただくため、弊社機関誌や、地元メディアに各種記事を寄稿している。

◆ 2023 年 9 月 13 日　中日新聞　朝刊

医師の働き方改革

医師をしている後輩と久しぶりに会った際に、医師＝忙しいとのイメージから働き方について話をしたところ、「土日や夜間も身を粉にして働く医師や自分の全人生を離島やへき地の医療にささげる医師もいる」と聞いた。2019年の医師の勤務実態調査によれば、残業年960時間（月80時間）を超えていた医師（病院勤務医）が全体の4割弱、年1860時間以上の医師も1割近くいた。地域医療は医師の自己犠牲的な献身的な努力により支えられている。

このままでは仕事の魅力が薄れ、医師を目指す人が少なくなることが地域医療の衰退につながり、私たち住民の安心な暮らしが維持できなくなる恐れがある。国はこの問題を是正するために働き方改革を進めるが、改革の過程で診療時間短縮や診療科の削減など私たちにも影響が及ぶ可能性もある。しかし、地域医療を維持できなければ元も子もない。医療のデジタルトランスフォーメーション（ＤＸ）化などにより医師の負担軽減を進めると同時に、私たちも医師の働き過ぎの問題をしっかりと認識し問題是正に協力する必要があるだろう。（十六総合研究所主任研究員　松波匡宜）

◆ 十六総合研究所　経済月報 2023 年 10 月号

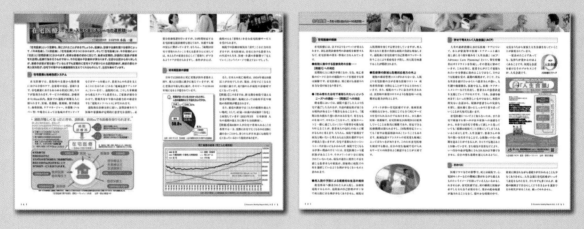

◆ 2023 年 12 月 6 日　中日新聞　朝刊

在宅医療 上手に利用を

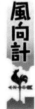

人生の最期をどこで迎えたいか―。こう尋ねられたときに、自宅でみとられたいと答える人は多い。一方で、多くの人が病院など自宅以外の場所で亡くなっている現実がある。入院生活は、食事や生活スケジュールなどさまざまな制限があるため、最期くらいは住み慣れた自宅で生活したいという気持ちは自然なものかもしれない。今は在宅医療が充実しており、条件が整えば、独居の方でも自宅で最期の時を過ごすことができる。

在宅医療は、病院に集中する医療負荷を軽減する、住み慣れた自宅でストレスの少ない療養生活を送れるなど、社会的にも患者個人にもメリットが多い。一方で、地域によって受けられるサービスが異なる、ケアをする家族に負担がかかる場合があるといった一面もある。特に在宅療養が長期に及ぶ場合には、ケアする側の介護疲れや介護離職などの問題にもつながる。

残される家族の暮らしや幸せを犠牲にすることなく、みとられる人も見送る人も納得できる、満足のいくみとりが行われることを望む。（十六総合研究所研究員　萩原綾子）

第5章

提　言

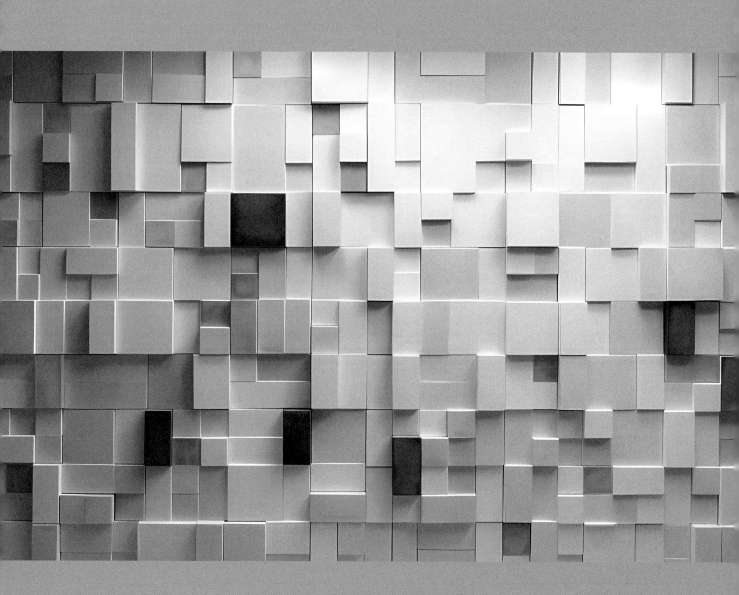

　地域医療は、大きく3つの主体によって成り立っている。第1に、医療サービスを受ける立場にある「地域住民」、第2に、医療サービスを提供する「医療機関」、第3に、医療サービス全体を統括、管轄する「国、都道府県、自治体」である。今回の調査の結果として、それぞれに以下の提言を行いたい。

地域住民の皆さまへの提言

- 医療の適正な利用を心掛ける
    ① コンビニ受診を控える（#7119、救急受診アプリ Q 助、＃8000 の利用）
    ② マイナ保険証利用の推進
    ③ かかりつけ医を持つ
    ④ 救急車の適正な利用とドライバーのマナー向上
    ⑤ 薬の重複利用の排除（お薬手帳の利用徹底）
    ⑥ 家族への病状説明は平日の日中に

- 広い視野で地域医療を捉え、変化を前向きに受け入れる
    ① 医療機関集約化への理解・支持
    ② 医療 DX の積極的受け入れ
    ③ 総合診療医の認知度の向上
    ④ 地域包括ケアの実践

- 健康に心掛け、医療へ過度に依存しない

- 人生会議（ACP）の推進

- 在宅医療の利用検討

医療機関への提言

- WLB の取れた労働環境の実現
- 「戻る場所の保証」とローテーションで、志ある医師を地方へ
- タスクシフトの推進と DX の積極的な活用による効率化
- 連携・共同化・集約化の推進

公的部門（国、都道府県、自治体）への提言

- 医療提供体制の変更の際は、住民に最大限の配慮を
- 医療アクセスの維持・改善に努める
- 医療提供体制の調整にリーダーシップの発揮を
- 通信環境を整備し DX 導入を推進する
- 医療利用の適正化に対する啓発活動
- 若い人たちに、地域医療・へき地医療の魅力を伝える
- 地域の魅力を高める

5.1. 地域住民の皆さまへの提言

5.1.1. 医療の適正な利用を心掛ける

少子高齢化が進む中、医療人材の不足や、国民医療費の増加などにより、従来の医療提供体制を維持していくことは難しくなってきている。国民皆保険に支えられた、日本の質の高い医療を今後も継続していくためには、その恩恵を受ける私たち地域住民が、医療の適正な利用を徹底していかなければならない。以下に述べるような点を意識して、医療機関にかかる負荷を少しでも軽くしていくことが大切である。厚生労働省も、有名タレントをイメージキャラクターに起用するなどし、「上手な医療のかかり方」についてPRを行っている（図表5-1）。

図表 5-1　上手な医療のかかり方

出所： 厚生労働省HP

医療の適正な利用のために、私たち地域住民にできること

①コンビニ受診を控える	医療機関が外来診療を行っていない休日や夜間に、緊急性のない軽症患者が救急外来を受診する行為を「コンビニ受診」と言う。コロナ禍で外来患者数が大きく減少した理由として、本当に医療が必要な患者の「受診控え」とともに、「コンビニ受診」が減ったことが挙げられる。頭痛や微熱など、軽微な症状ですぐに病院に駆け込むのではなく、本当に緊急な受診が必要なのかを、十分に考えてから行動するべきである。判断に迷う場合は、以下のようなサービスを利用することで、緊急度に応じた適切な対応を取ることができる。 ◆ **救急安心センター事業【♯7119】**（総務省消防庁） 急な病気やけがで、すぐに病院に行った方が良いか、救急車を呼ぶべきかなど判断に迷った時に、「♯7119」をプッシュすることで、医師・看護師など医療の専門家に電話で相談できるもの。東海地区では、岐阜県内で利用可能である。 図表 5-2　救急安心センター事業 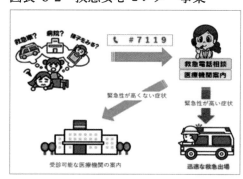 出所： 救急安心センターぎふ♯7119　岐阜市HP ◆ **全国版救急受診アプリ「Q助」**（総務省消防庁） 救急車の適時・適切な利用のため、住民の緊急度判定を支援し、利用可能な医療機関や受診手段の情報を提供するスマートフォンアプリ。該当する症状を画面上で選択していくと、緊急度に応じた必要な対応（例「今すぐに救急車を呼びましょう」、「できるだけ早めに医療機関を受診しましょう」、「緊急ではありませんが医療機関を受診しましょう」など）が表示されるほか、医療機関の検索（厚生労働省の「医療情報ネット」にリンク）や、受診手段の検索（「全国タクシーガイド」にリンク）を行うことができる。

図表 5-3 全国版救急受診アプリ「Q助」

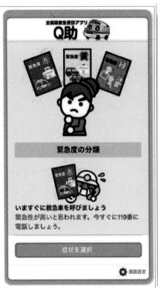 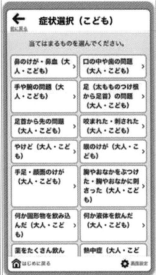 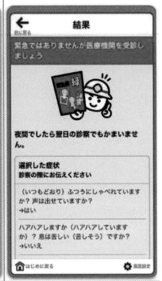

出所： 全国版救急受診アプリ「Q助」　Google Play

◆ 子ども医療電話相談事業【♯8000】（厚生労働省）

図表 5-4 子ども医療電話相談事業

保護者が休日・夜間に、子どもの症状にどう対処したら良いのか、病院を受診した方が良いのかなど判断に迷った際に、小児科医や看護師に電話で相談できるもの。夜間〜深夜帯に、全国同一の短縮番号「♯8000」をプッシュすることで、各都道府県の相談窓口に自動転送され、子どもの症状に応じた適切な対処の仕方や受診する病院のアドバイスを受けられる。

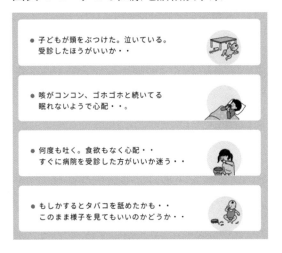

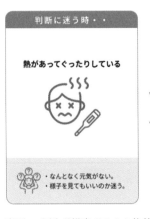 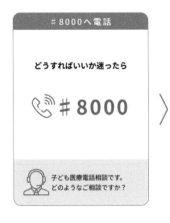 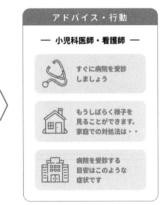

出所： 厚生労働省HPより抜粋

②マイナ保険証利用の推進	2021 年から医療機関や薬局において、マイナンバーカードを健康保険証として利用することが可能となった（マイナ保険証）。オンライン資格確認と言う、マイナンバーカード（IC チップ内の電子証明書等）により、オンラインで資格情報（加入している医療保険や自己負担限度額等）を確認する仕組みである（図表5-5）。

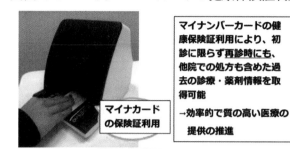

図表 5-5　マイナンバーカードの健康保険証利用

出所：　中央社会保険医療協議会　総会（第 534 回）資料　2022.12.21

　医療機関側としては、患者の直近の資格情報等が確認可能になり、期限切れの保険証による受診で発生する過誤請求や、手入力による手間・誤記リスクといった事務コストが削減される。患者側も、窓口での限度額以上の一時的な支払いが不要となる、医療機関や薬局で特定健診等の情報や薬剤情報を閲覧でき、より良い医療を受けられるようになる、マイナポータルで自分の情報を閲覧することが可能になり、（健康な人も含む）誰もが医療や健康に主体的に関わることができるようになるなど、多くのメリットがある。

　日本経済新聞社が 2023 年 10〜11 月にかけて実施した世論調査によれば、マイナ保険証を利用したことがある人は全体の 24％にとどまる。医療 DX のメリットを、地域住民を含む国全体が享受するためにも、マイナ保険証を積極的に利用していきたい。

③かかりつけ医を持つ	病気やけがの程度が軽いにもかかわらず、直接総合病院を受診する人が後を絶たない。総合病院は、重症患者や緊急度が高い患者へ医療を提供する施設であるが、軽症者が紛れることで、医療従事者への負担が大きくなっている。そこで、地域の診療所が、かかりつけ医（家庭医）として患者のスクリーニングを行い、必要性が高いと判断した患者のみを総合病院へ紹介する機能を果たすことが重要であり、国も病院とかかりつけ医の役割分担を推進している。 　自分や家族の健康に関して、日ごろから何でも相談できる「かかりつけ医」を持ち、異常があれば、まずはそのかかりつけ医に診療してもらうことが重要であり、それにより医療機関間の役割分担が機能し、医療システムの効率性が高まる。
④救急車の適正な利用とドライバーのマナー向上	海外では救急車の利用が有料の国も少なくないが、日本で救急車を呼んだ場合に料金はかからない（ただし、紹介状がない初診にかかる選定療養費や、医師が医療行為を行った場合の医療費を除く）。このため、救急車を無料送迎タクシーのように、気軽に利用する人がいるという問題が以前から指摘されている。 　2014 年の総務省消防庁による調査によれば、1 年間で 10 回以上救急車を要請した人は 2,796 人で、延べ回数は 52,799 回となっている。これは毎月のように救急車を呼ぶ人が全国で 3,000 人近くいたことを意味する。同年の救急出動件数（598 万件）の約 1 ％に相当することから、無視できるものではない（図表5-6）。

図表 5-6　全国の年間救急要請実績（頻回利用者 2014 年）

	人数	延べ回数
年 10〜19 回要請した者	1,979 人	24,072 回
年 20〜29 回要請した者	340 人	7,916 回
年 30〜39 回要請した者	166 人	5,529 回
年 40〜49 回要請した者	80 人	3,502 回
年 50 回以上要請した者	231 人	11,780 回
計	2,796 人	52,799 回

出所： 消防庁　平成 27 年度 救急業務のあり方に関する検討会 報告書
（平成 27 年度「救急救命体制の整備・充実に関するアンケート調査」）

また、東京消防庁によれば、救急隊が搬送した患者の 53.4％が軽症※であったと言う（図表 5-7）。軽症でも、救急車が必要なケースもあるだろうが、自家用車やタクシーで移動が可能な人など、救急車までは不要なケースもかなり含まれていると考えられる。

※ 重症、軽症などの分類は、救急活動記録票に記載する受入先医療機関の担当医師の判断による。

　病状や病院までの距離などにもよるが、救急車が 1 回出動するコスト（救急隊の人件費やガソリン代、車両維持費など）は 4〜5 万円程度と言われ、これらは私たちの税金で賄われている。心無い人のために税金が投入されることも問題であるが、そのために救急車が出払ってしまい、本当に重症な人の命が救えなくなる恐れがあることの方が、より深刻な問題である。搭載されている医療機器を含めると、救急車は高価な特殊車両であり、台数にも限りがあることは言うまでもない。

図表 5-7　程度別搬送人員
（東京消防庁 2022 年中）

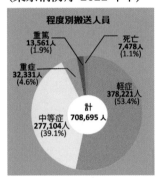

出所： 東京消防庁 HP

　急を要する状況なら、迷うことなく救急車を呼ぶ必要があるが、判断に迷うような状況なら、既述の救急安心センター事業【#7119】、全国版救急受診アプリ「Ｑ助」、子ども医療電話相談事業【#8000】などを利用し、不必要に救急車を占有してしまうことがないように心掛けたい。

　また、救急車の現場到着所要時間（入電から現場に到着するまでに要した時間）および病院収容所要時間（入電から医師引継ぎまでに要した時間）は、いずれも延伸傾向が見られる（図表5-8）。一刻を争う救命救急にとって、1 分の差が生死を分けるようなケ

図表 5-8　現場到着所要時間及び病院収容所要時間

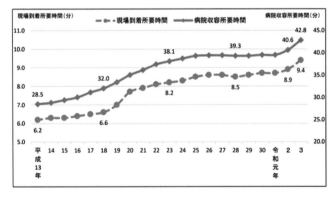

出所： 総務省「令和 4 年版 救急・救助の現況」の公表

ースも少なくない。原因はいろいろあるだろうが、道路渋滞時や交差点での救急車の優先走行が徹底されていないこともその一因だろう。緊急自動車に対して道を譲るのは、マナーではなく道路交通法上の義務である。救急車のサイレンが聞こえたら、周囲の車はその優先走行に最大限配慮しなければならない。

⑤薬の重複利用の排除（お薬手帳の利用徹底）	複数の医療機関から同様な薬を処方され、気付かずに大量の薬を重複して服用する例が見られる。医療費の無駄遣いもさることながら、患者本人の健康上の問題が懸念される。お薬手帳を有効に利用し、薬剤師の適切な指導を受けながら、薬の重複利用を排除していく必要がある。お薬手帳は、現在は紙のものが一般的だが、マイナポータルを通して患者自身が閲覧できる電子処方箋の処方・調剤情報を、アプリ上に表示することができる電子版お薬手帳アプリも登場している。
⑥家族への病状説明は平日の日中に	患者の病状説明のため、その家族が医師に呼ばれることがある。家族側としては、「仕事があるので、夜5時半以降か土日にお願いします」と言いたくなるところだが、これは医師に時間外労働を強制することに等しい。多くの患者家族がこれを望めば、医師は恒常的に時間外労働をしなければならない。医師や看護師も一人の労働者であることを、私たちは今以上に意識していく必要があると考える。

上記①〜⑥の項目を、全て知っている（認識している）人はそれほど多くないと思われる。しかし、そのほとんどは医療機関や薬局の掲示板、市役所や公民館、駅など公共スペースのポスター、メディア広告やSNSなどにより周知されている。医療は私たちの生活において、最も重要度・優先度の高い事柄のひとつである。一段アンテナを高くして情報収集に努め、日常の中でこれらを励行していただきたい。

5.1.2. 広い視野で地域医療を捉え、変化を前向きに受け入れる

「今まで通りが楽でいい。」私たち人間は現状に困っていない場合、無意識のうちに変化を拒む傾向があると言われる。医療についても、今まで通りの慣れたやり方でサービスを受け続けたいと考え、変化を望まない患者は少数ではないと思われる。しかし、少子高齢化や人口減少などの社会環境の変化に対応するためには、地域医療提供体制においても、今後もさまざまな変化が生じることは避けられない。

後述する①〜④は、私たちに心理的・身体的な負担を感じさせるものも含まれる。また、技術が粗削りである、医療スタッフも慣れていないといった理由で、特に導入初期段階では軽微なトラブルが生じる可能性があるものも含まれる。しかし、かけがえのない地域医療を守っていくためには、私たち住民も広い視野で地域医療を捉え、各種施策や変化を前向きに受け入れ、それに協力し、地域や国全体でスピード感を持ってこうした変化に対応していくことが必要ではないだろうか。

ともすると、こうした議論は「総論賛成各論反対」に陥りがちであるが、大切なことは、総論＝「持続可能な地域医療提供体制」のために、私たち住民が「何をしていくべきか」ということである。現在の医療提供体制を、今後も維持できるかどうかは自分たちの行動にかかっているという点をより深く認識し、各種施策に「嫌々協力する」のではなく、主体的に「自ら変化に対応していく」というマインドを是非とも持ち続けたい。

広い視野で地域医療を捉え、変化を前向きに受け入れるために、私たち地域住民にできること

①医療機関集約化への理解・支持	今後人口が減少する中、限られた医療資源を有効に利用するために、医療機関の集約化（統廃合）は続くだろう。複数の病院を統合する動きが各地で見られ、病院が遠くなることで利便性が低下する人も少なくない。しかし、医療資源が各地に分散する医療密度が低い地域では、特に救急や出産など、24時間365日の対応が必要な診療科医師への負担が大きく、安全安心な医療提供体制の維持が困

	難となってきている。緊急性の高い高度な医療の集約は、安定的な医療人材の確保に繋がり、地域住民がより良い医療サービスを継続的に受けるために必要であることを認識したい。 　また、過疎化や医師の高齢化により、小規模な地域の診療所の閉鎖も今後増えていくだろう。私たち地域住民は、遠隔地への交通手段や、行政が提供する出張診療、訪問診療など、代替手段を前向きに検討し、こうした変化に対応していきたい。
②医療DXの 　積極的受け入れ	医療DXは医療業務の効率化や精緻化を通じて、地域医療が抱える問題の改善に役立つ効果的な手段である。マイナンバーカードの健康保険証利用、電子処方箋、遠隔診療など、私たちの身近なところでも新しいサービスが始まっている。こうした新しい技術・サービスは、利用者がそれに慣れる必要があるほか、導入時の混乱などもあり、面倒くさい、何となく不安といった感情から「利用したくない」という気持ちになりがちだ。しかしそれでは、個人の感情が社会的な利益の喪失を招くことになってしまう。私たち住民は積極的に医療DXを受け入れ、医療の効率化を推進し、医療体制がより効率的・安定的なものになるよう協力していくべきだろう。
③総合診療医の 　認知度の向上	総合診療科は、2018年度から始まった新専門医制度により19番目の基本領域となったものの、歴史が浅いこともあり、社会における総合診療医の認知度は高いとは言えない。その語感から「何でも診る科だから、難しい病気は分からないのでは」といった誤解が生まれ、近所の総合診療医がいる診療所を避け、わざわざ遠くの大病院を受診する人もいるようだ。現代の総合診療医は、幅広い患者の訴えから病気の原因を探り、適切な一次医療（プライマリ・ケア）を提供するための十分なトレーニングを受けており、専門的な医療が必要な場合、患者は適切な病院の紹介を受けることができる。また、総合診療医がかかりつけ医として、自分や家族の健康全般を継続的に診てくれることにより、健康増進や疾病の予防にも繋がる。 　専門医による専門外来が沢山あるほど良い病院だと考える人もいるだろう。しかし、人口が減少するほど症例の発生頻度も少なくなり、患者のあらゆるニーズに対応するために、専門医を含む多くの医療資源を揃えていくことが、合理的とは言えなくなってくる。そもそも人口が少ない地域では、専門医を集めるのも困難であり、医療資源にも限りがある中、1人の専門医ができることも限られる。 　そこでこれからは、総合診療医（かかりつけ医・家庭医）が患者の全身を診て、専門的な医療が必要な場合に、センター化された大病院に繋ぐという効率的な医療が必要となってくる。この仕組みは、患者にとって決してマイナスなものではない。お腹が痛い時に取りあえず消化器内科にかかるよりも、自分のことを子どもの頃から分かってくれている総合診療医に相談することで、お腹が痛いという症状からさまざまな可能性を検証し、専門医への紹介も含む適切な診療をしてもらう方が、より安心な医療を受けていることになると考えられるからである。 　地域の医療資源を有効に利用するためにも、総合診療医の能力や役割を正しく理解し、適切な医療のかかり方を実践していきたい。

④地域包括ケアの実践	地域社会における人々の暮らしを維持していくためには、郵便局員が地域の見守りをしたり、農業者が食料を家に届けたりするなど、そこに住む住民が、職業や立場を越えて協働していくことが重要となってくる。特に、人口減少が進む地域では、横の繋がりが地域存続の命綱になる場合もある。 　私たち住民も、地域包括ケアを支えるメンバーである。医療・介護をはじめとするさまざまな職種の人々と交わり、住民との助け合いを実践することで、地域の暮らしを支え守っていくことに貢献していくべきだろう。病気の人や障害を抱えた人、子どもや妊婦、独居の人や外国人、あらゆる人が幸せに暮らせる地域を、自らが主人公となって創っていきたい。

5.1.3. 健康に心掛け、医療へ過度に依存しない

　地域の医療提供体制を維持していくためには、医療ニーズの発生自体を抑制することも有効である。そのためには、病気にならないよう疾病の予防に心掛け、健康的な生活を送ることや、正しい知識のもと、医療へ過剰に依存しない姿勢も大切であると考える。

図表 5-9　住民 1000 人当たりの、1 か月間の医療機関利用状況

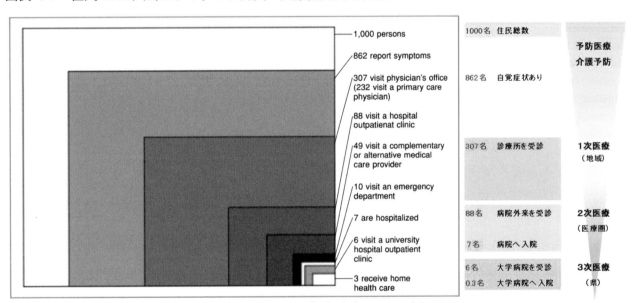

Fig. 1 Monthly prevalence estimates of symptoms and health care utilization in Japanese population
Each box does not necessarily represent a subgroup of the larger box, i.e., some values are overlapping.
The values are based on 1,000 persons.

出所： The Ecology of Medical Care in Japan　JMAJ Vol.48,No.4 April 2005 p.163～p.167 に加筆

　図表5-9は、日本人が1か月の間に、どの程度医療機関を利用したかを調査したものである。これによれば、住民1,000人当たり307人が診療所を受診、このうち88人が病院の外来を受診、7人が入院している。さらに大学病院を受診したのは6人と全体の0.6%、入院に至ったのは0.3人と全体の0.03%であった。この結果より、住民の7割は医療機関を利用していないこと、住民の3割は医療機関にかかるが、大半は地域の診療所で対応できること、病院、特に大学病院のような高次医療機関への通院が必要な人は非常に少ないことが分かる。

　住民 1,000 人のうち、自覚症状がない人は 13.8%、自覚症状はあるが医療機関へは行かなかった人は

55.5％となっており、後者には、症状が軽いため様子見している人や、市販薬で対応している人などが多く含まれると考えられる。合わせて約7割を占める「医療機関の世話になっていない人」が、「医療機関の世話になる人」にならないようにすることで、医療にかかる負荷の増加を抑制できる。

　そのためには、定期的に運動する、過剰な飲酒や喫煙を控えるといった生活習慣の改善、健康診断を定期的に受ける、予防接種を積極的に受けるといった予防医学の実践などが有効である。また、自ら健康・医療に関する情報を集め、正しい医療知識のもと、「必要と考えられる場合はすみやかにかかりつけ医に相談する、そこまでの必要を感じない場合は、休養や市販薬などで対応する」といった姿勢は、医療受診の適正化に繋がる。こうした取組みは、「自分自身の健康に責任を持ち、軽度な身体の不調は自分で手当てすること」と定義される「セルフメディケーション」に通じるものと言える。

　現在、マイナポータルを通じて PHR（パーソナルヘルスレコード）※の閲覧が可能となっており、スマートフォンのさまざまなアプリと連携することで、自分の健康管理ができるようになった。私たちはいっそう自身の健康に関心を持ち、生活習慣の改善や疾病予防など、健康増進に繋がる行動を取ることで、健康寿命の延長や国民医療費の削減を実現していきたい。

※ 個人の健康・医療・介護に関する情報（4.2.2. 図表 4-17 参照）

5.1.4. 人生会議（ACP）の推進

　人生の最終段階における医療・ケアについて、本人が家族等や医療・ケアチームと繰り返し話し合う取組みを「人生会議」（ACP：Advance Care Planning）と言い、厚生労働省はガイドラインを作成し、その普及に努めている。これは単に、患者がどこで看取られたいかを事前に決めることではなく、どのような医療を受け、最期の瞬間まで、どこで、どんな生活を続けたいかという患者の想い、人生観や価値観を、家族や友人、医療・ケアチームメンバーなどと共有し、患者の意思決定を支援していくプロセスを意味する。「さあ、会議を始め

図表 5-10　人生の最終段階における医療・ケアの方針決定

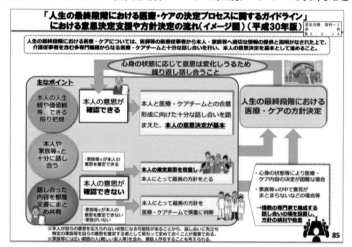

出所：厚生労働省 中央社会保険医療協議会 総会（第549回）資料

ます」といった堅苦しいものではなく、普段の何気ない会話から、周囲が患者の気持ちを察し、揺れ動く思いにしっかりと寄り添っていくことが大切である。

　在宅医療についてよく知らないため、また、自宅で療養することへの不安や家族への遠慮などから、本音では自宅で看取ってほしいと思っていても「最期は病院で」と言葉にしてしまう人もいる。人生会議を通じ、患者の本当の想いを共有することで、心底悔いのない最期を送ることができる人が、1人でも増えることを願う。また、事故や災害などにより、いつ自分の命が危険にさらされるかは予測できないため、

自分の望む最期を迎えられるように、元気なうちから家族と人生会議を行っていくことが推奨されている。

一度決めたことであっても、気持ちが変わることはよくある。何度も会話を続けるそのプロセスこそが、人生会議である。なお、終末期に延命処置を希望しないことを、よりはっきりした形で伝えたい場合は、「リビング・ウィル（事前指示書）」や、「尊厳死宣言公正証書」を作成するという方法もある。

死に直面した状況で「最期は延命処置をしない」という意思表示がなされていない場合、救急隊や医師など医療関係者は、命をつなぐための処置＝延命処置を行わざるを得ない。「1分、1秒でも長く生きていたい」というのが患者の希望なら、その努力は患者の気持ちを尊重したものと言えるが、実は患者が延命処置を希望せず「安らかに逝く」ことを願っていたというような場合には、以下2つの問題がある。

1点目は、患者がその人らしく、望み通りの生を全うし、希望した状況で死を迎えることができないことである。

図表 5-11　人生会議 リーフレット

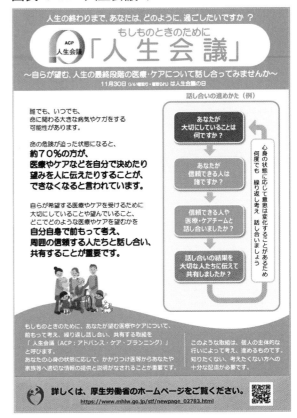

出所： 厚生労働省 HP

2点目は、患者が望む以上の医療資源が投入され、医療関係者に不必要な負荷がかかってしまうことである。患者が延命処置を望まないことが分かっていれば、延命のためだけの人工呼吸器や薬剤は不要であり、医療関係者を必要以上に巻き込むこともないのである。

5.1.5. 在宅医療の利用検討

人生会議と併せて推進したいのが在宅医療の利用検討である。4.1.3.で述べた通り、現在日本においては、多くの人が自宅で看取られることを希望しているのに対して、約7割が医療機関で亡くなっているという現実がある。病状から自宅での療養が困難なケースもあるが、自宅での療養が可能であり本人にその希望があったにもかかわらず、病院で最期を迎えるようなケースも少なくないと思われる。

在宅医療を多くの人が利用できるようになったのは比較的最近のことであり、地域包括ケアの仕組みの中で、自宅でも手厚い医療ケア・介護が受けられるようになってきていることが十分に知られていない。「病院に入院して、とことん治療に専念したい」方は別として、「住み慣れた自宅で、穏やかに過ごしたい」という気持ちがある場合は、家族や医療関係者と本音を共有し、在宅医療の利用を検討してみてはいかがだろうか。既述の人生会議（ACP）は、患者の本当の気持ちを関係者が共有する大切な機会である。

一方で、同居する家族には、在宅でのケアを行うにあたり相応の負担がかかるが、その程度は一律ではない。在宅医療で利用できるサービスが、地域によって、またサービスを依頼する先によっても差異があるうえ、介護の負担は病状の進行や身体の状態によっても大きく変わってくるからである。また、介護ベッド等のスペースが必要になる場合もある。患者が療養期間を有意義に過ごせるか否かは、生活環境に大

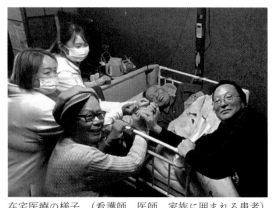
在宅医療の様子　（看護師、医師、家族に囲まれる患者）
写真：小笠原内科・岐阜在宅ケアクリニック

きく依存すると考えられるため、在宅医療で介護にあたる家族は、当面必要な介護内容とともに、今後予想される病状の変化とその対応などについて、主治医やソーシャルワーカーなどとよく話し合い、自宅で対応が可能かどうかをしっかりと検討したい。在宅医療を選択したために、患者の家族が不幸になるようなことは何としてでも避けなければならないし、「介護のために仕事を辞める」という方は、患者の死後も生活を続けていく自分の未来のこともよく考えて、方針を決めるべきである。

　最後に「家族が亡くなる瞬間を、自分がそばで看取れなくても、自分を責めないでほしい」というメッセージをお伝えしたい。在宅で家族を介護していて、自分が入浴中に患者が亡くなってしまい、最期を看取れなかったことに罪の意識を持つ人や、在宅で最期を看取るために、トイレに行く時間もないと言う人がいる。そうした不安が心理的な負担となって、在宅医療を躊躇する家族もいると言う。しかし、病院でも最期の瞬間を必ず誰かが看取るわけではないし、誰にも気付かれることなく安らかに逝くことができるのなら、それはそれで幸せな最期だったと考えた方が良いという意見もある。患者にとっては、心臓が止まる一瞬の出来事よりも、最期に至るまでの日常を、住み慣れた自宅において、大切な家族と共に穏やかな温かい気持ちで過ごせたことに意義があるのではないだろうか。

　高齢者の増加で、今後も看取りの件数が増えていく地域は多い。自宅で看取られたい（看取りたい）という希望があるならば、地域の医療資源を有効に利用するという観点からも、対応可能な範囲で在宅医療の利用を検討してはいかがだろうか。

コラム　　筆者の在宅医療体験

　喉にできたがんのために、2023年11月に父が他界した。母もその年の春にコロナが原因で亡くなっており、昨年は医療関係の方々に大変お世話になった年であった。

　父は食べ物が喉を通りにくくなったため、初夏に病院で検査を受けたところ、喉に長さ8cmの大きながんが見つかった。母の死後、3か月ほど後のことである。完治の見込みはないが、飲食ができるようにするため入院して放射線治療を受けた。その後、嚥下※1の状況は多少改善したものの、体重の減少や体力の低下とともに、やがては飲食も困難になり、胃ろう※2に頼らざるを得なくなった。

　主治医からは入院を勧められたが、父はかたくなにこれを拒否した。一度入院したら、退院するのは難しくなることを悟っていたからだろう。タバコとコーヒーが大好きな父は、前回の入院で、タバコが吸えずコーヒーも飲めない入院生活を相当苦痛に感じており、主治医は、「人生の最期は、好きなことをして自由に生きたい」という父の思いを最優先に考え、自宅近くの在宅医療のクリニックを紹介してくれた。

　こうして始まった父の在宅医療だが、実は父は独り暮らしであり、私や私の弟の家族は、実家からやや離れたところに住んでいた。当然、家族としても不安がないわけではなかった。しかし、本書執筆にあたっての調査を通じて、現在の在宅医療はかなり充実していると学んだこと、さまざまな専門職の方が見守ってくれること、父に残された時間はそれ程長くないと予想されたこと、万一在宅医療がつらくなった場合は、病院に入院することもできるとの言葉を頂いたこと、そして何より私たち家族が「全てを背負う」ことはなく、仕事や生活も今まで通り続けられそうに感じたことが、「それなら何とかなりそうだ、チャレンジしてみよう」という気にさせてくれた。

在宅での診療は、私がイメージしていたより手厚い印象であった。毎週、チームを組んだ3人の医師のうち誰かが交替で父のもとを訪れ（情報はチームの中で完全に共有されている）、それとは別に、複数の看護師が様子を見に来てくれるのだ。父が急に動けないなど万一の場合に備えて、玄関にセキュリティのしっかりしたキーボックスを取り付け、緊急時には医師や看護師が鍵を開けて家に入れるようにした。また、そのクリニックでは医師や看護師、患者の家族などの関係者が、PCやスマートフォンのアプリで診療の状況を共有しており、遠隔地にいる家族も患者の状況がほぼリアルタイムで分かるようになっていた。診療時には、なるべく家族が付き添うようにしていたが、仮に付き添いがない場合でも、この体制なら安心してお任せできると感じた。

父がすごいのは、1日5回の胃ろうを自力で行っていたこと、そして、「動けるうちは、身体を動かさないといけない」という強い気持ちから、体力維持も兼ねて一人で趣味のために外出していたことである。

年は越せるだろうと思っていただけに、父の死は唐突だった。家族のうち誰かが、毎日のように父の様子を見に通っていたが、ある日の夕方、私の妻が訪問した際に冷たくなった父を発見した。慌てた妻は、在宅医から止められていたのに救急車を呼んでしまい、到着した救急隊は警察を呼ぼうとしていた。同じく妻からの電話で駆け付けた在宅医が、父が終末期であったこと、事件性はないことなどを説明してくれたため、幸い警察のお世話になることなく救急隊の方にお帰りいただいたが、在宅医によれば、このような場合は救急車を呼ぶ必要はないと言う。救急車は文字通り命を「救う」ためのものであり、予期された通りの病気により既に亡くなった方に対して、救急隊ができることは恐らくないからであろう。

警察が来るのと来ないのとでは大違いである。私の母は浴室内で亡くなり、救急車で病院に運ばれたのだが、死亡が確認されてからすぐに警察関係者が大勢自宅にやって来て、父の立会いのもと深夜3時間にわたり検視[3]が行われた。事件性を否定するためには欠かせない手続きであると承知してはいたが、家族を亡くしたばかりの遺族にとってはとてもつらい時間であった。父の場合は、在宅医のおかげで警察を呼ばずに済んだが、これは本当に有り難いと思った。

結果として、私たちは父の死に目には会えなかった。これを「寂しく一人で死んだ」と捉える人もいるかもしれないが、病院に入院していたとしても、亡くなる瞬間を私たちが看取れる可能性は低かったと思われる。在宅医の、父はおそらく苦しむことなく亡くなったという話にも救われ、不思議と私には「悲しい」というよりは、父に対する賞賛に似た気持ちの方が強かった。亡くなるその日まで、好きなタバコを好きなだけ吸って、趣味のための外出も続け、やりたいことをやりたいだけやり、そして「お前たち子どもにはなるべく迷惑をかけたくない」という思いを、その通り実践してこの世を去っていった父にとって、きっと満足のいく人生の最期であったに違いない。

私たちの経験した在宅医療は、おそらく非常に恵まれたケースだと思う。病状や亡くなり方によっては、家族や介護者の時間的、身体的、精神的な負担は、もっと大きなものになるかもしれない。従って私は、全ての方に在宅医療の利用を勧めているわけではない。私がお伝えしたかったのは、自分の予想をはるかに上回る、現代の在宅医療・介護システムの充実ぶり[4]であり、実際にそれに接して、漠然と抱いていた多くの不安が解消した経験である。父がお世話になったクリニックの場合、何かあれば24時間365日、電話やタッチパネルの操作で医師か看護師が駆けつけてくれる[5]。父も「これなら独居でも安心だ」と、高頻度で来てくれる医師や看護師の方々に感謝を伝えていた。

実質半年ほどの短い闘病期間であったが、何よりも父が父らしく、最期の日まで満足のいく生活を送れたこと、そしてそれを可能にしてくれた在宅医療に、私たち遺族は心から感謝している。

※1　嚥下（えんげ）：食べ物や飲み物を飲み込み、食道から胃へと送り込む一連の動作
※2　胃ろう：手術で腹部に小さな穴を開け、チューブを通し直接胃に栄養を注入する医療処置
※3　検視：死体とその周辺状況を捜査し犯罪性の有無を判断する刑事手続であり、検察官かその代理（警察官）によって行なわれる。死体を検分する「検死」とは異なる。
※4　仮に寝たきりの状態になった場合は、介護保険による支援を受けることを予定していたが、父は要介護認定が下りる直前に亡くなったため、結局介護保険サービスを利用することはなかった。要介護度は、認定調査員による訪問調査と主治医の意見書に基づいた（コンピュータによる）一次判定、介護認定審査会による二次判定を経て決定されるため、申請から介護保険サービスの開始までは通常1か月程度かかる。
※5　在宅医療・介護については、受けられるサービスの内容が地域により一律ではないため、利用を検討される場合は、主治医、地域の在宅医や地域包括支援センターなどに相談されることをお勧めしたい。

5.2. 医療機関への提言

5.2.1. WLB の取れた労働環境の実現

　医師の働き方改革では、時間外労働の削減に注目が集まっている。しかし、時間外労働の削減は手段であり、目指すものは、「働く人」としての医師の生活にも配慮した WLB（ワーク・ライフ・バランス）の実現だろう。患者の命を預かる医師の業務は多忙かつ長時間にわたり、特に、病院勤務医の WLB は良い状態とは言えない。女性医師も増加する中、性別にかかわらず全ての医師の WLB の改善に取り組むことが大切であると考える。

図表 5-12　医療施設に従事する医師数

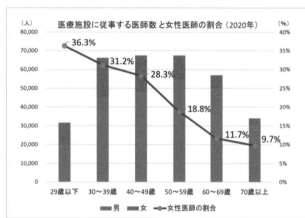

出所：　厚生労働省　令和 2 (2020) 年医師・歯科医師・薬剤師統計より十六総合研究所作成

図表 5-13　医籍登録後年数別の就業率

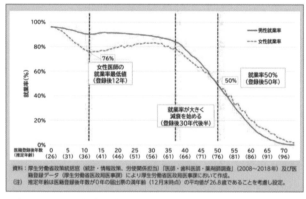

出所：　厚生労働省　令和 4 年版厚生労働白書

　2020 年末現在の、医療施設に従事する医師数は、男性が 24 万 9,878 人、女性が 7 万 3,822 人であり、女性医師の医師全体に占める割合は 22.8% と過去最高を記録した。年齢階級別に見ると、全ての年齢階級で男性医師の割合が高いものの、若い階層ほど女性医師の比率は高まり、「29 歳以下」では 36.3% と 3 分の 1 を超える（図表 5-12）。特に産婦人科・小児科では 20 代の女性医師の割合が半数を上回るなど、女性の活躍の場が広がっている。

　一方、女性医師の就業率は、30 代後半で 76% まで落ち込む M 字カーブを描いている（図表 5-13）。女性医師の休職や離職理由としては「出産」や「子育て」が多く、全国の研修医を対象としたアンケートによれば、「子育てと勤務を両立するために必要なもの」として「職場の雰囲気・理解」、「勤務先に託児施設がある」、「子どもの急病等の際に休暇が取りやすい」、「当直や時間外勤務の免除」、「配偶者や家族の支援」などが、特に女性に必要とされている（図表 5-14）。

　M 字カーブは他産業にも共通して見られる特徴であるが、子育てと就業が両立できる環境を整え、多様で柔軟な働き方を実現していくことにより、一時的な就業率の低下幅を小さくすることができれば、医師不足（偏在）の緩和にも繋がるだろう。子育て中の女性医師にも存分に活躍してもらえるよう、医療機関の組織全体の課題として、また社会全体の課題として WLB の改善に取り組んでほしい。

　十六総合研究所は、令和元年（2019 年）から岐阜県山県市（やまがたし）の「山県市さくらカンパニー認定制度」の設計・運営に携わっている。同制度は、市内企業の人手不足の解消や女性が活躍できる労働環境を創出することを目的に、WLB 推進や女性活躍推進に積極的に取り組んでいる企業・事業所などを

認定するものである。これまでに認定された企業を業種別に見ると、地場産業の金属製品製造業が最多で、他に医療・福祉、建設業、金融業などが多い。そこで、実際に認定を受けた企業や団体の方から話を伺うと、「女性が働きやすいよう、職場のルールや仕組み、制度を変えていったところ、身体への負荷が減るなど男性にも好評で、結果として会社全体で生産性が上がった」といった声が聞かれた。女性医師にとって働きやすい環境は、男性医師にとっても働きやすい環境であると言えるのではないだろうか。

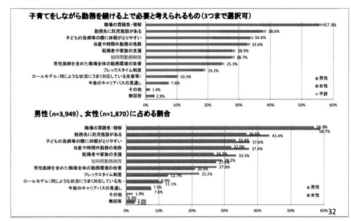

図表 5-14　子育てと勤務を両立するために必要なもの

出所：厚生労働省　平成 28 年臨床研修修了者アンケート調査

　日本の社会が、豊富な知識と経験、温かい心を持った優秀な医師を継続的に生み出せるよう、医師が「社会にも貢献でき、自分も充実した私生活を送ることができる WLB の取れた魅力的な職業」であってほしい。そのためには、性別にかかわらず、誰もが働きやすい労働環境の実現を目指し、勤務条件や職場環境の改善などさまざまな改革を行っていくことが大切である。労働力人口が減少する中、医師が「WLB の取れた魅力的な職業」であり続けることが、地域の医療を持続可能なものとし、ひいては地域の安全安心な暮らしの確保にも繋がることになると考える。

5.2.2.「戻る場所の保証」とローテーションで、志ある医師を地方へ

　2004 年度から始まった新医師臨床研修制度や、2018 年度に導入された新専門医制度（2.3.4.参照）により、地方の医療機関は勤務医を確保することが困難になった。かつては大学病院の医局に医師が集まり、医局の采配で地方の医療機関へ医師が派遣されていたが、今では医局の医師供給力は大きく低下している。地方の医療機関が募集をかけても、これに応じる医師が少ないのが現状である。なぜ医師が地方に行きたがらないのかについては多くの理由が語られるが、昔と異なり、今は「戻る場所」が保証されていないという点について考察する。

　人口の多くが都市部に集中していることもあり、医師の多くは都市部出身者である。よほどへき地や地方の医療に貢献したいという志がなければ、住み慣れた都市部での勤務を希望するのが自然であろう。医局から医師がローテーションで地方へ派遣されていた時代は、仮にへき地や地方の勤務となっても、数年で大学病院へ戻ってくることが約束されていた。派遣される医師は、往復切符を持って地方での医療に専念できた。

　しかし、入局者の減少で医局の人材供給力が弱くなった今、地方の医療機関は独力で医師を雇用しなければならない。都市部出身の医師には自分が「戻る場所」が保証されていないため、一度地方の病院に就職すると、なかなか都市部へ戻れないのではないかという心配がある。後任が来ないと病院が困るし、自分が抜けたために、地域の医療提供体制に穴があくような状況が生じることを考えると転職もしにくい。加えて、自分のキャリアや家族の生活、子どもの教育なども考えると、片道切符ともなりかねない地方への赴任に、二の足を踏む医師の気持ちも理解できる。もし「戻る場所」が保証されているならば、そして

ローテーションのように次々に医師が地方へ供給されるという安心感があるのならば、長い人生のうち数年くらいなら、地方の医療に貢献してもよいと思う医師は少なくないと推察される。そのような医師を確保・育成し、地域のニーズに応じて派遣を行うような仕組みがあれば、地域医療はより安定的で持続可能なものになるだろう。

　民間ベースで、それを実現しようとしている医療機関もある。今回インタビューに応じていただいた医療法人かがやき（岐阜県羽島郡岐南町）は、医師人口が多い名古屋と医師人口が少ない地域の両方に拠点を開設し、名古屋で雇用した医師が、人口が少ない地域の在宅医療に従事する仕組みを考えている。医療法人社団めぐみ会（東京都多摩市）も大学病院と連携して、医師を過疎地域へローテーションで派遣する構想を持っている。松波総合病院（岐阜県羽島郡笠松町）は地域医療連携推進法人に加わり、医療人材が不足する地域の医療機関へ安定的に医師を派遣しようとしている。

　短期間なら地方で働いてもよいと考える医師に「戻る場所」を保証し、人事ローテーションを行うことで、円滑な人材供給を実現する安定的・恒常的な仕組みを検討いただきたい。

5.2.3. タスクシフトの推進と DX の積極的な活用による効率化

　日本の産業は、全般に業務の効率化で後れを取っており、労働生産性が低い点が指摘されている。日本生産性本部の「労働生産性の国際比較 2022」によれば、日本の時間当たり労働生産性は 49.9 ドルで、OECD 加盟 38 か国中 27 位と、順位は 1970 年以降で最も低くなっている（図表 5-15）。金融業界も例にもれず、非効率性の改善が課題であったが、近年は、収益機会の多角化や DX を活用した業務効率の改善に注力する金融機関が増えている。業種としての医療と金融は、人々が最も大切にしている人命と、おそらくその次に大切なお金を扱うこと、信用第一であること、専門性が高いことなど共通点が多い。そしてまた、資格や制度などにより業務範囲が決められており、個人情報を扱うためか、なかなか紙文化から抜け出すことが難しいといった点も似ている。その結果、変化を好まない保守的な文化が、両業界の特徴となっているように思える。

　十六総合研究所と同様に十六フィナンシャルグループの子会社である十六銀行（岐阜県岐阜市）においては、以前からタスクシフトを推進しており、従来は上席者が行っていた業務を、一般職のリーダークラスの担当者が実施できるよう、段階的に権限委譲を進めてきた。当初、一部ではこれを不安視する声も聞かれたが、委譲を受けた行員も責任感を持って業務にあたり、心配は杞憂に終わった。医療の場合、「従来と同じやり方を継続した方が、安全を確保しやすい」という考え方も理解できるが、十分に検討、訓練された上でのタスクシフトならば、業務全体が最適化されることで、むしろ医療に対する信頼性は向上するのではないだろうか。

　DX の活用という点でも、金融業界は遅れていることが指摘されてきた。レガシーシステム（更新が難しい古い巨大なシステム）の存在、IT に長けた人材が少ないなどいろいろな理由が考えられるが、大切なお客さまのお金と情報を扱うという点で、組織や運営が保守的になっていた面もある。近年、フィンテック企業※の台頭などもあり、メガバンクや地方銀行といった伝統的な金融機関は急速に巻き返しを図っており、十六フィナンシャルグループの職員も、さまざまな新システム、新しい仕事のあり方への対応を進めている。

※ 銀行や証券、保険など従来の金融サービスと、IT を組み合わせることで生まれた新しいサービスを提供する企業

確かに、申込用紙など紙を使った業務、昔からの独立したシステムやアナログな慣行など、従来のやり方に慣れた職員には、変化に対するアレルギーがあったのも事実である。しかし、統一された目標と強い意志を持って、DX を活用した効率的な仕組みを導入すれば、移行当初の混乱こそあれ、その後長期にわたり、効率化による大きなメリットを享受できることを、多くの職員が実感している。また、DX の導入は、正しく利用すればヒューマンエラーを防ぎ、安全性、正確性の向上に繋がると感じている。このあたりは、医療業界にも共通する部分があるのではないだろうか。

医療業界も金融業界も機微情報を扱うため、セキュリティに配慮するあまり DX が遅れてきたように思える。しかし、紹介状作成時に電子カルテの医療データを紙に印刷し、それを受け取った医療機関では、紙に印刷された数値を再度電子カルテに手入力するような非効率な状態が続いていることは問題であろう。DX 戦略を率先して立案、実行できる人材の育成をいっそう推進し、十分なセキュリティを確保しながら、医療の効率化を実現していくことが大切だ。一口に DX と言っても、それが意味することは幅広く、各医療機関が置かれた環境によっては、DX が効果を発揮する場面も異なるだろう。医療機関には自治体の支援策や補助金の情報、近隣の医療機関の状況などにもアンテナを張り、先を見据えた安全安心な、そして効率的な医療のために、DX を推進していただきたい。

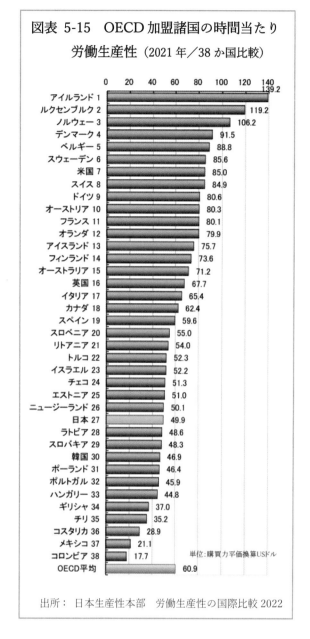

図表 5-15　OECD 加盟諸国の時間当たり労働生産性（2021年／38か国比較）

出所：日本生産性本部　労働生産性の国際比較 2022

医療 DX の進展に伴い、医療・福祉関係者がアクセスできる個人情報の範囲や量は拡大していく。SNS の普及などにより、さまざまな情報が容易に共有できてしまう現代、患者の大切なプライバシーを守るためにも、個人情報の取り扱いは今まで以上に慎重に行われる必要がある。医療・介護関係者の ICT リテラシーをよりいっそう高めていくための教育も、同時に推進していただきたい。

5.2.4. 連携・共同化・集約化の推進

医療提供体制の維持のためには効率化が欠かせないが、1拠点だけの効率化では限界がある。そこで、本文でも紹介したような医療機関同士の連携や共同化、集約化が、いっそうの効率化を推進する有力な手段となり得る。

医療機関同士の連携・共同化は、サービスの低下を意味するものではなく、運用の工夫次第では患者にとっても大きなメリットをもたらす。地域内での繋がり、患者の流動を考えた繋がり、同じ目的のための

繋がりなど、地域によって最も恩恵が大きくなる連携のあり方を模索していただきたい。

　一方、人口減少がさらに進むと、医療の集約化は避けては通れないが、三次救急（重篤患者に対する高度な専門的医療）のように集約化が有効な分野と、高齢者医療や二次救急（手術や入院が必要な医療）のようにある程度分散して行った方が良い分野がある。医療機関の統合などにより巨大病院を造ると、分散した方が良い機能まで集約されてしまう懸念があり、この点には十分な配慮が必要だろう。

　少子高齢化、人口減少は確実に進む。社会情勢に合わせて、今後も柔軟な医療提供体制の変更・見直しを継続していただきたい。

5.3. 公的部門（国、都道府県、自治体）への提言

5.3.1. 医療提供体制の変更の際は、住民に最大限の配慮を

　人口が減少する地域では、医療提供体制がある程度縮小に向かうことはやむを得ず、病院の統廃合や公営診療所の集約など、地域住民に負担を強いる施策を取らざるを得ないケースも生じる。しかし、医療サービスは、警察や消防のような、生活に不可欠な公的インフラに近い性格のものであり、医療提供体制の縮小は、住民の生活満足度の低下により域外への人口流失を招き、地域の衰退に拍車をかける。このため、医療提供体制の変更に際しては、住民の声を大切にしつつ、十分な説明の実施と可能な限りの代替手段を提供することが重要である。

　図表 5-16 は、島根県の住民を対象に「現在の居住地域で住み続けられなくなる原因」を尋ねたものであるが、上位5位のうち3つが、健康・医療に関するものであった（1位：本人の健康、3位：家族・親族の健康、5位：かかりつけ医の閉鎖）。これは、地域住民が、自身や家族・親族の健康問題や医療アクセスの悪化などにより

図表 5-16　現在の居住地域で暮らし続けられなくなる原因（複数回答）

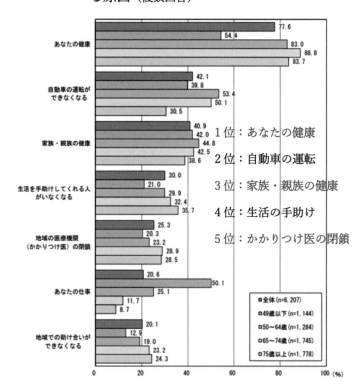

1位：あなたの健康

2位：自動車の運転

3位：家族・親族の健康

4位：生活の手助け

5位：かかりつけ医の閉鎖

出所：　島根県　令和4年度中山間地域住民生活実態調査

「十分な医療を受けることができない」状況に置かれると、「その地域ではもはや暮らし続けられない」と判断することを意味している。「自動車の運転ができなくなる」ことや、「生活を手助けしてくれる人がいなくなる」ことよりも、自身の健康問題は重要度が高い。

5.3.2. 医療アクセスの維持・改善に努める

　医療機関までの公共交通、在宅医療、遠隔医療、救急医療、これらはみな、患者と医療との間の距離を埋めるという意味で、「医療にアクセスするための手段」であると考えてよい。「公共交通」は患者が医療

機関へ行くことにより、「在宅医療」は医師が患者のいる場所へ行くことにより、「遠隔医療」はITの力により、「救急医療」は救急車などの迅速な方法を用いることにより、医療へのアクセスを可能にする。どの手段が好ましいかは、地理的な条件や患者の状況、容態などにより異なる。

　地域の人口が減少し、利用可能な地域資源、医師や看護師の数も限られる中で、住民の医療アクセスをどのように確保していくかは、地域の置かれた状況によって変わってくる。全ての患者にあらゆる選択肢を提供できればベストであるが、それは容易ではないため、住民のニーズを十分に把握し、その地域に最適な医療アクセスの手段を見極め、メリハリをつけて対応していく必要がある。

公共交通 （バス、鉄道、 タクシー等）	・診療所の医師の高齢化による廃業、医療拠点の集約化による近隣診療所の閉鎖、バスの減便や撤退、タクシー会社の撤退、高齢者の自動車運転免許返納などが進むと、自宅から医療機関へのアクセスが悪化する。 ・交通アクセスが脆弱になると、医療機関の存続自体が難しくなるケースもある。オンデマンドバスやライドシェア（自家用有償旅客運送を含む）など、代替交通機関の確保が課題となる。 ・生活の豊かさという観点では、患者が公共交通を使って医療機関を受診する中で、適度な運動と地域の人々と触れ合う体験により、フレイル（筋力や心身の活力が低下し介護が必要になりやすい状態）を予防していくことが好ましいという意見もある。 ・人が集まる医療機関への交通アクセスをどう確保していくかは、まちづくりの視点からも重要な問題である。市町村が中心となり、長期的な視点を持って、利用者のメリットと輸送効率のバランスが取れた施策を実施していくべきである。
在宅医療	・在宅医療の充実により、交通アクセスの問題や寝たきりなど、病状によって通院が困難な患者の医療ニーズに対応することができる。 ・都市部など人口密度が高い地域では、複数の患者宅を医師や看護師が効率的に巡回して診療できるが、人口密度が低い地域では、診療所から患者宅、あるいは患者宅同士が離れており、移動に多くの時間を要する。 ・在宅医療については、医療機関から患者宅までの距離が原則16km以内という制限が設けられているが、過疎化が進んだ山間部などでは、制限を超えて患者宅を訪問せざるを得ないような事例も存在する。
遠隔医療	・患者宅が広く地域に分散するなど、医療の効率性が低下するようなケースでは、医療資源を有効に活用できる。 ・通院や在宅医療における、患者、医師双方の負担を軽減できる。 ・ただし、対面でないと診察が難しい疾患があることや、検査や処置ができない、対応している医療機関が少ないといった制約もあるため、現状は通院や在宅医療の補助的な位置付けにとどまる。
救急医療	・病院までの搬送時間が短くなれば救われる命も増えるため、トンネル・バイパス道路の建設や高速道路網の拡充も重要である。

5.3.3. 医療提供体制の調整にリーダーシップの発揮を

　医療は他の事業に比べ参入が容易ではないこと、価格競争が働きにくいこと、公的サービスの性質があることから、医療提供体制は、需要と供給に任せておけば自然と最適化されるというものではない。全ての医療関係者が住民の命と健康を守るという最終目的を共有しているとしても、医療機関の経営主体は国、自治体、公的機関、医療法人、個人などが混在し、それぞれに経営方針や立場が異なるため、これらを統制し、地域全体で理想の医療提供体制を実現していくことは容易ではない。意見や利害の不一致を乗り越えて、時代とともに変化する医療需要に見合った、持続可能な医療提供体制を実現・維持していくために、国・都道府県・自治体のリーダーシップ・調整力に期待したい。

5.3.4. 通信環境を整備しDX導入を推進する

　人口密度が低い山間部などでは、通信環境が十分でない地域もある。医療は地域を支える重要な社会インフラであり、十分なインターネット回線の速度を確保できるよう通信環境の整備を促進し、DXの進展に備えていただきたい。

　DXには初期費用やランニングコストがかかるものも多く、導入する医療機関の負担は大きい。また、多くの医療機関は日常の業務で忙しく、新しい施策を検討する余裕や、ITに長けた人材を雇用する余力に乏しい。補助金や人的支援を行うなど環境を整備し、DXが地域の医療現場に浸透するようアシストしていただきたい。

5.3.5. 医療利用の適正化に対する啓発活動

　医療の適正な利用のために、地域住民にできることとして、5.1.1.に以下の6項目を挙げた。

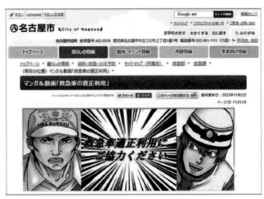

図表 5-17　救急車の適正利用を啓発する
　　　　　　マンガ＆動画

マンガ・動画制作：トレンド・プロ

「名古屋市：名古屋市公式ウェブサイトから引用」

① コンビニ受診を控える
　（#7119、全国版救急受診アプリQ助、＃8000）
② マイナ保険証利用の推進
③ かかりつけ医を持つ
④ 救急車の適正な利用とドライバーのマナー向上
⑤ 薬の重複利用の排除（お薬手帳の利用徹底）
⑥ 家族への病状説明は平日の日中に

　医療機関や薬局のポスター、各種メディアなどで積極的なPRが行われている項目もあるが、日常生活における行動範囲は人によって異なることから、地域住民の認知度は項目によってばらつきがあると思われる。普段、医療機関を利用しない人や、子ども、外国人の方なども含め、さまざまな手段・機会を利用して、医療利用の適正化に向けた、いっそうの周知徹底を図っていただきたい。

　また、日本で生活する外国人の方が、よりスムーズに医療を受けられるよう、多言語による日本の医療システムの周知にも配慮願いたい。

5.3.6. 若い人たちに、地域医療・へき地医療の魅力を伝える

　地域に貢献できる仕事に就きたいと考える若者は多く、若い頃の体験が一生の仕事を決めるきっかけとなることもある。医療関係の職業に関心のある高校生を対象としたセミナーや研修を実施している自治体は少なくない。こうしたセミナーや研修を通じて、臓器別の専門医とはまた方向性の異なる総合診療の世界を体感してもらうことで、地域医療を支える医療人材の確保に繋がることが期待される。

　初期臨床研修や専門医を目指す若手医師を受け入れる病院は多いが、地方の充足率は都市部よりも明らかに低い。地方で働く医師を確保するには、人口減少地やへき地における医療の魅力や意義、やりがいを実感し、それに共感してもらうことが有意義であり、是非とも多くの若手医師に地方での研修体験を積んでいただきたい。多くの医療機関が研修カリキュラムに工夫を凝らしているが、自治体もこれを支援し、研修を終えた医師が、そのまま、あるいは将来的にその地域に住み、医師として働いてもらえるような環境作りに努めていただきたい。

5.3.7. 地域の魅力を高める

　大学病院の医局の人材供給力が弱まり、医師は自分の意思で研修先などを自由に選ぶ時代となった。医療に限った話ではないが、「そこで働き、生活してみたい」と感じさせるくらいの魅力がないと、その地域に人材は集まりにくい。

　一般に、人口が少ない地域やへき地は、自然が豊か、人々が温かいといった、癒やしや安らぎという魅力が自（おの）ずと備わっていることが多いが、普段の生活をするうえでは都市部に比較して不便なこともあり、それだけで若い医師や研修生を集めるにはやや力不足である。地域資源を存分に活用することにより、地域としての魅力を高め、医師だけでなく、一人でも多くの人々がその地域に集まってくるような取組みを継続していただきたい。

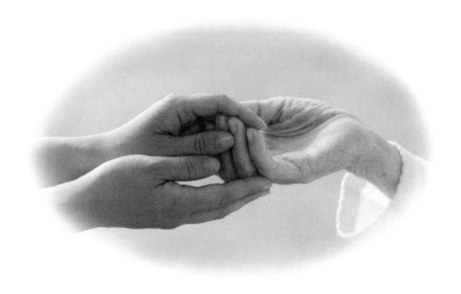

◆ 2024 年 1 月 12 日　中日新聞　朝刊

医師の偏在 県内でも大きく

『シンクタンク発』

医師偏在指標とは、現在と将来の人口を踏まえた医療ニーズに基づき、地域ごとと、診療科ごと、入院外来ごとの医師の多寡を統一的、客観的に把握できる指標である。二次医療圏（救急医療を含む一般的な入院治療が完結できるように設定した区域）ごとに、医師多数区域（医師が多い地域）と医師少数区域（少ない地域）が可視化できるため、都道府県はこの指標を参考に医師確保計画を策定し、具体的な医師確保対策を実施している。

指標は人口10万人に対する医師数に、医師の供給体制（医師の性別・年齢階級別の平均労働時間）や地域ごとの医療需要を加味して算出する。単純に人口当

たりの医師数を比較するのに比べ、医師の偏在状況をより反映したものと言える。

昨年の指標（速報値）をみると、岐阜県は221・5と全国平均（255・6）を下回る医師少数区域だが、二次医療圏別では岐阜医療圏は275・6と多数区域となる一方、飛騨医

療圏（168・0）、西濃医療圏（168・1）は少数区域で、県内でも医師が大きく偏在している。なお、指標は医師の絶対的な充足状況を示すものではなく、あくまでも相対的な偏在の状況を表す点に注意が必要である。

基幹病院からの医師派遣や医学部入試における地域

枠の設定、若手人材の育成などさまざまな対策が取られているが、偏在の解消はなかなか進まない。特に少数区域では、限られた人数の医師が長時間労働をこなし、日々の診療を切り盛りしている病院が少なくないが、医師が相対的に多い岐阜医療圏でも決して余裕があるわけではない。

医師の負担を少しでも減らすため、私たち地域住民にできることもある。疾病の予防を心掛けて健康的な生活を送る、病気やけがでも緊急度が高くない場合は救急電話相談（#711

9）、子ども医療電話相談（#8000）、スマートフォンの救急受診アプリ「Q助」などを利用してコンビニ受診を控える、軽症ならまずかかりつけ医に相談する、救急車を適正に利用する――などにより、病院やそこで働く医師の負荷を少しでも減らしたい。

（十六総合研究所　主任研究員　小島一憲）

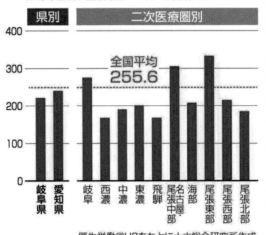

医師偏在指標（2023年、速報値）

県別　｜　二次医療圏別

全国平均 255.6

（縦軸 0〜400）

岐阜県　愛知県　岐阜　西濃　中濃　東濃　飛騨　名古屋・尾張中部　海部　尾張東部　尾張西部　尾張北部

厚生労働省HPをもとに十六総合研究所作成

第6章

特別対談

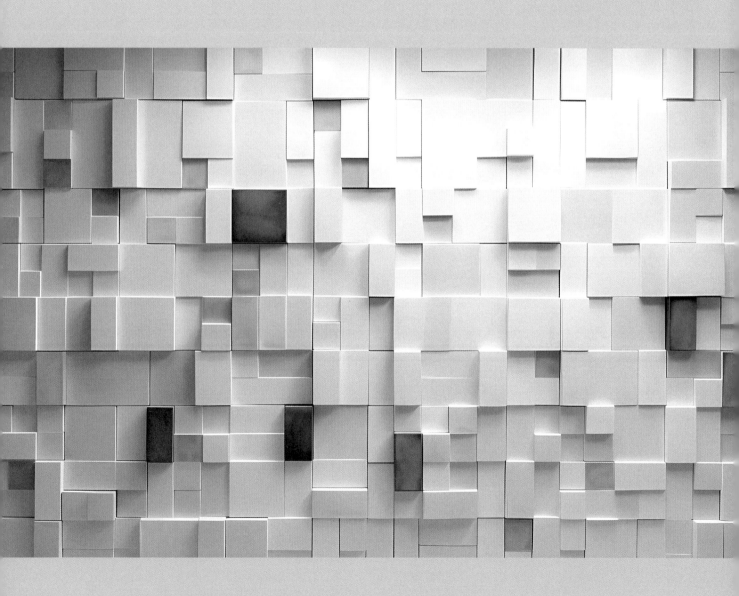

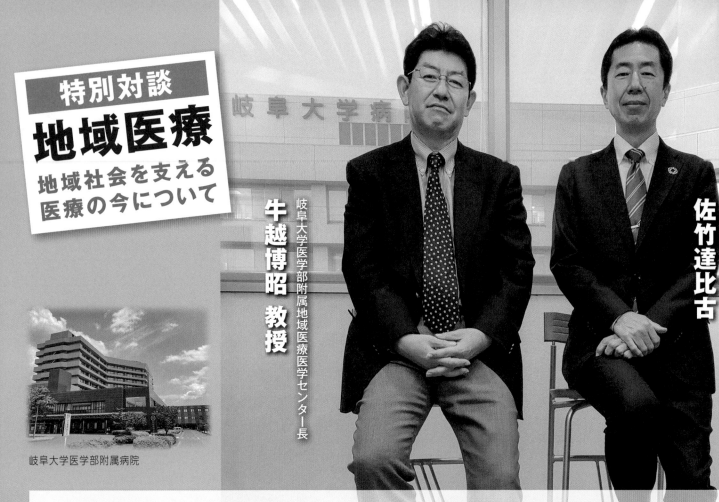

岐阜大学医学部附属病院

岐阜大学医学部附属地域医療医学センター長
牛越博昭 教授

佐竹達比古

　本提言書のアドバイザーを委嘱しております、岐阜大学医学部附属地域医療医学センター長の牛越博昭教授に、医師の偏在や長時間労働など地域医療が抱える問題や、人材育成のあり方などについてお話を伺いました。

　牛越教授は、地域医療医学センター長として地域枠医師の育成を、また岐阜県医師育成・確保コンソーシアムの企画調整委員会委員長として、岐阜県の地域医療に携わる医師・地域枠医師のキャリア形成と病院間の連携を支援しています。

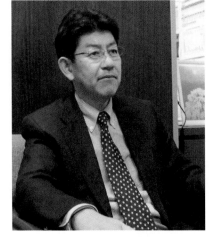

岐阜大学医学部附属地域医療医学センター長
牛越博昭 教授

中津川市出身。1994年岐阜大学医学部卒業後、三井記念病院（東京）、羽島市民病院、岐阜大学医学部附属病院内科を経て、同院高次救命治療センターに11年半勤務。専門医の資格を取得後、救急・集中治療から災害医療を経験。3年前からは地域医療とプライマリケアを担当。都会から地方までの幅広い医療経験と知識、19診療科のうち3科の専門医資格（トリプルボード）を有する。
2020年岐阜大学医学部附属地域医療医学センター長・教授（現職）
2022年岐阜大学医学部副医学部長

・日本内科学会　総合内科専門医
・臨床研修指導医
・日本循環器学会　循環器専門医
・日本医師会認定産業医
・日本プライマリ・ケア連合学会認定医・指導医
・日本高血圧学会　高血圧専門医・指導医
・日本救急医学会　救急科専門医・指導医
・日本集中治療医学会　集中治療専門医

・米国内科学会（ACP）Fellow
・米国心臓学会（AHA）Fellow
・BLS／ACLS／ACLS-EPインストラクター
・日本救急医学会認定ICLS・JMECCインストラクター・ディレクター
・DMAT（災害派遣医療チーム）　隊員
・日本専門医機構　総合診療専門医　特任指導医

経 歴

●佐竹

　先生の自己紹介をお願いします。「牛越（うしこし）」という名字は、岐阜県では珍しいですね。

●牛越教授（以下、敬称略）

　私の父は長野県の安曇野の出身なのですが、就職時に岐阜県中津川市へ引っ越してきました。このため、地元では親戚以外はあまり見ない名字です。私は岐阜大学を卒業後、東京の病院でしばらく研修を受けました。当時医学部卒業生は、大学の医局にそのまま就職するというパターンが多かったのですが、私は広い世の中を見て回りたい、都会で揉まれたいと思い、東京の大きな病院の採用試験を受け、そこで医師としての第一歩を踏み出しました。

●佐竹

　しかし、故郷の岐阜に戻られたわけですね。

●牛越

　東京では、内科から心臓の内科に進み、5年目に岐阜に戻ってきました。東京に残るか地元に戻るかという、ひとつのターニングポイントだったのですが、私は岐阜県で生まれ育って、岐阜大学を卒業したので、今まで学んだものを地元のために還元したい

今まで学んだものを地元のために還元したい

と思い、岐阜に戻ることを決断しました。そこで自分の専門のことも考えて、母校である岐阜大学の心臓の内科を担当している医局に入局し、派遣で羽島市民病院に勤務したのが岐阜での医師生活のスタートでした。

●佐竹

　東京と岐阜では、医療に違いはありますか。

●牛越

　そうですね、やはり東京と岐阜では環境が違うので、3年間、地方都市における医療を学ばせていただきました。リソースの問題など制限があり、そこにあるものを使って上手に医療をすることが大事だと思いました。

　後で聞いたのですが、周囲は私の赴任にあたって、「岐阜は遅れている」などと言って東京のやり方を押し付けるのではないかと戦々恐々としていたそうです。私は、郷に入っては郷に従えと思っていましたので、「実際はそうじゃなかった」と当時の上司に言われました。私が勤務していた東京の大きな病院は、全国でも指折りの有名病院だったのですが、実はそこのOBの先生が、「この病院に勤めている間は、自分の実力がなくても実力があるように感じるけれども、それは病院に守られているだけで、実際病

株式会社十六総合研究所　取締役社長

佐竹達比古

大垣市出身。1989年名古屋大学経済学部卒業。

1989年	4月	株式会社十六銀行　入行
2017年	6月	株式会社十六銀行　大垣支店副支店長
2018年	6月	同行　下呂支店長
2019年	10月	同行　監査部副部長
2020年	1月	同行　監査部副部長兼課長
2020年	6月	同行　監査部長
2021年	4月	同行　業務監査部長
2021年	6月	同行　執行役員業務監査部長
2021年	10月	十六ビジネスサービス株式会社　代表取締役社長
2022年	6月	株式会社十六銀行　執行役員事務部長
2023年	6月	株式会社十六総合研究所　取締役社長（現職）

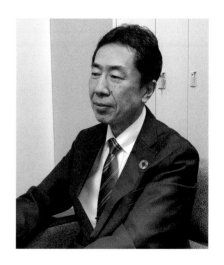

院を出ると、本当の自分の力が試される。それが分かる日が来る」とおっしゃってくださったのを覚えていたのです。

● 佐竹

私たちも、自分の力ではなく、十六フィナンシャルグループの名刺の力で仕事をさせてもらっている面もあります。言葉をかみしめたいですね。

医師の偏在

● 佐竹

地方では全般に医師が不足気味で、また特定の診療科の医師が足りていないと伺いました。都市部に住んでいるとあまり気にならないのですが、地域医療の調査を開始してから、本当に深刻な問題なのだと痛感しています。解決方法はあるのでしょうか。

● 牛越

医師数の偏在だけであれば、「地域枠」出身の医師が人口減少地域の医療を支える大きな力となってきています。岐阜大学医学部では、地域枠の学生数を段階的に増やしており、現在では医学部に入学する学生の4人に1人を占めるほどになっているのですが、彼らには医師多数区域である岐阜医療圏以外の医療圏に4年間勤務することが義務付けられています。私はこの地域の医療コーディネーターとして、大学の医局の教授や人事担当の先生に、地域枠出身医師の勤務先決定の際にご協力いただけるようこちらからお願いしています。さらに、病院間の人事異動においても、医師が少ない医療圏の病院へ異動させてもらえるよう依頼しています。

ただ、診療科の偏在という点では、なかなか難しいところがあります。岐阜県は全ての診療科の医師が基本的に不足しているため、岐阜県の地域枠は診療科を限定しておらず、どの科の医師になってもよいのです。このため、相対的に不足している診療科の医師を政策的に増やすことができません（例：産科医のみを増加させる等）。

「地域枠」出身の医師が人口減少地域の医療を支える大きな力に

また、そもそも若手の地域枠医師の派遣により、診療科の医師偏在を是正することは非常に難しいです。といいますのは、医師には職人的な部分があり、学会の認めた指導医に指導してもらわなければなりませんし、専門医の資格を取るには、その病気や疾患を診た回数や手術の回数などの条件が定められています。それらをクリアするためには、一定の期間、症例を診る経験を積む、あるいは指導医の先生と一緒に手術をするといった環境が必要なため、若手の医師は症例が多いとか良い指導医がいるといった条件が整った病院で働きたいと考えますが、地域によってはそうした条件に恵まれている病院ばかりではないという事情もあります。

人材育成

● 佐竹

今は臨床中心ではなく、地域医療医学センター長として「人を育てる」仕事をメインでされているとお聞きしましたが、どのようなきっかけがあったのですか。

● 牛越

先ほどお話ししたように、医師には職人のような側面があるので、師匠や先輩に教えてもらったことを、弟子や後輩に伝えていく必要があると思ったからです。東京の大きな病院では、全国からモチベーションの高い医師が集まってきて切磋琢磨しており、非常に多くのものを得ました。それを地方に持ち帰って地域貢献したい、良い先輩に育ててもらったので、今度は自分が人を育ててあげたいと思いました。最新の医療機器も大事ですが、やはり医療をやっていく上で一番大事なのは、それを使う人だと思うので、医療に携わる人材を育成したいと、ずっと思っていました。

● 佐竹

指導の仕方は、私たちの業界では昔とは変わってきましたが、医療業界もそうでしょうか。

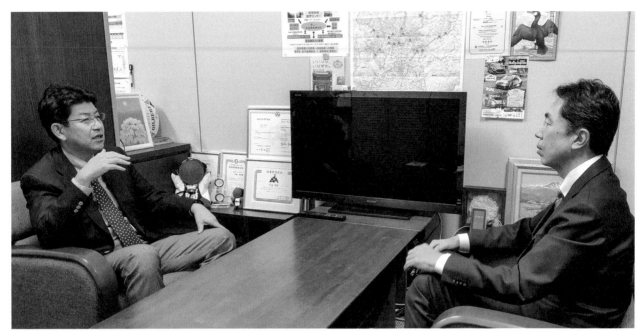

対談の様子

●牛越

そうですね。人材育成のあり方も、教育のあり方も、どんどんとパラダイムシフトが進んでいます。医学生が病院実習に出る際に、昔は要求されなかったのですが、最近は医療用のマネキンなどを使った縫合や採血手技の実技テストが、全国の大学医学部で必須になりました。どの診療科にいく学生も、頭から胸部、腹部、神経などの診察や救急の実技の試験を受け、それに合格しないと病院実習に行けず、その結果、国家試験も受けられないようになっています。また、患者さんとのコミュニケーションについても、開業医さんの初診のような面接テストが今年から義務化されており、昔のように国家試験のテスト勉強だけできればいいという時代から変わってきています。

地域医療においては、患者さんの生活や人生を支えていくという面がより重要となりますので、特に地域枠で入学する学生さんに対しては、知識だけではなく、手技や対話力までいっそうしっかりと指導していきたいと思っています。それができないと、AI（人工知能）が入ったコンピューターを置いてお

地域医療においては、患者さんの生活や人生を支えていくという面がより重要

て診察させた方がいいのではないか? ということになってしまいます。

●佐竹

コミュニケーションの中で、病気をしっかり診てもらえるということはありがたいですね。

●牛越

現在、全国の医学部の教育カリキュラムは3分の2が国の基準に則っていますが、残る3分の1は、各大学独自の基準で作成してよいことになっています。文部科学省や第三者機関による相互評価のレビューがあるのですが、そこでは地域医療や人材育成をしっかりやっているかどうかが最重要項目となってきています。やはり国民のニーズがそこにあるからでしょう。

●佐竹

知識だけではなく、やはり技術とコミュニケーション能力が大切なのですね。信頼関係という部分は、機械では代替できないですよね。

●牛越

患者さんから信頼されるということは、とても大切なことです。病気だけでなく、患者さんのことを考えられる医師を育てていきたいと考えています。

● **佐竹**

地域医療医学センターは、どのような場所なのでしょうか。

● **牛越**

地域医療医学センターは、地域枠制度の開始時に設立された、地域枠医師の育成とその後のキャリア形成を支援していくセンターです。彼らが活躍する場所を作るために、ハードとソフトを整備しています。地域枠制度は全国の大学に設置されていますが、国や自治体と大学が連携してシステムを作るため、岐阜大学では私どもがその窓口となっていますし、地域枠で医学部を志望する受験生のリクルーター的な役割も果たしています。

また、岐阜県医師育成・確保コンソーシアムという、地域医療計画に基づいて、地域医療に携わる医師、地域枠医師、岐阜県の奨学金を受給する医師のキャリア形成を支援する組織の事務局として、各機関の連携とコーディネート活動も行っています。

● **佐竹**

県や地域の病院との関係も大切なのですね。

● **牛越**

1970年代の一県一医大構想により、各県に最低1つの医大（医学部を有する大学）ができたこともあり、県と、医師を育成する大学と、その地域の

> 病気だけでなく、患者さんのことを考えられる医師を育てていきたい

中にある病院、その3つでうまく連携がとれていることが非常に重要なのです。しかし、岐阜県医師育成・確保コンソーシアムのような調整機関は全ての県に設置されているわけではないため、それらの連携がうまくいっていない県もあるようです。

働き方改革

● **佐竹**

働き方改革はどのように進めていらっしゃいますか。

● **牛越**

岐阜大学医学部附属病院では、医師が常に「ドクタージョイ」というビーコン（小型の発信機）を身に着け、所在と滞在時間を通信ネットワーク経由で自動的に記録することで勤怠管理を行っています。例えば手術室や集中治療室にいるとか、外来で診察をしているとか、あるいは病棟で入院患者さんを診ているといったようにです。大学病院ですと、勤務なのか自己研鑽なのかの判断が難しい部分もあるので、自己研鑽の定義という表により基準が明示されています。

● **佐竹**

以前ですと、私どもが働く金融グループでも長時間労働が多く見られました。社会全体でも長く働くことが美徳というような考え方が主流でした。

● **牛越**

医療業界でも、昔は上司の部長が帰るまで帰ることができず、仕事をしている人もいました。でも今は仕事が終われば、若い人から率先して「お先に失礼します」と言って帰っていく、そういう時代です。彼らは休暇の申請も最初にしますから。

時間外のカンファレンスや会議は残業になるので、極力業務時間内に行うようにしていますし、会議は極力オンラインを使う、メールでよければメール会議にする、対面での会議を短時間化するなど業務の効率化を積極的に進めています。しかし手術の場合、術前の打ち合わせなどがあるため、朝早くから時間外扱いで対応している診療科もあるなど、

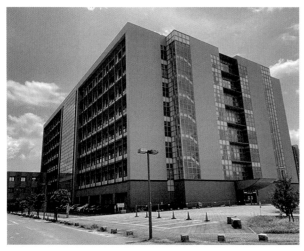

岐阜大学医学部本館

時間外労働を完全になくすことは病院の場合難しいです。

●佐竹

医療は人の命を預かるわけですから、なかなか「じゃあ定時で帰ります」というわけにもいかないですよね。

●牛越

そうですね。また、家族の方に対する患者さんの病状説明などは、昔は家族の方の都合で夜の面会時間などに主治医が行っていたこともありましたが、今は病院内に「時間外の対応は極力控えさせていただいております。」といった掲示があるように、日中の時間内にお越しいただくことをお願いしています。もちろん緊急の場合は時間外でも説明させていただいていますが。

●佐竹

全ての患者さんやその家族の求めに応じて夜間や土日に対応していたら、医師は休む時間もなくなってしまいます。私たちの業界も同じですが、職業がブラックなイメージになってしまうと、若い人が集まらなくなります。優秀な人材を獲得するためにも、会社として、従業員のワーク・ライフ・バランスを非常に大切にするようになってきています。

●牛越

タスクシフトも推進しています。今は特定の医療行為を行うことが認められた特定看護師に、医師の仕事の一部をやってもらっていますし、地域のいくつかの一般病院では、診療看護師（ナース・プラクティショナー）と呼ばれる新しい資格の看護師が、問診や予診などをするようになってきています。

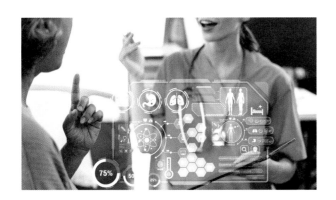

特定看護師やメディカルクラークなど、他職種へのタスクシフトを推進

また、メディカルクラークの導入も進んできました。以前は、全部医師がやっていた書類の作成、診療予約の変更、検査のスケジューリング・案内、電子カルテの細かい操作などを行う方たちで、外来・病棟の両方で活躍しています。昔はなかった職種ですが、雇用にあたって保険点数がつくようになったため、各地の病院で導入が進んだと思います。国による誘導策でタスクシフトが促進されている良い例ですね。

DXの時代

●牛越

デジタル化も従前よりは進んできたと思います。5Gサービスが始まるなど通信環境が以前より良くなってきて、画像の転送スピードなどが向上しています。ただ、岐阜県の場合は過疎地域や山間部があるため、ネットワーク環境など通信インフラの整備に課題があるエリアがあるのも事実です。

●佐竹

そうした通信インフラを利用した、遠隔医療の状況について教えてください。

●牛越

遠隔診療に関しては、大学病院レベルですとD to Dと言われる、病院が地域の医療機関と連携して、医師同士が、例えばレントゲンやCTの画像を共有して、治療方針を決めるといったことが可能になっています。また、迅速術中病理診断といって、地域の病院が手術中に採取した組織の画像を伝送システムで大学病院へ送信し、病理の専門医がその場でがんの切除範囲を判断するといったことを岐阜大学病院でも始めています。そのほか、ネットワークで5、6か所の病院を結び、症例の勉強会なども行われていますし、大学の専門医が、地域の医療機関の若手ドクターにオンラインで教育・アドバイスする取り組みも始めており、遠隔医療は大学のような専門施設でこそ必要だと思います。また、病診連携の一環で、いくつかの病院においては開

業医さんにタブレットを渡して、病院で行った患者さんの血液検査結果やCTの画像検査のデータなどを全て共有するという連携を結んだネットワークもあります。

●佐竹

AIの医療への応用も進んできていますね。

●牛越

データ解析や画像解析においては、一部AIやコンピューターが行った方が良い分野もあります。膨大なデータから正確にスクリーニングをしてくれて、「先生、ここに異常な影があります」とAIが赤字で表示してくれる、それを医師がダブルチェックして最終判断するようなイメージです。働き方改革やタスクシフトのためにも、AIやコンピューター、ITを上手に利用することは極めて重要です。

●佐竹

AIでできる部分と、絶対に人手がいる部分の住み分けをしながら、IT化を進めるということですね。IT化が進むといらなくなる業種のひとつに「銀行」がよく挙げられます。今は電子決済の普及もあり、多くのことがスマートフォンで完結できる時代になりましたので、銀行窓口業務の担当者はいらなくなるという意見もあります。ですが、決済機能の提供やファイナンスといった「バンキング」の機能は、銀行が果たすべき役割として社会には必要で、決してなくならないと思います。

●牛越

だから、仮に建物はなくなったとしても、銀行の機

働き方改革やタスクシフトのためにも、AIやコンピューター、ITを上手に利用することは極めて重要

能を果たすソフトや行員、つまり人は必要なんですね。

●佐竹

むしろ行員は、AIではできない、より高度な仕事をこなすようになると思います。単に知識だけではなく、そこにスキルとコミュニケーション力が備わった、より高度な人材が必要となるのは医療業界と同じですね。

人生会議（ACP）

●佐竹

地域医療に関して調査を進める中で、「人生会議」という言葉を知りました。調べてみると、とても共感できました。

●牛越

非常に重要になってきている概念です。元気なうちにある程度整理整頓しておかないと、医師や看護師、介護関係の人たちが医療現場で困ってしまいます。岐阜は比較的、大家族で住んでいる家庭が多いような気もしますが、昔に比べると減っています。田舎では老夫婦2人で住んでいるところも多いです。

そんな状況を想定して、例えば以下のような具体的な事例について、1年生の学生にグループ討論させるという実習をやっています。

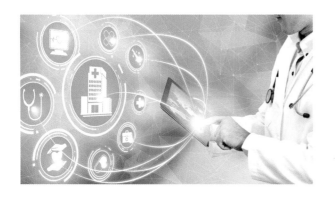

《グループ討論の事例》

80代の老夫婦が田舎に住んでおり、片方が大病を患う。あなたが医師として往診した折に、病状的には大病院で治療した方がいいと考えた。しかし大病院は遠く、子供たちは県内だが2時間ほどの距離の所に住んでいる。地元の病院に入院すべきか、しかしそこでは手術できない可能性もあるし、本人には家からは離れたくないという気持ちもある。かといって田舎ゆえ大病院への通院も楽ではないという問題もある。医師として、あなたはどう考えて行動しますか。

●佐竹

正解がない問題ですね。それぞれ個人の、家庭の考え方もありますし。私自身もだんだんそういう年齢に入ってきていますので、人生会議は自分事として考えていかなければならないですね。

●牛越

普段から、もしもの場合はどうしたい、というようなことを家族内で議論しておく必要があると思います。

個人情報の共有

●牛越

医療業界では、PHR（パーソナルヘルスレコード）といって、個人の医療情報を共有化した方が効率的な医療が提供できると言われています。銀行業界でも、おそらくそうですよね。

●佐竹

かつては、例えば十六銀行のなかでも、A支店とB支店で別々の口座がある場合、自動で合計残高を見ることはできませんでしたが、個人情報保護法や犯罪収益移転防止法などの要請もあり、今は一元化されています。ですが、他の銀行とは完全に一元化できるようにはなっていませんね。

●牛越

マイナンバーカードにひも付けして個人の医療情報を管理すれば、どの病院にかかっても情報が共有できるので患者さんにメリットがあると言われていますが、いろいろトラブルもあり問題になっています。効率化とセキュリティの両立が難しいですね。

若い世代への期待

●佐竹

先生が大切にしているもの、若い医師や医学生に期待することはありますか。

医療技術だけではなく、人の価値観も変わっていく
視野を広く持って、世の中のあらゆることを感じ取って、
自分から動いていくことが大事

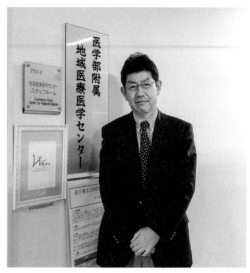

岐阜大学医学部附属地域医療医学センターにて

●牛越

最初の志ですね。医師になろうと思ったその気持ちを、私自身は大事にしています。

特に地域医療を守りたいという思いで医師になってくれた人には、その気持ちを忘れてほしくないと思います。

医師は特に、常に勉強し続けなければならない、学び続けなければならない職業です。医学部の受験勉強は大変でしたが、入学後の勉強はもっと大変で、医者になってからも、次々に新しい病気が出てくるし、新しい薬や新しい技術も出てくる。学生時代に学んだ理論がどんどん変わり、医療も日々高度化していくので、勉強し続ける必要があります。また、医療技術だけではなく、人の価値観も変わっていくので、視野を広く持って、世の中のあらゆることを感じ取って、自分から動いていくことが大事です。生涯勉強ですね。そして、やはり人のことを考えられる、人の痛みの分かる医師になってほしいと、いつも学生には話しています。

おわりに

　本書執筆にあたり、地方における医療問題は「へき地医療」の問題だろうと当たりを付け、調査を開始した。ところが、調査を進めるにつれ、医療の世界は大変奥が深く、へき地に限らず人口が減少する地域や都市部においても多くの問題を抱えており、特に、地方の医療機関は厳しい運営を強いられていることが見えてきた。そこで、調査の対象を拡大し、「これからの地域医療」をテーマに、私たちが住む地域において、また国全体において、現在どのような課題があるのか、そして、日本の優れた医療提供体制を将来にわたり持続可能なものにしていくためには何が必要か、という視点で調査を進めた。その結果、私たちが至った結論・認識に基づき、本書において以下のような提言を行った。

- 地域住民の皆さまへは、コンビニ受診を控える、マイナ保険証の利用、かかりつけ医を持つなど医療の適正な利用を心掛けること、広い視野で地域医療を捉え、変化を前向きに受け入れること、健康に心掛け、医療へ過度に依存しないこと、人生会議（ACP）を推進し、患者の希望があれば在宅医療の利用も検討することなどである。

- 医療機関へは、医療従事者のWLBの取れた労働環境を実現するとともに、「戻る場所の保証」とローテーションにより、志ある医師の地方への赴任を促すこと、タスクシフトの推進とDXの積極的な活用、医療機関同士の連携・共同化・集約化などにより効率的な医療を実現することなどである。

- 公的部門（国、都道府県、自治体）へは、医療提供体制の変更の際は、住民に最大限の配慮を行うこと、医療アクセスの維持・改善に努めること、医療提供体制の調整にリーダーシップを発揮すること、通信環境を整備しDX導入を推進すること、医療利用の適正化に対する啓発活動を行うこと、若い人たちに地域医療・へき地医療の魅力を伝えること、地域の魅力を高めることなどである。

　地域医療の現状を見るに、昨年度の提言書（これからの地域公共交通）のテーマである地域公共交通との間に、相似点が多いことに気付かされる。

- 地域による差はあるものの、医療も公共交通も人口減少による需要減少が問題になっていること。

- 生産年齢人口の減少により、医療人材も運転手も不足気味であり、特に人口が減少する地域においては、サービスの継続が難しくなっていること。

- いずれも住民の生活には欠かせない社会インフラであり、それらの弱体化は、住民の域外への流出を通じてさらなる地域の衰退を招くこと。

- 医療も公共交通も、住民には「自分はお金を払ってサービスを受ける客である」という意識があるが、実際は私たち住民も、地域包括ケアシステムや地域公共交通網を支える当事者であり、積極的な関与がこれらサービスの健全な運営と存続に大きな役割を果たすこと。

最後の点は特に重要である。人口が減少する右肩下がりの時代、地域での生活に必須な医療サービスや交通サービスを受け続けるためには、住民一人ひとりが地域医療や公共交通の問題を、当事者意識をもって、つまり「自分事」として捉え、それが持続可能なものになるよう主体的、能動的に関わっていくことが大切であり、そのような姿勢が、かけがえのない地域の暮らしを、将来にわたりいっそう明るいものにしていくことに繋がると考える。私たち地域住民は、今以上に当事者意識を持つ必要があるのではないだろうか。

　筆者は現在、持病のため闘病を続けているが、十六フィナンシャルグループが多様な働き方を支援していることもあり、仕事と治療を両立させることができている。医療費は非常に高額であるが、国民皆保険と高額療養制度により、自己負担額はかなり抑えられており、本当に有り難いと思っていた。これを単に「安く済んだ、ラッキーだ」で済ませてはいけないと気付いたのは、本書執筆にあたっての調査を通じて、その差額分を、健康保険の組合員が保険料として、また納税者が税金として間接的に負担してくれているという事実を知ったからである。今の自分の生活が、多くの人々の支えによって成り立っていることをはっきりと認識し、自らも主体的に、医療のかかり方の工夫など地域医療が持続可能となるような行動を取りつつ、世の中への恩返しという意味も込めて、今の自分にできる限りのことをしていきたいと考えるようになった。病院や診療所、在宅で医療サービスを受けている地域住民の皆さまも、質の高い医療を低負担で受けられる日本の医療体制の素晴らしさを再認識いただき、また健康な皆さまも、いざという場合に誰もが手厚い医療を受けられる日本の医療制度が、いかに生活の安心・充実に繋がっているのかを意識していただき、この国の、この地域の素晴らしい医療が持続可能なものとなるよう、一緒に取組みを進めていただけたらと思う。

　最後に、本書作成にあたり、終始ご指導、ご助言をいただいた、岐阜大学医学部附属地域医療医学センター長の牛越博昭教授に、また、ご多忙中にもかかわらず、インタビューにご協力いただいた医療・行政関係者の皆さまに、この場をお借りして心より御礼を申し上げる。

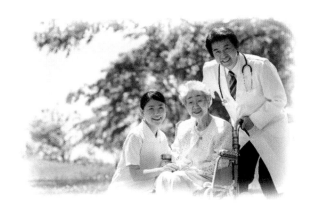

2024 年 4 月

株式会社十六総合研究所
主任研究員　小島　一憲

これからの地域医療

十六総合研究所　提言書

発行日　　　　2024 年 4 月 18 日

取材・文章　　株式会社十六総合研究所　小島一憲

編著　　　　　株式会社十六総合研究所　編集委員会
　　　　　　　〒500-8833　岐阜県岐阜市神田町 7 丁目 12
　　　　　　　TEL：058-266-1916
　　　　　　　http://www.16souken.co.jp/

発行　　　　　株式会社岐阜新聞社
　　　　　　　読者局出版室
　　　　　　　〒500-8822 岐阜県岐阜市今沢町 12　岐阜新聞社別館 4 階
　　　　　　　TEL：058-264-1620　（出版室直通）

印刷・製本　　株式会社太洋社

@Juroku Research Institute Company Limited, 2024
Printed in Japan.
ISBN 978-4-87797-333-9